现代五官科
疾病诊疗实践

赵 刚 主编

XIANDAI WUGUANKE
JIBING ZHENLIAO SHIJIAN

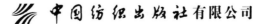

中国纺织出版社有限公司

图书在版编目（CIP）数据

现代五官科疾病诊疗实践 / 赵刚主编. -- 北京：
中国纺织出版社有限公司，2022.6
ISBN 978-7-5180-9429-5

Ⅰ.①现… Ⅱ.①赵… Ⅲ.①五官科学—疾病—诊疗
Ⅳ.①R76

中国版本图书馆CIP数据核字（2022）第048242号

责任编辑：樊雅莉　　　责任校对：高　涵　　　责任印制：王艳丽

中国纺织出版社有限公司出版发行
地址：北京市朝阳区百子湾东里A407号楼　邮政编码：100124
销售电话：010—67004422　传真：010—87155801
http://www.c-textilep.com
中国纺织出版社天猫旗舰店
官方微博 http://weibo.com/2119887771
唐山玺诚印务有限公司印刷　各地新华书店经销
2022年6月第1版第1次印刷
开本：889×1194　1/16　印张：11.5
字数：330千字　定价：78.00元

编 委 会

主 编 赵 刚 孙 蕾 张 磊 徐 华

副主编 常柳柳 邓莉华 李冬梅
　　　　 杨 栋 马俊鹏 陈 睿

编 委 (按姓氏笔画排序)

马俊鹏 新疆维吾尔自治区人民医院

邓莉华 深圳市人民医院（暨南大学第二临床医学院，
　　　　南方科技大学第一附属医院）

叶珑伟 哈尔滨医科大学附属第一医院，哈尔滨医科大学口腔医学院

孙 蕾 哈尔滨医科大学附属第四医院

李冬梅 佳木斯大学附属口腔医院

杨 栋 郑州人民医院

张 磊 哈尔滨医科大学附属第一医院，哈尔滨医科大学口腔医学院

陈 睿 重庆市开州区人民医院

武怡君 哈尔滨医科大学附属第一医院

赵 刚 佳木斯大学附属口腔医院

徐 华 烟台市蓬莱中医医院

黄 鑫 哈尔滨医科大学附属第一医院，哈尔滨医科大学口腔医学院

曹军华 湖北文理学院附属医院，襄阳市中心医院

常柳柳 成都市第二人民医院

董 扬 江苏省苏北人民医院

温演伟 深圳市第二人民医院（深圳大学第一附属医院）

蔡佳迅 江苏省苏北人民医院

前　言

　　近年来，随着科学技术的突飞猛进，特别是电子技术的日新月异，五官科学在深度和广度方面均有长足的发展。五官科学专科性强，涵盖器官多，解剖结构复杂而部位隐蔽，要想全面熟练掌握本科临床诊疗操作技能，不但要靠临床工作者的努力和悟性，更需要吐故纳新、与时俱进的理论指导。因此，编者综合本专业领域内最新的诊疗技术和方法，并融入自身丰富的临床经验和独到见解，顺势应时著以此书。

　　本书首先介绍耳鼻咽喉的各种基本检查及理论，然后详细阐述五官科常见病的诊断和治疗，具体包括耳部疾病、鼻部疾病、咽喉部疾病、眼部疾病及口腔科疾病。全书内容丰富，图文并茂，简明实用。参与编写的人员长期工作在繁忙的医、教、研第一线，既有扎实的理论知识，又经历了长时间的临床锻炼，是现代五官科医疗队伍的骨干力量。他们在参考大量五官科学专著和文献的同时，更注重将自己的临床经验融入书中，在此对各位作者的辛勤笔耕表示衷心的感谢。

　　医学是一门不断发展的学科，其观念、方法、药物不断更新换代，虽然对本书中的内容进行了反复审阅，但鉴于编者水平有限，难免会出现不足乃至纰漏之处，敬请广大读者和同道不吝赐教，予以指正，以便及时修订、不断完善。

编　者

2021 年 12 月

目　录

第一章

耳部检查

第一节　耳镜检查

一、窥耳器检查

窥耳器形如漏斗，由金属或硬塑料制成，口径大小不一。检查室内一般需配备口径不同的窥耳器一套（4~5只），检查时，可根据受检耳外耳道的宽窄，选用口径适当者。

当外耳道弯曲度较大、较窄，或耳毛过多，而在徒手检查法不能窥清外耳道及鼓膜时，窥耳器可压倒耳毛，并使外耳道变直，因而有助于观察外耳道深部和鼓膜。但对外耳道炎，特别是患外耳道疖的患者，窥耳器的插入可引起剧烈疼痛，不宜采用。

1. 双手检查法

检查者左手先按徒手检查法牵拉耳廓，使外耳道变直，然后，右手执窥耳器，顺外耳道长轴的方向，将其轻轻置入外耳道内，至窥耳器前端抵达软骨部即可，不得超过软骨与骨部交界处。这样，窥耳器既可在耳道内稍稍向各个方向移动，便于观察鼓膜全貌和外耳道深部各壁，又可避免因窥耳器插入过深，压迫骨段而引起疼痛和反射性咳嗽。

2. 单手检查法

检查左耳时，检查者左手拇指及示指持窥耳器，先以中指从耳甲艇处将耳廓向后、上方推移，随后即将窥耳器置于外耳道内。检查右耳时，仍以左手拇指及示指持窥耳器，但以中指和环指牵拉耳廓，使其向后向上，外耳道变直后，随即将窥耳器置入。单手检查法可空出右手，便于操作，但要求检查者有娴熟的技巧。

二、电耳镜检查

电耳镜是自带光源和放大镜的耳镜，借此可仔细地观察鼓膜，发现肉眼不能察觉、较细微的病变。有些电耳镜所带放大镜的焦距尚可在一定的限度内随意调节，以便视力不同的检查者调节使用。由于电耳镜便于携带，无需其他光源，尤其适用于卧床患者及婴幼儿。但是，用电耳镜检查前，一般仍须做徒手检查法，清除外耳道内的耵聍，拭净分泌物，否则，电耳镜检查时，不能看清鼓膜。

三、鼓气耳镜检查

鼓气耳镜是在耳镜的一侧开一小孔，经一细橡皮管使其与一吹气橡皮球连接；耳镜底部装有一放大镜，借此又可将镜底密封。有些鼓气耳镜可自带光源（电池），与电耳镜相似；不自带光源者，则利用额镜反射光线进行检查。检查时，将大小适当的鼓气耳镜置于外耳道内，务使耳镜与外耳道皮肤贴紧，如耳镜较小，又无适当口径可替换时，可用胶布将耳镜缠绕数圈，使其与外耳道完全弥合。然后通过反复挤压、放松橡皮球，使外耳道内交替产生正、负压，同时观察鼓膜的活动。正常情况下，当挤压橡皮球时，外耳道内产生正压，鼓膜向内凹陷，放松橡皮球时，外耳道内为负压，鼓膜向外稍膨出。鼓室积液或鼓膜穿孔时，鼓膜活动度降低或消失；咽鼓管异常开放时，鼓膜活动异常增强。鼓气耳镜检查还可发现细小的、一般耳镜下不能发现的穿孔；通过鼓气耳镜的负压吸引作用，还可使潜藏于鼓室内的脓液从极小的穿孔中向外流出。

四、耳内镜检查

耳内镜为耳科用硬管内镜，由冷光源提供150W或300W照明，镜身长6 cm或11 cm，分0°、30°、45°和70°4种角度。直径为1.9 mm、2.7 mm或4.0 mm，直径1.9 mm者可通过鼓膜穿孔（或鼓膜切口），观察鼓室内各种结构，2.7 mm或4.0 mm者则可用于中耳乳突手术中。镜身可配备电视监视系统和照相设备。通过各种角度的耳内镜，可以观察到耳镜或显微镜不能到达的深部隐窝和细微病变。当外耳道狭窄或因其他原因而阻挡视线时，用2.7 mm或4.0 mm直径的耳镜可以越过狭窄区观察到耳道深部和鼓膜全貌。当鼓膜上存在内陷袋时，通过耳内镜可观察内陷袋内的病变，有无角化物质或胆脂瘤碎屑等。在中耳乳突手术、外淋巴瘘探查术、闭合式乳突术后的二次探查术，以及咽鼓管探查术等手术中，耳内镜也可发挥独特的辅助作用，为中耳和颞骨的微创外科提供了重要的条件。此外，耳内镜还可用于桥小脑角手术中。其缺点为单眼视（无立体感），单手操作（镜身无支架），术野出血时止血困难，以及放大倍数不能调控等，这些缺点目前正在改进中。

耳显微镜和附设于耳鼻咽喉科多功能检查台的单目或双目显微镜，均能更加精细地观察鼓膜的各种细微变化。

可屈性纤维耳内镜直径为3.2 mm和2.7 mm，它和纤维喉镜、纤维支气管镜一样，具有柔软、可适当弯曲、照明好等优点，可观察一般电耳镜不能窥清的外耳道深部、鼓膜及鼓室的病变。耳显微镜和软管耳内镜均附有照相机及摄像机接口，可以拍照或录像存档。

近年来尚有耳蜗微内镜问世，凭借此可洞察耳蜗内的微小病变。

五、检查注意事项

（1）检查外耳道和鼓膜时，首先应注意外耳道内有无耵聍、异物，外耳道皮肤是否红肿，有无疖肿、新生物、瘘口、狭窄，骨段后上壁有无塌陷等。如耵聍遮挡视线，须加以清除。外耳道有脓液时，应注意观察其性状和气味，并用3%过氧化氢溶液或生理盐水将脓液彻底洗净，用吸引器吸尽或拭干，以便细察鼓膜。

（2）无论采用上述何种方法，从一个方向均只能窥及外耳道或鼓膜的一个部分。欲窥察其全貌，必须按需要稍稍变换受检者的头位，或将耳镜的方向朝上、下、左、右轻轻移动，方能看清鼓膜的各个部分。

（3）在鼓膜各标志中，以光锥最易辨认，初学者欲观察鼓膜，可先找到光锥，然后相继察看锤骨柄、脐部、短突及前、后皱襞，区分鼓膜的松弛部和紧张部。

第二节　咽鼓管功能检查

咽鼓管具有调节鼓室内的气压，使之与外界气压保持平衡、引流、防声和防止逆行性感染等功能。咽鼓管功能的检查，目前主要集中于其调节鼓室内气压的功能，以及引流功能。

咽鼓管功能的测定方法很多，繁简不一，其中有定性检查法，也有定量检查法。临床常用的瓦尔萨尔法、波利策法、导管吹张法等，均属定性检查法，这种方法简单易行，无需特殊设备条件，但精确度较差。定量检查法虽能较准确地检测咽鼓管的通畅度，但需一定的仪器设备，其中有些技术操作比较复杂。此外，咽鼓管检查法还因鼓膜是否完整而有所不同，如鼓室滴药法和咽鼓管造影术一般只适用于鼓膜穿孔者。

一、吞咽试验法

1. 听诊管法

取一听诊管，将其两端的橄榄头分别塞于受试者和检查者的外耳道口内，然后请受试者做吞咽动作，检查者从听诊管中注意倾听有无空气进入中耳的"嘘嘘"声。若无此声，表示咽鼓管可能阻塞。

2. 鼓膜观察法

检查者以电耳镜观察受试者的鼓膜时，请受试者做吞咽动作，此时若鼓膜可随吞咽动作而向外鼓动，表示其通畅。

二、咽鼓管吹张法

咽鼓管吹张法是受试者或其家属在医务人员的指导下，通过规定的动作，或医务人员用简单的器械，将空气从鼻咽部的咽口经咽鼓管吹入中耳的方法，可粗略评估咽鼓管的通畅情况。主要适用于鼓膜完整者，鼓膜穿孔者也非禁忌。咽鼓管吹张还是一种常用的治疗操作。

常用的咽鼓管吹张法有以下3种。

1. 瓦尔萨尔法（Valsalva method）

也称捏鼻闭口鼓气法。受试者以拇指和示指将自己的两鼻翼向内压紧，同时紧闭双唇，用力屏气。咽鼓管通畅者，此时呼出的气体经鼻咽部循咽鼓管冲入鼓室，检查者用听诊管可从受试者的耳道口听到鼓膜的振动声，也可从电耳镜中观察到鼓膜向外的鼓动。受试者自己也可感到鼓膜向外膨出。若咽鼓管不通畅，则无上述现象。

2. 波利策法（Politzer method）

也称饮水通气法，主要适用于小儿。嘱受试者含一口水，检查者将波氏球（Politzer bag）前端的橄榄头塞于受试者一侧的前鼻孔，并以手指压紧另一侧前鼻孔。告受试者将口中所含水吞下，于受试者吞水之际，迅速捏紧橡皮球，向鼻腔内吹气。咽鼓管功能正常者，在此软腭上举、鼻咽腔关闭、同时咽鼓管开放的瞬间，从波氏球内压入鼻腔中的空气即可从咽鼓管逸入鼓室（图1-1），检查者从听诊管内可听到鼓膜的振动声。此法不致引起咽鼓管咽口的外伤，患者也无痛苦。

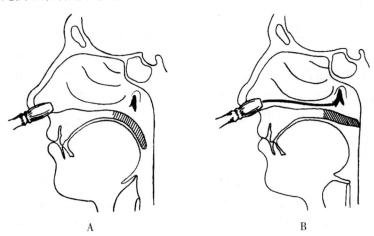

A   B

图1-1　波利策法

A. 准备动作；B. 吞咽时用橡皮球向鼻内注气，箭头示空气被驱入咽鼓管

3. 导管吹张法

导管吹张法是通过一插入咽鼓管咽口的咽鼓管导管，直接向咽鼓管吹气，并通过一连接于受试耳和检查耳之间的听诊管，听空气通过咽鼓管时的吹风声，由此来判断咽鼓管通畅度的方法。咽鼓管导管由金属制成，前端略弯曲，末端开口稍膨大，呈喇叭状。末端开口外侧有一小环，其位置恰与导管前端的弯曲方向相反，可指示前端开口的方向。

常用的操作法有以下两种。

（1）咽鼓管圆枕法：此法最常用。操作前先清除受试者鼻腔内和鼻咽部的分泌物，鼻腔以1%麻黄碱和1%丁卡因收缩、麻醉15分钟。操作时，先将听诊管一端的橄榄头塞于受试耳的外耳道口，另一端橄榄头塞于检查者的外耳道口。检查者右手持导管末端，前端开口朝下，插入前鼻孔后，沿鼻腔底部缓缓伸达鼻咽部。当导管前端抵达鼻咽后壁时，将导管向受试侧旋转90°，并向后略退出少许，此时导管前端离开咽隐窝，越过咽鼓管圆枕，落入咽鼓管咽口处。然后再将导管向外上方旋转约45°，使导管插入咽口内。检查者即换用左手固定导管，右手拿橡皮球，对准导管末端开口吹气数次，同时注意通过听诊管仔细倾听气流通过咽鼓管的声音。吹张完毕，将导管前端向下方旋转，并顺势缓缓退出鼻腔。

（2）鼻中隔法：鼻腔麻醉同咽鼓管圆枕法。

同侧法：按上法将导管插入同侧鼻腔，导管前端抵达鼻咽后壁后，将导管向对侧耳的方向旋转90°，并稍稍退出少许，至有阻力感时，示已抵达鼻中隔后缘。然后再将导管按向下、向受检侧的顺序旋转180°，其前端即进入咽鼓管咽口。即可按上法固定导管、打气吹张。

对侧法：当受试侧的鼻腔因各种原因而狭窄（如鼻甲肥大、鼻中隔偏曲、鼻中隔嵴等），咽鼓管导管不能或不易由此通过时，可用对侧法。将导管从对侧鼻腔插入，抵达鼻咽后壁后，向受试侧旋转90°，然后慢慢向后退出，不久即感有阻力，示已达鼻中隔后缘，此时继续向上旋转45°，并使导管前端尽量指向并伸抵受试侧，进入咽口。

三、鼓室滴药法

鼓室滴药法通过向鼓室内注（滴）入有味或有色药液等标识物，以观察咽鼓管是否通畅，并可了解其排液、自洁功能。此法仅用于鼓膜已有穿孔者。检查时，请受试者仰卧，测试耳朝上。向外耳道内滴入0.25%氯霉素溶液或0.06%红霉素溶液，并按压耳屏数次，使药液进入鼓室。然后请受试者做吞咽动作，并告诉检查者，自己是否尝到苦味及开始尝到的时间。

此外还可向外耳道内滴入有色的无菌药液，如亚甲蓝等，同时以纤维鼻咽镜观察咽鼓管咽口，记录药液滴入后至咽口开始显露药液时所需的时间。

四、荧光素试验法

与鼓室滴药法基本相同，也用于鼓膜穿孔者。用新鲜配制的0.05%无菌荧光素生理盐水1~3 mL，滴入外耳道内。请受试者做吞咽动作10次，然后坐起，每分钟用加滤光器的紫外线灯照射咽部1次，观察有无黄绿色荧光在咽部出现，共5~10次。记录荧光在咽部出现的时间。10分钟以内出现者，示咽鼓管基本通畅；大于10分钟者，示狭窄或梗阻；阴性者，可用一带耳塞的吹气橡皮球向外耳道内加压，加压后出现阳性结果，示严重狭窄；加压后仍为阴性者，表明咽鼓管已完全阻塞。

五、咽鼓管造影法

将35%有机碘水注入外耳道内，使其经鼓膜穿孔流入鼓室，然后用带耳塞的橡皮球在外耳道口打气加压，或不打气加压，而任其自然流动，通过咽鼓管进入鼻咽部。此时拍X线片，可了解咽鼓管的解剖形态，有无狭窄或梗阻，狭窄或梗阻的位置，以及自然排液功能等。注入造影剂后，打气加压者，因能克服咽鼓管的阻力，有益于了解其形态，狭窄及梗阻；不打气加压者，有利于评估其自然引流功能。对鼓膜完整者，如有必要，可于鼓膜前下象限做穿刺，注入造影剂。

六、气压舱法

请受试者坐于密闭的气压舱中，逐渐降低舱内的气压后，再逐渐恢复其气压，询问受试者在气压改变过程中有无耳痛、耳鸣、听力下降及耳内闭塞等不适感。出舱后立即观察鼓膜，了解鼓膜有无充血、瘀血、内陷、积液或穿孔等，从而评价受试者咽鼓管调节气压改变的能力。本法主要用于选拔航空人员的体格检查中。

七、正、负压平衡试验法

本方法用声导抗仪的气泵压力系统检查咽鼓管平衡正、负压的功能，适用于鼓膜穿孔、鼓室干燥者。检查时，将探头置于外耳道内，密封、固定。

1. 正压试验

向外耳道内持续加压，当正压上升至某一数值而不再上升，反而开始下降时，此时压力计所指示的压力值称为开放压（以 kPa 为单位），表示鼓室内的气体压力达到此值时，可突然冲开咽鼓管软骨段，向鼻咽部逸出。以后压力逐渐下降，当压力降至某一数值而不再继续下降时，此压力值称为关闭压，表示此时咽鼓管软骨段由其自身的弹性作用而自行关闭。然后请受试者做吞咽动作数次，当压力可降至"0"时，提示咽鼓管调节鼓室内外气压的功能良好。

开放压过高或咽鼓管不能开放时，示咽鼓管内有阻塞性病变，如黏稠的分泌物潴留，息肉、肉芽或胆脂瘤堵塞鼓口或管腔，以及疤痕狭窄或闭锁等。

2. 负压试验

通过气压系统向外耳道内减压，达一定的负压值时（一般在 -1.96 kPa），请受试者做吞咽动作。咽鼓管功能正常者，于每次吞咽时软骨段开放，空气从鼻咽部进入鼓室，负压逐渐变小。

八、咽鼓管内镜检查法

用 30°角的前方斜视型细径硬管耳内镜，从穿孔的鼓膜进入鼓室（如鼓膜完整，则先做鼓膜切开），可观察咽鼓管鼓口及其附近的管腔。咽鼓管软骨段的观察比较困难。

第三节 主观听力学测试

主观听力学测试是指需要受试者配合、参与的听力学测试方法。包括音叉试验、纯音听阈测试、阈上听功能测试法及言语测听 4 个方面。另外，针对儿童的行为观察测听法，如视觉强化测听法及游戏测听法也是常用的主观听力学测试法。

一、音叉试验

医用音叉是一个呈"Y"形的金属构件，下方的称为脚柄，上方的分为两条分叉，所采用的金属材质主要有钢、铝和镁合金。现代医用音叉由一块完整的金属制成，以便能保证音叉振动时音质的纯净。一支合格音叉的振动频率，失真度须控制在 ±0.05%。虽然不同长度的音叉振动时的频率有不同，但医用检查音叉的音调均为 C 调，对应于人类的听觉系统最敏感的听觉范围。为了更好地检查骨导，有些音叉设计了较宽大的脚柄，以期能将振动时的能量最大化地传至鼓窦、前额或乳突。还有些音叉的分叉上有弹簧调节装置，能微调音叉的振动频率。

不同频率的音叉有不同的敲击法：低频音叉使用时可将上方分叉的前 1/3 叉臂敲击手掌小鱼际引起振动，中频率的音叉常使用膑骨进行敲击，高频率的音叉则有专用的敲击锤。

检查气导听力时，检查者手持音叉的叉柄，采用恰当的敲击使叉臂振动，将叉臂末端置于受检耳的外耳道口处并与其在同一平面上，距离外耳道口约 1 cm；检查骨导时，音叉振动后将叉柄的底端置于鼓窦、乳突或颅面骨的中线位置上。通过对骨、气导结果的对比，可初步地对所测试耳的听力状况有大致的了解，结合其他听力学检查，可对受试耳的听力损失进行鉴别。

1. 林纳试验（Rinne test）

通过对受试耳气导和骨导时间长短或声音响度大小的观察，判断其听力状况。检查时可先测气导，也可先测骨导。试验结果及表述：测试时气导的声音响度或所能听及的时间长度大于骨导的，简称气导 > 骨导，结果记录为阳性（+），表明受试耳听力状况正常或有可能有感音神经性听力损害；反之，则称气导 < 骨导，记录为结果阴性（-），表明受试耳有传导性听力损失；如果气导 = 骨导，则可能为

混合性聋或中度传导性聋。

2. 韦伯试验（Weber test）

将振动的C-256 Hz或C-512 Hz的音叉脚柄底部紧压于颅面中线任一点位置上，让受试者辨别所听及的音叉声音位于哪一侧。试验结果及表述：如果受试者示意所听声音位于中间或两耳所听见的声音响度相等，结果记录为相等（＝），提示双耳听力正常或相等；如果有偏向，则记录偏左或偏右，可用箭头示意（←）或（→），偏向患耳（或耳聋较重侧的耳）时提示为传导性听力损害，偏向健耳（或耳聋较轻侧的耳）则提示患耳有感音神经性听力损害。

3. 施瓦巴赫试验（Schwabach test）

试验的目的在于比较受试者的骨导听力与正常人有无差别。检查时可将振动的音叉先测试正常人的骨导，待不能听及声音时迅速将其移至受试耳的鼓窦区，测试后者能否听及，之后将测试顺序调转，先测试受试耳，后测正常人。试验结果及表述：如果受试耳的骨导较正常人延长，结果为阳性（＋），提示受试耳有传导性听力损害；反之，受试耳的骨导缩短，结果为阴性（－），提示受试耳为感音神经性听力损害；而两者相似时，结果为相等（＝），提示受试耳骨导听力正常。

4. 盖莱试验（Gelle test）

用鼓气耳窥镜密闭受试耳的外耳道，将振动的C-256 Hz或C-512 Hz音叉放置于鼓窦区，同时挤压鼓气耳镜的橡皮球以增加和减小外耳道内的压力，让受试者辨别所听及的声音是否有强弱或忽高忽低的变化。试验结果及表述：如果受试者感到所听及的音叉声音有强弱或忽高忽低的变化，试验结果为阳性（＋）；反之，为阴性（－）。阳性结果常提示听骨链仍可活动，阴性结果提示听骨链不能活动，后者多见于耳硬化症镫骨固定、化脓性中耳炎后鼓膜愈合完整而听骨链中断或鼓室硬化所致听骨链固定等情况。

二、纯音听阈测试

纯音听阈测试是测试听敏度的标准化主观行为反应测听，一个世纪以前就被作为诊断或听力康复后听力状况的量化指标，是临床上最基本、最重要的听力检查方法。纯音为单一频率成分的声音，听阈是指在规定条件下多次给予声信号，正确察觉次数达到一半或以上的最小声音。纯音听阈测定能明确：①有无听力损失；②听力损失的类型（传导性、感音神经性或是混合性），③听力损失的程度。听阈是听力损失诊断的最重要依据。

（一）测试的基本条件

纯音听阈测试是需要受试者配合的主观行为测试，测试结果必然会受到某些因素的影响。除与受试者有关的包括受试者动机、反应能力、对测试要求的理解程度等内在因素以及消化、呼吸、血管等内源性噪声外，还涉及与受试者无关的测试环境、仪器，检查者的专业技能、测试方法、步骤等外在因素影响。受试者的内在影响因素很难控制，因此，外在影响因素的控制显得尤为重要。纯音听阈测试的基本条件有：符合国标标准的隔声室，经校准的听力计，训练有素的测试人员。即使是在前述条件具备的情况，考虑到众多影响因素，我们认为不同测试时间的允许误差范围为±5 dB。

1. 测听室

听力测试需要相对安静的场所，为了降低环境噪声而建造的适合于听力测试需要的封闭空间即为测听室，又称隔声室。某些测听室不仅有隔声效果，而且还有抗电磁干扰的屏蔽作用，我们称为电声屏蔽室。测听室通过密封、隔声、隔振、吸声、屏蔽等方式来减轻或隔绝外界的噪声，从而保证听力测试的准确性和可靠性。

测听室有单室与隔室之分，单室是检查者和受试者同处一室，便于向受试者讲解测试要求、有利于观察受试者反应和摘带耳机等操作，适于老人和儿童。隔室指检查者和被检查者分别在不同房间，检查者通过单向玻璃观察受试者，这种情况受试者不易受到暗示或干扰。单室、隔室各有优缺点，在实际工作中应根据受试者情况加以选择。

2. 听力计

纯音听力计采用电声学原理设计，是一种可以产生不同频率、强度纯音及用于掩蔽各种噪声的医用声学仪器，是听功能检查的基本工具。据纯音听力计的功能与用途不同，分为五大类：一类为高级诊断型；二类为诊断型；三类为简单诊断型；四类为筛查型纯音听力计；五类为骨导型纯音听力计。临床常用的多为一类纯音听力计，既可用于临床检测，又可用于科研工作。

3. 检查者

纯音听阈测试的过程实际是一个检查者与受试者心理交往的过程。只有受试者精神完全放松，才能获得准确、可靠的结果。接受检测的人群年龄、智力水平、文化程度、受试动机等方面差别较大，因此要求测试人员除具备耳科学、听力学专业知识外，还应具备一定的社会心理学知识。在测试过程中需要受试者听到声音后做出反应，通常按受试者不同情况选择按钮或举手等方式。

（二）测试方法

国际标准规定方法有上升法和升降法。上升法是从阈下强度开始给声，不断升高声音强度，直到受试者听到为止。升降法是从阈值两侧给声，直至接近阈值。升5降10法是美国眼耳鼻咽喉科学会听力保护委员会推荐的纯音听阈测试方法。升5降10法首先给受试者一个能听得见的声音信号，声音强度以10 dB为一级依次降低直至受试者听不到为止，再以5 dB为一级依次升高至受试者刚能听到。重复以上步骤，直至在同一最小强度上得到3次反应，此强度即为阈值。实际操作中只要在上升过程中同一强度得到2次反应即可。

（三）测试步骤

1. 测试前准备

（1）熟悉并检查测试仪器：检查者在每天早晨开始工作前做生物学校准。通过自己的耳朵检测气、骨导耳机试听不同频率、不同强度的信号（包括噪声），了解听力计是否正常工作。同时检查各个按钮及按键变换时是否有机械性声响、反应指示灯是否正常等。

（2）询问病史：检查者在测听之前应询问或查阅病历了解相关病史。通过询问病史，检查者可对受试者的听力损失的性质、程度和听力曲线类型获得大致的印象，还可通过言语及身体语言与受试者建立融洽的合作关系，以利于下一步测试的顺利进行。其内容包括听力损失情况、耳鸣、眩晕、噪声接触史、耳毒性药物应用史、家族史、助听器装置使用史、身体的一般状况等。

（3）耳廓及耳道检查：测试前应注意受试者耳廓情况，是否有耳道塌陷的可能。耳道塌陷是指压耳式耳机的耳罩压迫耳屏软骨使外耳道口封闭，这样测试会使言语频率听阈与真实听阈相差15～20 dB。测量前以示指压耳廓软骨模拟耳罩于耳廓上的情形，若有可能造成耳道塌陷，则用纱布垫于耳廓后，再进行测试以避免耳道塌陷。如测试出现意料之外的骨、气导差，应考虑这个可能，耳道塌陷在儿童和老人容易出现。

另外，用耳镜检查外耳道是否有耵聍、异物，观察鼓膜是否有穿孔，中耳是否有积液等，可以对听力损失的程度和类型有初步的印象。

（4）讲解测试要求：向受试者讲解要求必须准确、简单、有效。受试者家属或朋友可以帮助解释。检查者通过讲解测试要求并确保受试者明白以下几点。①测试目的是找到受试者能听到的最小的声音。②每次听到声音后立即反应，即使声音很小甚至需要去猜测。③没有声音不要反应。必要时可让受试者重复测试要求，在测试之前再问一下受试者是否对测试有不明白之处。

（5）耳机放置：受试者应去除眼镜、助听器及头部饰物（耳饰物、发卡等）。检查者站在受试者的前方，将耳机的双轭拉至最伸展的位置，把头带放在头顶，拨开所有影响戴耳机的头发，把耳机膜片对准外耳道口，收紧耳机架的双轭，使耳机与耳部密合。有红色标志的是右耳耳机，蓝色的为左耳耳机。

（6）受试者位置：在纯音听阈测试中安排受试者位置最重要的一点就是，受试者在测试时不能看到检查者，减少受到暗示的可能；而检查者要便于观察受试者的反应。所以理想的受试者位置应该与听力计呈直角。有些检查者为避免视觉暗示，而使受试者背对听力计，这样会使受试者不安，而且检查者也无法观察到其动作和表情，而这些对阈值及反应可靠性的判断是很有价值的。

2. 气导听阈测试

通常先测试健耳或听力相对较好耳。

频率的测试顺序：先测 1 kHz，因为人耳对 1 kHz 最敏感，这样受试者易于了解需要听什么样的声音并做出反应（对高频听力损失较重的患者应从低频开始）。然后测 2 kHz、4 kHz、8 kHz。测完 8 kHz 以后复测 1 kHz。如两次结果相差 10 dB 以上，说明受试者在开始时还没有理解测试要求，反应不准确，需要重新测定。若两次结果重复性很好（≤10 dB），可继续测 0.25 kHz 和 0.5 kHz。

在中、高频，如果相邻的两个倍频程的阈值相差≥20 dB 时，应测半倍频程听阈。每次给声长度为 0.5~1 秒，给声间隔不得短于 1 秒，而且给声间隔应不规则，避免出现节律给声。在极重度听力损失受试者还应注意气导的振触觉，即受试者在给声强度还没有达到其听阈时，已感觉到振动而做出反应。振触觉多出现于低频，气导 0.25 kHz 振触觉为 100 dBHL，0.5 kHz 为 115 dBHL。

3. 骨导听阈测试

骨导听敏度忽略了外耳、中耳病变对听力的影响，更为接近地反映耳蜗 Cortis 器、听神经和听觉传导通路的情况。

骨导纯音听阈测试步骤：在一侧乳突以骨导耳机给出的声音可以很少甚至几乎没有衰减地传至另一侧内耳，因此不管骨导振子置于何侧，其阈值差别很小。测试时应寻找相对平坦的位置，用头带（发卡式）使骨导振子紧贴乳突表面。注意振子不应接触耳廓，乳突与振子间不应夹有头发。

骨导的测试步骤同气导大致相同，但测试频率只需 0.25~4 kHz，最大输出也较气导低。测试时把骨导耳机放在任何一侧乳突，所得听阈基本上可以代表有较好骨导一侧或相对好耳的阈值。

4. 掩蔽

在纯音听阈测定过程中，如果双耳听力有一定差距，在听阈较差耳作为测试耳时，声信号就会在没有达到其阈值前传至对侧耳蜗，使听力好的非测试耳听到声音而做出反应。这种由非测试耳参与而得到的听力就是交叉听力。掩蔽的目的是去除非测试耳的参与，得到测试耳的真实阈值。

声信号从测试耳绕过颅骨传到非测试耳，在强度上是有所衰减的，衰减的强度就是耳间衰减。耳间衰减受到耳机、耳垫、信号的频率、外耳道体积共振特性等多种因素影响。压耳式耳机的耳间衰减一般为 40~70 dB。

骨导的耳间衰减范围为 0~15 dB，所以交叉听力在骨导测听中是一直存在的，因此无论骨导耳机置于颅骨什么位置，双耳都参与了反应。

纯音听阈测试的目的是了解单侧耳蜗的听敏度，因此需要在测试时阻止非测试耳的参与，得到测试耳单独的听阈。如果在测试中对好耳不加掩蔽，在测试差耳时，好耳就会做出反应，其听力曲线形状与好耳相似，但在每个频率相差耳间衰减值，这就是影子听力，它好于实际听力，这将导致对差耳在临床及听力学方面进行不恰当的处理。

无论是通过气导还是骨导耳机给出的测试声，交叉听觉都是由非测试耳的骨导参与而产生的。因此，判断是否需要掩蔽应根据测试耳的给声强度与非测试耳的骨导听阈之差是否大于耳间衰减。如果是，说明有可能出现交叉听觉，就需要进行掩蔽。

对于气导来说，由于其耳间衰减是 40~70 dB，为保险起见在决定何时掩蔽时我们采用 40 dB 为分界线，即当测试耳的气导阈值大于非测试耳的气导阈值 40 dB 或测试耳的气导阈值大于非测试耳的骨导阈值 40 dB 时就需要掩蔽。

对于骨导来说，由于耳间衰减为 0~15 dB，所以交叉听力基本上是一直存在的，因此从理论上来说骨导随时都需掩蔽。但在实践中，当测试耳的气、骨导阈值之差大于 10 dB 时才加掩蔽。因为骨、气导之间允许的差异各为 ±10 dB，而且临床上骨、气导差大于 10 dB 才有意义。

在掩蔽过程中，如果掩蔽噪声强度太小就不能达到掩蔽的目的，非测试耳仍参与反应，称为掩蔽不足。若掩蔽噪声太大以至于噪声传至测试耳就产生过度掩蔽现象。正确的掩蔽既要用足够大强度的噪声阻止非测试耳的参与，又不能使掩蔽噪声的强度过大传至测试耳而干扰其听阈。最小有效掩蔽级是刚能阻止非测试耳参与反应的最小噪声强度。最大有效掩蔽级是既能阻止非测试耳参与反应，又不至于传至测试耳的最大强度噪声强度。

5. 测试结果的记录和分析

测得听阈应记录在听力图上。应包括以下项目：受试者的姓名、性别、年龄，检查日期，所用仪器型号及检查者签名，并应评估测试的可靠程度。

听力图横轴表示频率，纵轴表示听力损失的 dB 数，0 dB 在表格顶部。记录听阈应采用国际通用的符号。

根据骨、气导的关系可以将听力损失分为传导性听力损失、感音神经性听力损失及混合性听力损失。骨导与气导之差大于 10 dB，且骨导在正常范围为传导性听力损失；气骨导一致（≤10 dB）且都在正常范围之外为感音神经性听力损失；骨导与气导之差大于 10 dB 但骨导在正常范围之外为混合性听力损失。世界卫生组织（WHO）根据 0.5 kHz、1 kHz、2 kHz 及 4 kHz 气导平均阈值，将听力损失分为以下几级：

轻度听力损失：26~40 dBHL；中度听力损失：41~55 dBHL；中重度听力损失：56~70 dBHL；重度听力损失：71~90 dBHL；极重度听力损失：≥91 dBHL。

因此，对一张听力图应了解以下方面的信息：①各频率气导的听力损失；②骨导的听力损失；③气导与骨导间的关系，从而对听力损失进行定性和定量诊断。

三、阈上听功能测试

阈上听功能测试是指用声压级大于测试耳听阈的声音信号进行的测试。阈上听功能测试以往曾经是对听力损失，特别是耳蜗性听力损失定位诊断的重要手段。但近年来随着耳声发射、电生理及影像学技术的问世及不断发展，阈上听功能测试的鉴别诊断价值逐渐退居次要地位。

（一）重振试验

声音强度和响度是不同的概念。声音的强度是一个物理量，可进行客观测量；响度则是人耳对声音的主观感觉，它不仅与声音的物理强度有关，而且与频率有关。正常情况下，强度和响度之间按一定的比值关系增减，即随着声音强度的增加，人耳所能感觉到的响度也随之有规律地增大，强度减小，响度有规律地减小。而当耳蜗病变时，声音的强度在某种程度上的增加却能引起响度的异常迅速增大，这就是重振现象。重振现象提示耳蜗病变。

1. 双耳交替响度平衡试验（ABLB）

适用于单侧听力损失或双侧听力损失但一耳较轻，且两耳气导听阈差值大于 20 dB 者。

方法：在纯音听阈测试的基础上，双耳选择同一频率，通常为 1 kHz 或 2 kHz 进行测试，以健耳或相对健耳为参照耳。先在健耳或相对健耳上给予一测试声，随即调节患耳或听力较差耳的声音强度，至受试者感觉双耳响度相等为止。再在健耳以 10 dB 为一档增加声音强度，每增加一档后，随即调节患耳或听力较差耳的阈上听力级，至感到双耳响度相等为止。如此逐次增高测试声强，于听力表上记录两耳响度感一致时的听力级，并划线连接。如双耳最终在同一听力级达到响度一致，提示重振。相反，如双耳始终不能在同一听力级达到相同响度感觉，表示无重振。

2. Metz 重振试验法

是在纯音听阈和声导抗声反射测试的基础上，通过计算同一频率纯音听阈与镫骨肌声反射阈之间的差值来判断有无重振现象。正常人差值为 70~95 dB，若差值≤60 dB 提示重振，为耳蜗性聋的表现，若差值≥100 dB 提示蜗后性聋。该方法较简单，在临床上应用较广。

3. 短增量敏感指数试验（SISI）

本试验是检测受试耳对阈上 20 dB 连续声信号中出现的微弱强度变化（1 dB）敏感性。每 5 秒出现一次，共记录 20 次声强微弱增变中的正确辨别率，将辨别的次数乘以 5，即得到 SISI 试验得分。

（二）听觉疲劳及病理性适应现象测试

听觉器官在高强度的持续刺激后会出现听觉疲劳。正常耳在持续声刺激的过程中会产生短暂而轻微的听力减退，即响度随声刺激时间的延长而下降，该现象称为听觉适应。蜗后病变时，听觉疲劳现象较正常听力者明显，听觉适应现象在程度和速度上也超出正常范围，称为病理性适应。

1. 音衰变试验（TDT）

在纯音听阈测试的基础上，选中频纯音作为测试声，测试时先以阈上 5 dB 的强度连续刺激测试耳 60 秒，若此时间段测试耳始终均能听到刺激声，此试验结束。若测试耳在不到 1 分钟的时间内已听不到刺激声，立即将声音强度提高 5 dB，再连续刺激 1 分钟，若测试耳能听到刺激声的时间仍不满 60 秒，如前再提高刺激声强值，直至能听满 60 秒为止。计算测试结束时刺激声的强度和听阈之间的差值。根据试验结果，可分为三级：0～5 dB 为正常耳，10～25 dB 为阳性，提示耳蜗病变，＞30 dB 提示蜗后病变。

2. 镫骨肌声反射衰减（ARD）试验

长时间的强声刺激可引起声反射幅度明显减小，多出现于蜗后病变的患者。测试方法：刺激强度阈上 10 dB，刺激时程为 10 秒，如在 5 秒内出现声反射振幅减少 50％者为阳性。常规多采用 0.5 kHz、1 kHz 纯音的对侧连续声进行测试。

3. Bekesy 自描听力计测试法

由 Bekesy 设计而得名，此自描听力计可同时发放连续性和脉冲性纯音。测试时，由受试者对测试声做出反应，仪器可自动描绘具有两条锯齿形曲线的听力图。根据两条曲线的位置即相互关系、波幅大小，可将此听力图分为 4 型。根据此听力图不仅可了解受试耳的听敏度及耳聋程度，还可提示有无重振及听觉疲劳现象，以鉴别耳蜗性聋和蜗后性聋，由于该方法复杂，近年来临床已很少使用。

四、言语测听

言语测听是使用言语信号作为刺激声来检查受试者的言语听阈和言语识别能力的听力学测试方法。目的：帮助医生得出更准确的临床诊断，并预估手术效果；为听力言语康复提供最直接最重要的评价指标。主要测试项目包括：言语识别阈（SRT）和言语识别率（SRS）。

言语识别阈即为刚能听懂所发送言语信号 50％时的给声强度。汉语常用的测试言语识别阈材料为扬扬格词。意义：检验纯音测听结果的准确性；提供听觉系统对言语敏感性的大致情况；帮助确定阈上言语测试的声强水平。

言语识别率是指一特定的言语信号和特定的发送方式、在某一言语级时能正确识别实际检查项的百分数。测试时常用音位平衡单字表。

将在不同声强级测得的言语识别率绘成曲线，即得到言语听力图。

言语听力图、言语识别率和言语听力级之间的函数曲线。临床上将其分为 5 种基本类型：正常型、平移型、平缓型、回跌型、低矮型。正常的言语听力图是个拉长的"S"形曲线，最大言语识别率可达到 90％以上，曲线的快速上升部分位于很低的强度范围内。平移型曲线相当于正常曲线整体向右偏移代表单纯传导性耳聋，平缓型曲线是随着给声强度加大，识别率得分缓慢上升，代表耳蜗性损伤为主的听力下降，回跌型和低矮型曲线代表耳蜗以上听觉系统的病理变化，患者的最大言语识别率远低于正常人，并且当给声强度达到某一声强后，再继续加大反而会引起识别率的降低。

第二章

鼻部检查

第一节　鼻部一般检查

一、视诊

1. 鼻梁的形状

鼻梁有凹陷、歪斜者，除发育异常外，应想到外伤、萎缩性鼻炎及梅毒后遗症；高度鼻中隔偏曲者，鼻梁也可能显著歪斜。鼻梁对称性增宽、变饱满，常常是鼻息肉的体征，称为"蛙鼻"。若整个外鼻肥大，则可能是鼻赘或某些全身性疾病如肢端肥大症、黏液性水肿等的表现。

2. 鼻翼

检查鼻翼有无塌陷性畸形和缺损。鼻翼缺损多为外伤或梅毒后遗症；在儿童出现呼吸困难时，吸气期鼻翼可向外异常扩张，若吸气时鼻翼异常凹陷，则可能是鼻翼萎陷症。

3. 皮肤

注意外鼻、面颊及上唇等处皮肤有无红肿、破溃及新生物，鼻梁上有无瘘管开口。患有酒渣鼻者，其鼻尖及鼻翼处皮肤弥漫性充血、发亮或有片状红斑，可伴有痤疮形成。鼻疖者除出现红肿外，可伴有显著疼痛，红肿中心还可出现脓点。患急性上颌窦炎时，有时可出现面颊部皮肤红肿；患急性筛窦炎时，眼眶内角近内眦部皮肤可能出现红肿；急性额窦炎可引起同侧眉根部及眶内上角皮肤红肿。鼻唇间皮肤皲裂或糜烂多为长期流涕或变应性鼻炎所致。外鼻的皮肤癌可呈斑样隆起或赘疣状小硬结节，常伴有溃疡形成。

4. 前鼻孔的形状

患腺样体肥大的儿童，前鼻孔常呈窄隙状；鼻烫伤或鼻硬结病可引起前鼻孔完全或不完全闭锁。

5. 外鼻周围

注意检查面颊部左右是否对称，表面有无局限性隆起，眼球有无移位以及眼球运动有无异常等。

二、触诊

患鼻疖或鼻前庭炎时，鼻翼变硬，触痛明显；患鼻硬结病时，鼻翼变硬而无触痛；鼻中隔脓肿者，鼻尖可有触痛或按压痛；鼻骨骨折错位时，鼻梁有触痛，并可感觉到下陷、鼻骨移位等畸形；如果形成了皮下气肿，触之有捻发感。急性额窦炎在眶内上角可有触痛或按压痛；急性上颌窦炎时在面颊部可有触痛或按压痛。鼻窦囊肿有颜面部隆起者，按压时有按压乒乓球之感。

三、叩诊

可用单指直接叩击或双指间接叩击患处，以了解有无疼痛。急性上颌窦炎在面颊部可有叩痛；急性额窦炎时，额窦前壁可有叩痛，并且叩痛区常与额窦本身大小相当。

四、听诊

注意听患者发声或小儿哭声，可推知其鼻腔有无阻塞性病变。鼻腔阻塞时，可出现闭塞性鼻音；而患腭裂或软腭麻痹者，可出现开放性鼻音。

五、嗅诊

患臭鼻症或牙源性上颌窦炎时，可嗅到特殊腥臭味；恶性肿瘤患者则可出现特有的"癌肿气味"。

第二节　鼻阻力检查

一、鼻阻力的形成及其生理意义

鼻腔是一结构复杂、曲折多变的管道，正常人经鼻呼吸（也有少数人终身用口呼吸而无不适）时，通过鼻腔的空气受到鼻内孔的限制和鼻腔内各部的摩擦，这就是鼻阻力。它的产生对于维持正常的呼吸生理具有十分重要的意义。在成人，呼吸道阻力的一半以上来自鼻腔，吸气时，由于鼻阻力的参与才能产生足够的胸腔负压，使得空气进入肺泡和静脉血流入右心。呼气时，因鼻阻力的作用肺泡内气体不致很快被排出，能有足够的时间进行气体交换。鼻腔阻力过低会引起肺功能降低，例如有些萎缩性鼻炎或下鼻甲切除过多的患者常有呼吸不适感；鼻阻力过大，则允许通过鼻腔的气流不足，患者就会感到鼻塞、呼吸困难而不得不改用口腔呼吸。通过口腔呼吸的空气不能得到很好的加温、加湿和清洁过滤，从而增加呼吸系统罹病的机会，在小儿则影响面部的发育。因此，鼻阻力的正常与否是评价鼻呼吸功能的重要指标。

鼻阻力的大小主要取决于鼻咽部与鼻外大气压之间的压差和鼻气道的横截面积。由于胸部的呼吸运动，鼻咽部的气压随呼吸而变化，呼气时，鼻咽部的气压大于外部，使气流通过鼻腔呼出；吸气时，鼻咽部的气压小于外部，使得气流通过鼻腔吸入。鼻气道的横截面积则由鼻腔的解剖结构和鼻黏膜血管的舒缩变化所决定，是影响鼻阻力最重要的因素。很多鼻腔疾病如鼻中隔偏曲、鼻息肉、鼻肿瘤，鼻腔鼻窦感染、肉芽和粘连等都可以改变鼻气道的横截面积而影响鼻阻力。

二、鼻阻力的检查方法

1. 询问病史

通过病史可初步了解患者有无鼻塞、哪一侧鼻塞、鼻塞次数、持续时间、诱因等；并可用无、轻、中、重分别记录鼻塞的程度。

2. 鼻镜检查

可以了解鼻内的解剖结构有无畸形或异常改变，鼻气道有无占位性病变，鼻甲是否充血、肿胀，黏膜有无干燥、萎缩等。

3. 比较两侧鼻腔的通气程度

嘱患者堵住一侧鼻腔呼吸，再堵住另一侧鼻腔呼吸，然后比较两侧鼻腔的通气程度。也可用标有刻度的铜板或玻璃镜平置于受检者鼻前，告之其用鼻自然呼气，然后对比板上气斑的大小来比较两侧鼻腔的通气程度。

4. 测量最大呼气量

嘱患者用力呼气，用最大呼气流量仪测出其最大呼气量，此值被认为与鼻阻力相关。

5. 鼻压计测压法

鼻压计测压是能同时记录鼻气道压力和流速变化的仪器，它可以反映出一定时间内鼻气道内压力、通气量与时间之间的关系，能客观地显示鼻气道的通气状况。

6. 鼻声反射测量法

给鼻腔一个短震动波，然后用鼻声反射测量仪测量其反射声，从而测出鼻腔内某一处的横截面积。

7. 其他方法

CT 和 MRI 可以了解鼻气道的横截面积，但很难确定统一的正常参考值，通常是把检查的结果与患者的鼻塞程度结合起来比较分析。也有人用激光多普勒测量鼻黏膜血流的状况以了解下鼻甲的充盈。

在上述所有检查中，鼻压计测压法是目前最为客观和普遍使用的方法，本节将重点介绍。

三、鼻压计测量鼻阻力的原理及方法

鼻压计主要由三大部分组成，即压力传感装置、呼吸流速描记装置和数据处理装置。由压力传感器测得的压力和呼吸流速描记器测得的流速通过转换器转变成电信号，与一载波放大器连接并以电压值的方式输入数据处理系统进行处理，后者通常由电子计算机或微处理器来完成。

鼻压的测量和呼吸流速的测量实际是同步完成的，但在操作中却有不同的测量方式。

1. 鼻压的测量

须先测出空气经过前鼻孔和后鼻孔的压力以求出经鼻压力差。前鼻孔的压力与大气压相等，故实际上需要测量的是后鼻孔的压力。常用的方法有前鼻测压法、经口后鼻测压法和经鼻后鼻测压法，三者之间的区别在于与测压计连接的压力传导管所放的位置不同。

（1）前鼻测压法：将压力传导管与非测试侧的前鼻孔连接，周围用胶布密封，这样该前鼻孔内的压力就近似于鼻咽部的压力，压力传导管将此处的压力传至测压计，即可测出大气压与鼻咽部之间的压差，也是对侧鼻腔前后鼻孔之间的压差。本法操作简单，缺点是压力传导管与鼻孔连接时会使鼻翼变形而使检查结果受到一定的影响，传导管的管径和接头的形状也是影响结果的因素。本法一次只能测一侧鼻阻力，鼻腔总阻力需要分别测出两侧鼻腔阻力再以公式计算。

（2）经口后鼻测压法：将压力传导管经口腔送至软腭后方近鼻咽处，测量闭口安静呼吸时鼻咽部的压力变化。本法的优点在于可直接测到后鼻孔的压力，不受前鼻测压法时鼻翼可能变形产生的影响，尤其可同时测双侧鼻腔的总阻力（若是测一侧鼻腔的阻力，仍需将对侧鼻孔密封）。缺点是传导管放在口咽部时会使受检者产生恶心等不适，软腭和舌的运动也会对结果有所影响，但若事先对患者进行解释和训练，通常可获满意效果。

（3）经鼻后鼻测压法：将压力传导管经非检测鼻腔送至鼻咽部，将该侧鼻孔管周用胶布密封，直接测量后鼻孔处的压力。本法测得的结果较以上二法要稍稳定，可避免经口后鼻法对咽部产生的刺激和对软腭运动的影响，对鼻翼的牵拉也较小，可测量一侧的鼻阻力，也可用于同时测量鼻腔的总阻力，但测量总阻力时传导管的管径对鼻气道的横截面积会有一定影响。插至鼻腔深处的传导管也会使受试者（特别是有鼻腔疾患者）感到不适。

总的说来，以上三法各有优缺点，前鼻测压法因其临床操作简单、易被患者接受而应用广泛，也为国际标准所采纳，但前鼻法不能用于有鼻中隔穿孔的患者，前鼻法和经鼻后鼻法也不能用于有腺样体肥大的患者。如果鼻腔完全堵塞，则任何鼻测压法都无法进行。

2. 鼻通气量的测量

可将与呼吸流速描记器连接的通气管放在受检鼻腔的鼻孔处直接测得，但通气管可能改变鼻的解剖结果而影响检测结果，现多使用面罩代替，可将整个面部或其一部分罩住，但要求面罩的密封性能良好。

除此以外，也有用身体容积描记仪来测量呼吸流量者，方法是将受检者置于一密闭舱内，根据呼吸运动时胸腔体积的变化，用身体容积描记仪记录身体容积的变化，从而测知呼吸流量。此法测量精确，但设备复杂、昂贵，不易推广。

取得了鼻压和鼻通气量的检测结果，即可据此推算鼻腔的阻力。

在正常的呼吸状况下测量鼻阻力的方法称为主动测压法；另有所谓被动测压法，是为了排除肺呼吸的影响而设计的一种方法，就是在测患者鼻压时，嘱患者暂停呼吸，将一已知流速的空气泵入受检侧的鼻腔中，再用前述的鼻测压法测量前、后鼻孔之间的压差。此法因鼻咽部的压力不受呼吸影响而变化，故所测得的鼻阻力值在该气流下为一定值，易于分析、比较。由于主动测压法能更真实地反映鼻的呼吸生理，因而仍是实际应用中的主要方法。

四、鼻压计的其他临床应用

除评估患者鼻塞的程度外，鼻测压法也可用于其他方面。

（1）鼻腔变应原激发试验。鼻腔变应原激发试验是把特异性变应原引入鼻内观察其引起的病理生理变化。变应性鼻炎患者鼻黏膜受到致敏原刺激后会产生超敏反应，出现水肿和分泌物增多，从而明显增加鼻腔阻力。常用的皮试方法只能提供间接结果，不如观察靶器官的变化来得直接准确。但这一试验要求方法客观，反应激发前后的结果稳定、具有可比性并能重复验证，鼻测压法就能满足这些要求。其优点还在于可以计算激发试验前后鼻腔阻力变化的百分比，而询问症状通常是不准确的。

（2）对阻塞性睡眠呼吸暂停的患者进行监测。有睡眠呼吸暂停的患者，睡眠时鼻腔阻力会出现异常的变化，可用鼻测压计监测。

（3）评价鼻内疾病手术效果：术前术后分别测量鼻阻力，差值即可作为判断手术效果的客观依据。

（4）评价鼻疾病用药的效果：鼻炎、鼻窦炎等鼻内疾病局部或全身用药的效果皆可借助鼻测压法评价。

（5）研究鼻的生理功能。

（6）用于法医学鉴定和评价环境因素对人产生的影响等等。

第三节　鼻腔及鼻窦内镜检查

鼻腔和鼻窦内镜检查包括鼻腔内镜检查、上颌窦内镜检查、蝶窦内镜检查和额窦内镜检查，其适应证、检查方法、注意事项以及并发症和处理如下。

一、适应证

1. 鼻腔内镜检查适应证

有鼻部症状或怀疑周围器官病变与鼻有关者，经常规前、后鼻镜检查无满意发现时，均可行鼻腔内镜检查。

（1）有鼻塞、流涕、头痛症状，疑为鼻炎、鼻窦炎或鼻中隔偏曲，但不能明确阻塞的部位或分泌物来源时。

（2）原因不明、部位不详的鼻出血，除了解出血部位和原因外，还可在镜下进行简单的止血操作。

（3）脑脊液鼻漏。

（4）不明原因的嗅觉障碍，可观察嗅区有无损伤、破坏或颅底有无骨折。

（5）鼻腔或鼻咽部的新生物，包括颈部有转移性包块和传导性耳聋怀疑有鼻咽部病灶者，可在镜检下探明原发部位、浸润范围并行活检。

（6）鼻腔异物，可在镜下探取。

（7）配合鼻腔、鼻窦手术及观察手术前后的改变，也可配合眼科的泪囊鼻腔吻合手术等。

（8）任何其他检查如 X 线、CT 等发现鼻腔有异常者。

（9）进行鼻腔生理功能的研究，如观察鼻黏液毯的活动等。

2. 上颌窦内镜检查适应证

（1）有鼻塞、头痛、流脓涕等症状，已行或未行 X 线检查，拟诊为上颌窦炎，可在镜下检查窦口有无阻塞并指导冲洗治疗。

（2）虽无临床症状，但 X 线发现上颌窦内有异常阴影或骨壁破坏。

（3）牙源性上颌窦炎了解窦内有无异生牙及瘘道。

（4）鼻出血在鼻腔内未找到出血部位。

（5）上颌窦异物。

（6）上颌窦肿瘤取活检。

（7）相邻部位的肿瘤，了解上颌窦有无受侵犯。

（8）上颌窦骨壁骨折及眶底骨折，探明骨折部位。

（9）鼻窦手术后了解窦口或造口是否通畅，有无粘连。

3. 蝶窦内镜检查适应证

（1）蝶窦阻塞性病变，如化脓性蝶窦炎、蝶窦囊肿，既可在内镜下明确诊断，又可进行引流和手术。

（2）X线或CT检查发现蝶窦有占位性病变者，可了解病灶的部位并行活检。

（3）脑脊液鼻漏在其他部位未找到瘘孔者。

（4）眶尖综合征怀疑为蝶窦病变者。

4. 额窦内镜检查适应证

（1）探查和治疗化脓性额窦炎、额窦囊肿。

（2）额窦肿瘤，了解原发部位、浸润范围并行活检。

（3）额窦骨壁骨折。

（4）脑脊液鼻漏怀疑与额窦病变有关者。

（5）配合额窦手术，术中便于检查死角。

二、检查方法

1. 鼻腔内镜检查

患者取平卧位、坐位或半坐卧位皆可，检查前用1%丁卡因棉片麻醉鼻腔黏膜，棉片上可加少许血管收缩剂如1%麻黄碱或0.1%肾上腺素，重点检查部位如中鼻道、嗅裂、蝶筛隐窝等处麻醉尤其要充分，少数过于紧张的患者检查前可用镇静剂。

检查者站在患者头部右侧，检查时，检查者将左手放在患者鼻翼处固定内镜，右手示指与拇指如执笔状持镜送入鼻腔，依序检查各部。

根据各自习惯，检查者可选择中鼻道或下鼻道径路进行检查，也可直接先检查可疑病变部位。由于单一视角的内镜难以完成全面检查，检查中可交替使用不同视角的内镜反复检查。

选择中鼻道进镜时，先找到中鼻甲前端，正常中鼻甲前端略呈球形，黏膜稍厚，色红润，表面光滑，有明显的颈，颈之后是中鼻道。中鼻甲向内凸有如边缘稍厚的薄片状。有时见到隆起的鼻甲泡及其开口。中鼻道入口处外侧壁有一隆起为钩突，发育较好的钩突有时易误认为中鼻甲，大的筛泡有时也会被误认为钩突。钩突与筛泡间有一条深沟，即下半月裂，裂的后下部渐深并凹入侧壁中，为筛漏斗，较浅的漏斗常可直接看到上颌窦开口，钩突在此处变厚即钩突尾。半月裂在筛泡前上方扩大为三角形，即鼻额裂，有时可见到顶部的额窦开口及周围小筛窦开口。筛泡上沿鼻额裂向后，即筛泡与中鼻甲根部形成的穹隆称为上半月裂，裂内有1~4个筛窦开口，或窦口并发为深沟状，沟内再分别开口。上半月裂与鼻额裂间，有一凹窝称侧窦。筛泡与筛漏斗之后，为比较平坦的后囟，上颌窦内病变可在此表现为充血、肥厚和息肉等。后囟和钩突下的下囟均可能有上颌窦副口。

中鼻甲后端较厚，有时稍呈球形肥大。嗅裂外侧有上鼻甲，上鼻甲有时仅为小隆起状，而上鼻道比较宽敞，可见1~3个后组筛窦的开口。上鼻甲上有时见到最上鼻甲及鼻道，均发育很差，最上鼻道和鼻中隔之间为蝶筛隐窝，窝的下方贴近鼻中隔处可见到蝶窦开口。越过中、下鼻甲后端后即进入鼻咽部，以咽鼓管圆枕为标志，其下方是咽鼓管咽口，嘱患者做吞咽动作时可看到咽鼓管咽口的开放并可判断其通畅程度。咽鼓管圆枕之后为咽隐窝，呈深沟状凹陷，鼻咽癌即好发于此区。两侧咽隐窝之间为鼻咽顶及后壁，在鼻咽顶后壁中央常有一凹窝，称为咽囊，腺样体位于其上。稍微退出内镜可见到鼻中隔后端及下鼻甲后端。退镜时可经下鼻道同时检查上颌窦副口和鼻泪管开口。检查毕，退出鼻腔，并按同法检查对侧。

经下鼻道进镜可依序检查下鼻甲前端、下鼻甲全表面、下鼻道、鼻泪管开口、上颌窦副口及鼻中隔。到达鼻咽部后，再经蝶筛隐窝、中鼻道退出。

常见鼻腔疾病的镜下表现如下。

（1）炎症：鼻腔的急性炎症表现为黏膜充血、肿胀，鼻甲水肿，有时有黏液性或黏液脓性分泌物；慢性炎症时，鼻腔黏膜黯红、增厚；若下鼻甲黏膜苍白、肥厚呈桑葚状或结节状则是肥厚性鼻炎的表现。上颌窦急性炎症时从鼻腔可在其自然开口处见到稀薄脓液，呈搏动性外溢，窦口周围黏膜急性充血水肿；慢性炎症时，可见一条脓柱或脓血柱从窦口直通后鼻孔；慢性蝶窦炎有时也可见到这样的脓柱。

变应性鼻炎发作期表现为鼻腔黏膜苍白水肿，也有充血而黯红者，以下鼻甲为甚，有时伴有息肉或中、下鼻甲呈息肉样变。

萎缩性鼻炎表现为鼻腔宽大，黏膜干燥，鼻甲缩小，下鼻甲尤甚，有时鼻腔有灰绿色脓痂充塞，清除后可见黏膜干燥萎缩，甚至糜烂而易出血。

（2）息肉：鼻腔息肉多发生于中鼻道附近的区域，以钩突、筛泡和中鼻甲最为常见，早期可表现为黏膜炎症，呈水肿、苍白改变，例如中鼻甲息肉样变，久之则形成单个或多个息肉，有蒂或为广基。息肉较多而引起鼻塞时，常不易确定其根部何在，若压迫或堵塞鼻窦开口影响鼻窦通气和引流，易造成鼻窦炎，可见到脓性分泌物。来自上颌窦的息肉循息肉蒂可找到上颌窦开口或副口，息肉有时向后垂脱可到达后鼻孔，有时息肉蒂粗大被嵌顿于窦口，出现淤血、坏死，可反复引起鼻腔出血。临床有时见到的出血坏死性息肉即因于此。

（3）鼻出血：鼻出血的部位以鼻中隔前下区最为多见，用常规前鼻镜检查即能查明。其次，下鼻道外侧壁后方近鼻咽处的吴氏鼻-鼻咽静脉丛也是易出血的部位，尤其多见于老年人，前鼻镜不易看清，通过内镜即可看到此处血管扩张成团甚至出血。有些出血来自鼻窦或其他隐蔽的地方，特别是反复不明原因的少量出血，更需借助鼻内镜寻找其出血来源，如上颌窦的出血有时可在其开口处见到坏死的息肉或见到血丝从窦口引出。若是小的肿瘤出血，也可早期发现。但如遇较多活动性出血时，须先采取止血措施，待出血停止后再予检查。鼻腔浅表出血还可在内镜下用激光、灼烧、冷冻或电凝止血。

（4）肿瘤：常见的有毛细血管瘤、海绵状血管瘤、纤维瘤或纤维血管瘤、内翻性乳头状瘤，恶性肿瘤较少，多来自鼻窦。毛细血管瘤多见于鼻中隔，瘤体小，质软有弹性，易出血。海绵状血管瘤多见于下鼻甲，瘤体较大，广基，质软可压缩，多无包膜，易出血，难止住。鼻咽部纤维血管瘤常见到红色或苍白坚韧的新生物堵塞鼻腔后部，表面有时见有假膜，有时极易出血，特别是发生于鼻咽部者，活检应小心。内翻性乳头状瘤多见于中鼻道和鼻中隔，易与鼻息肉相混，极易恶变，有人将其归于恶性肿瘤，宜常规活检确诊。鼻腔原发恶性肿瘤多见于鼻腔外侧壁，少数发生在鼻中隔、鼻前庭及鼻腔底，肿瘤外观常呈菜花状，易出血，伴有溃烂或坏死。

（5）脑脊液鼻漏：脑脊液鼻漏多由鼻部、头部外伤或手术引起，可在鼻内流出血水样或棕黄色液体。内镜检查的目的主要在于寻找瘘孔，查明原因和为手术提供依据，常在嗅裂顶部的筛板处见到瘘孔，周围黏膜苍白、水肿，孔内有清亮液体外流，并有搏动感。若见到来自嗅裂处的水囊样物，应疑为脑膜膨出。

（6）鼻咽部病变：鼻咽癌好发于咽隐窝和鼻咽顶部，可表现为黏膜粗糙、溃烂，咽隐窝变浅，局部隆起或呈菜花样肿块。分泌性中耳炎有时可见到咽鼓管咽口受压或肿胀，吞咽开放不畅。咽囊炎者可见到咽囊窝内有脓性分泌物，周围黏膜充血、肥厚，若该处呈半球状隆起，应考虑咽囊囊肿。鼻咽部偶可见到脊索瘤和畸胎瘤。

2. 上颌窦内镜检查

有下鼻道径路和上颌窦前壁径路（又称尖牙窝径路）两法。

（1）下鼻道径路：即上颌窦穿刺径路，此法的优点是临床医生比较熟悉上颌窦穿刺的部位和方法，应用起来比较习惯；穿刺后可在下鼻道和上颌窦之间形成一个较大直径的通道，利于窦内引流和术后冲洗；缺点是下鼻甲容易妨碍操作，各种上颌窦穿刺的并发症也可在本法中出现。患者取卧位进行检查，但穿刺时取坐位较易，故可先坐位穿刺再卧位检查。检查前充分收缩和麻醉下鼻甲及下鼻道黏膜，用套管穿刺针在下鼻道前端向内约 1 cm 处将针尖对准同侧外眦部用力穿透骨壁，进入窦腔后再进针约5 mm 即可拔出针芯，用导尿管将窦内分泌物抽吸干净或用双腔导管将窦腔冲洗干净后，导入内镜进行检查。有时因穿刺针较粗或下鼻道较窄，需将下鼻甲向内上方挤压或骨折、拓宽下鼻道后才能穿刺成功。

（2）上颌窦前壁径路：患者取卧位，鼻面部进行常规消毒，用 1% 的普鲁卡因（加少许 1‰肾上腺素）浸润麻醉同侧眶下神经、唇齿部黏膜及尖牙窝骨膜下。早期的检查方法同上颌窦穿刺径路，需先切开尖牙窝黏骨膜，暴露骨壁后，用电钻钻孔再放入套管针。现已普遍改为直接穿刺法，即左手拇指推开上唇并压在眶下孔处，右手握穿刺针在尖牙根后上、眶下孔下方刺破黏骨膜到达骨壁后使针与骨壁垂直，旋转针尖，钻透骨壁进入窦腔，然后拔出针芯，清洗窦腔进行检查。此法的优点是进针部位的解剖结构简单，在直视下操作，视野开阔，且套管针有一定的活动范围，可以转动检查窦内不同部位，尤其是上颌窦的前后径大，进针不易损伤到其他部位，从而避免了下鼻道穿刺可能产生的某些并发症，配合上颌窦手术时，可取此径路。

检查上颌窦时，可用 70°、0°、120°视角或广角的内镜。利用进退及转动镜面的手法，用 70°镜基本可看清窦内各壁和其自然开口，若需观察穿刺孔周围区域，可改用 120°镜检查。

正常上颌窦黏膜为淡红色或稍苍白，薄而透明，有许多毛细血管走行，其内侧壁上方有自然开口，有时还可见一副口。

急性上颌窦炎时黏膜水肿，血管扩张并且走行不清，有黏液或脓性分泌物堆积。慢性上颌窦炎时黏膜肥厚、肿胀、表面凹凸不平，呈息肉样变或伴有小脓囊肿，窦内可有积脓，自然开口常被肿胀的黏膜或脓性分泌物堵塞。

上颌窦息肉多发生于窦口，一般息肉基底较宽，位于窦口后缘，有些息肉的蒂脱出窦口，息肉到达鼻腔甚至后鼻孔形成后鼻孔息肉。如息肉蒂嵌顿、扭转于窦口，易发生缺血坏死而形成出血坏死性息肉。上颌窦外上角和窦底也是息肉好发的部位。

上颌窦囊肿常位于上颌窦的下壁，如无继发感染，囊壁大多较薄，表面光滑，边界也很清楚，内含黄色透明或棕褐色液体，镜检时囊壁易被穿破而使内容物外流。

上颌窦真菌病者，窦腔可见到肉芽坏死样组织和干酪样物，肉芽表面有时可见到成簇的毛细状物即真菌团块，状如喷发的火山口，做真菌培养或病检可确诊。

牙源性上颌窦炎有时可在窦内找到异生牙或瘘道，瘘口常有肉芽组织或息肉，经常可见到臭脓堆积。

有上颌窦骨壁骨折者，可看到骨折线，若窦顶壁下陷、表面平滑且黏膜完整，触之较硬有骨性感，常是陈旧性眶底爆裂。

做过上颌窦根治术的患者，窦内可见到再生的黏膜和瘢痕组织，有时有黏液挂在窦口；若窦口阻塞，可见到黏膜肥厚或复发的息肉甚至脓囊肿。有些患者尽管在下鼻道做过对孔，内镜下仍可看到脓液柱与窦口相连，这表明鼻窦自然开口仍是主要的引流部位。

利用上颌窦内镜对恶性肿瘤进行早期诊断是其一大优势。如在窦内发现有可疑肿瘤时，应仔细观察其部位，表面是否光滑，有无出血，边界是否清楚，骨壁有无破坏并及时抓取活检，明确诊断。对上颌窦周围的肿瘤，内镜也可察知上颌窦有无受累。

3. 蝶窦内镜检查

蝶窦是所有鼻窦中位置最深、最隐蔽者，临床常规检查难以涉及，CT 和 MRI 为发现蝶窦某些疾病提供了条件，而内镜的开展，使对此区直接进行检查成为可能。

检查方法：患者仰卧，面部消毒，充分收缩和麻醉中鼻甲、中鼻道、蝶筛隐窝及嗅沟等处黏膜。用 30°或 70°内镜从前鼻孔进到鼻腔后上方找到中鼻甲后端，以此为标志，在鼻中隔与上鼻甲下缘之间寻找蝶筛隐窝，蝶窦口即位于蝶筛隐窝顶部附近。如视野太窄，可先推开或折断中鼻甲后端。蝶窦口大小不一，多呈圆形或椭圆形，找到窦口后可先对窦口及其周围进行观察，如窦口有无水肿、狭窄或阻塞，有无异常分泌物及有无新生物突出。若要了解窦内情况，可用穿刺套管针在蝶窦开口内下方穿刺进入窦腔，吸净分泌物后仔细检查。

正常蝶窦呈多格状态，黏膜较薄，色泽浅淡，如果红润到可见程度，往往已有炎症。鞍底骨壁甚薄，蝶鞍肿瘤极易破坏窦顶骨壁而垂入窦中。窦内息肉并不多见，常见于窦口周围。窦内两侧壁，特别是侧壁的上半部有重要血管神经走行，切勿损伤。

4. 额窦内镜检查

额窦位置表浅，常规 X 线或 CT 检查多能察知其中病变。如果行内镜检查，大部分患者需切开皮肤、钻穿骨壁才能进入，易在面部遗留瘢痕，故临床应用不多。检查前应先做 X 线片或 CT 扫描以了解额窦的大小、前后径距离及窦中隔的位置。检查途径有以下两种。

（1）鼻外眉弓径路：检查前先剃眉备皮，患者仰卧，常规消毒铺巾，眉弓内 1/3 及眶上神经处做局部浸润麻醉，于眉弓内侧稍上处做一个 1~2 cm 的横形切口，切透骨膜并稍加分离后，用 6 mm 直径的环钻钻穿额窦前下壁，插入穿刺套管针，再导入内镜。

（2）鼻内筛窦径路：患者仰卧，常规消毒铺巾，充分收缩，麻醉鼻腔特别是嗅裂和中鼻道黏膜，用 70°内镜在中鼻甲前上方寻找额窦开口。少数情况下需做前组筛房切除才能找到窦口，如遇额窦开口被肿胀黏膜或增生组织掩盖时，可借助探针寻找，找到窦口后，用刮匙开放额窦底部，扩大开口即可插入 70°内镜进行检查。

正常额窦黏膜光滑，只有一个窦口和几个不完整的小骨隔，结构简单，病变也少，常见有骨瘤、骨折及脑脊液漏。检查时要注意查看额鼻管有无堵塞，并清除小骨隔以免遗留死角，但操作时应注意勿损伤前颅底。额窦手术常规使用内镜协助观察窦内情况，可使视野更开阔、清楚，从而大大提高手术效果。

三、检查注意事项

（1）做好检查前准备，完成必要的辅助检查如 X 线片、CT 扫描（冠状位及水平位），这些都是内镜检查的重要参考资料，可以了解鼻窦的发育情况，有无异常改变，或者发现病变后增加检查的针对性和避免盲目操作，在患者一般情况欠佳时，可迅速完成镜检，缩短时间。

（2）小儿鼻窦发育不成熟，镜检有较大风险，检查要慎重，尤其不宜做蝶窦镜检。成人蝶窦发育不佳者，也不宜镜检。

（3）熟悉鼻腔、鼻窦的正常解剖结构是顺利镜检的基础。鼻内镜的开展使原先不被重视的解剖现在受到了强调，尤其是中鼻道及其外侧壁的结构，若不熟悉，容易疏漏。以筛漏斗为中心的附近区域，包括筛漏斗、钩突、中鼻甲及其基板、中鼻道、半月裂、前组和中组筛房、额窦开口、上颌窦自然开口和鼻囟门等一系列结构被合称为"窦口鼻道复合体"，凸显该区的重要性，也是鼻腔、鼻窦多种疾病发病的关键所在，初学者最好先在实物标本上先认清这些结构，检查时才不致误认、误伤重要解剖结构和耽误检查时间。

蝶窦周围的解剖也很复杂且重要，蝶窦外侧壁由下至上最重要的结构有颈内动脉、视神经和海绵窦；蝶窦外侧壁较薄，有时甚至缺失，使得上述重要结构裸露于窦腔之内，这常是发生失明、致死性大出血等严重并发症的最危险的解剖变异，镜下操作要格外小心。穿刺窦口的进针部位要选在蝶窦开口下方靠内侧约 0.5 cm 处，针尖不能超过双侧瞳孔的连线水平以上，穿刺时要控制好力量勿使针刺过深，经验不足者最好在内镜下认清窦口，用刮匙刮开窦口前壁，再以咬骨钳咬除窦口内下部分骨壁，扩大窦口后再放入内镜检查；此法危险较小，扩大窦口后且利于引流。但咬除骨壁时要注意不可向外下用力，以免损伤蝶腭动脉的分支而引起大出血。

（4）保持镜面干净和视野清晰，镜检时由于外界温度较鼻腔、鼻窦低，易使镜面生雾，可先在镜面涂防雾硅油或不时在温热的蒸馏水中加温。遇到少量出血或有分泌物时应及时抽吸或冲洗干净；但在冲洗蝶窦时，切勿加血管收缩剂，以免引起暴露在窦内的视神经及血管痉挛而致失明。镜面沾有血污时应用蒸馏水或者 75% 酒精棉球擦净。

（5）操作要轻柔、细心，进镜时遇鼻腔阻塞如鼻中隔严重偏曲或鼻甲过于肥大时，要避免粗暴推进以免损伤、出血和影响镜像。对新生物的活检更要小心，鼻咽部纤维血管瘤活检可致不易控制的严重出血。蝶窦内的新生物应先仔细辨别其特征、性质、原发部位、范围和有无搏动再决定是否取材活检；蝶窦上壁和外壁取活检时易损伤大血管和重要神经结构，导致致命性出血或失明；蝶窦上壁的肿瘤有时可能为蝶鞍的肿瘤破坏了窦顶壁而垂入窦中，活检时可能会误入颅前窝而造成脑脊液鼻漏或损伤视交叉。遇到搏动性的肿块，切勿活检。

四、并发症及其处理

单纯鼻腔内镜检查并发症少见，做鼻窦内镜检查时常需借助手术获取进路，或是同时配合手术进行操作，可出现一些并发症。

1. 出血

出血不一定都是并发症，特别是在做上颌窦穿刺或蝶窦、额窦造孔时损伤黏膜引起出血在所难免，这种出血量不多，用浸有肾上腺素的棉片轻压即可，一般不妨碍操作。但有些出血可能是严重的，如做上颌窦造口时损伤了下鼻甲或鼻中隔后动脉；鼻内筛窦径路检查额窦时损伤了筛前动脉；检查蝶窦时损伤了蝶腭动脉，这些出血常较凶猛，影响视野，有时甚至忙于止血而无法使镜检继续下去。出血量多时，可采取凡士林纱条填塞、压迫的办法止血。对出血性新生物进行活检时也可引起较多出血，此时应迅速完成活检，用凡士林纱条填塞鼻腔或窦腔。严重而致命的出血见于检查蝶窦时损伤了外侧壁和外上壁的颈内动脉和海绵窦，遇此情况往往来不及抢救，已有因此而死亡的病例见诸报道，故预防是关键。

2. 鼻腔粘连和鼻窦进路粘连

鼻腔镜检、操作时可使黏膜发生反应性水肿而粘连；上颌窦和额窦镜检时常需造口，如果清除病灶时不彻底或术后不及时换药，也可造成粘连甚至闭塞，从而妨碍鼻窦引流。故术后要注意清理和分离粘连带。

3. 感染

在行鼻窦穿刺造口时若操作不当可引发周围组织感染，如面部软组织或翼腭窝在上颌窦穿刺时损伤可引起感染；若损伤眼眶结构或颅脑，也可引起眶内和颅内严重感染。故检查后应常规使用抗生素。

4. 脑脊液鼻漏

是鼻窦内镜检查和手术中较常见而重要的并发症。多发生在经前筛顶、额窦底造孔时损伤了颅前底或对蝶窦和额窦内与颅内相连的肿物活检过深或行蝶窦穿刺时误伤了鞍底。如为造孔所伤，可用肌肉碎块压住漏口，再用筋膜盖在肌肉外面，并可使用生物胶粘连，窦腔则用浸有抗生素的吸收性明胶海绵填塞，并用碘仿纱条压紧造口处。检查、处理后，患者宜半卧位卧床休息，并使用有效的抗生素和脱水降颅压药物。如为对肿瘤活检过深引起，局部可先用吸收性明胶海绵填压做简单处理，全身用抗生素，待日后摘除肿瘤时一并治疗。

5. 视觉障碍

在行鼻内镜检开放筛房时损伤眶内壁，或是上颌窦穿刺时刺破眶下壁，或是行额窦造孔时损伤眶上壁，都可直接损伤眶内容物和引起眶内出血、感染，进而使眶内压增高，引起视力减退或复视、视野缺损等。这些症状有时在检查结束几天后才表现出来。处理的办法是及时抽出鼻内填塞物，防止感染，必要时行眶减压术。如果在穿刺蝶窦前壁或检查蝶窦时损伤了视神经管隆突，将造成永久性失明。反射性视网膜中动脉痉挛也是镜检中引起视觉障碍的重要原因。特别是在冲洗蝶窦时直接刺激了裸露于窦内的视神经和血管，或是在窦内止血时使用了血管收缩剂。当血管痉挛时，可造成视网膜缺血、缺氧，完全缺氧如超过4分钟即可致永久性视力损害；不完全缺血缺氧超过60分钟也可严重损害视力。故在检查中，应将患者的眼睛暴露在消毒巾之外，嘱其及时反映任何视觉异常的变化，随时观察视力，这样将有助于避免和及时处理并发症。一旦发生，应紧急使用扩血管药、糖皮质激素和能量合剂等治疗。如果处理正确、及时，视力还有望恢复，否则将引起患者视力严重下降甚至失明。

第三章

咽部检查

第一节　咽部一般检查

一、望诊

1. 面容及表情

检查患者时，要求患者摆正头位，处于松弛状态，然后观察患者的面容和表情。某些咽部疾病有其特征性的面容与表情，认识这些表现，有助于尽快准确地作出诊断。

（1）面部表情痛苦，颈项僵直，头部倾向患侧，口微张而流涎，张口受阻，常用手托住患侧脸部，语音含糊不清，似口中含物，多为扁桃体周脓肿。

（2）患儿重病面容，头颈僵直，头偏向一侧，说话及哭声含糊不清，烦躁，拒食或吸奶时吐奶或奶汁反流入鼻腔，多为咽后脓肿。

（3）儿童张口呼吸，缺乏表情，上颌骨变长，腭骨高拱，牙列不齐，上切牙突出，说话带闭塞性鼻音，伴阵发性干咳，咽扁桃体肥大（腺样体肥大）可能性大。

（4）进行性消瘦，面色苍白，虚弱，口内有恶臭，呈恶病质，多为咽部或口腔恶性肿瘤。

（5）面色苍白而发青，一般情况衰弱，双侧下颌或颈部淋巴结肿大，声音嘶哑甚至伴有吸气性呼吸困难的儿童，应怀疑咽喉白喉。目前较少见。

（6）口角有瘢痕，切牙呈锯齿状，或有间质性角膜炎者，多为先天性梅毒，极少见。

2. 口咽部

检查者应按顺序检查口腔及口咽部：先观察牙、牙龈、硬腭、舌及口底有无出血、溃疡及肿块，然后用压舌板轻压患者舌前2/3处，使舌背低下，观察咽部的形态变化和黏膜色泽。注意有无充血、肿胀、隆起、干燥、脓痂、溃疡、假膜或异物等病变，并观察以下部位。

（1）软腭：观察软腭有无瘫痪，可嘱患者发"啊"声，一侧瘫痪者，健侧向上运动正常，患侧不能运动或下垂。另外应观察软腭上有无充血、溃疡、缺损、膨隆及新生物等。

（2）悬雍垂：观察有无水肿、过长。前者多为急性咽炎的表现，后者可见于慢性咽炎。

（3）腭扁桃体：观察腭舌弓及腭咽弓有无充血，其间有无瘢痕和粘连，扁桃体是否肿大或萎缩，隐窝口处有无脓液或豆渣样物栓塞，有无溃疡、刺状角化物或新生物。对隐藏在腭舌弓后的扁桃体，需将腭舌弓拉开，检查有无病变，或将压舌板深压舌根部，使其恶心，趁扁桃体被挤出扁桃体窝时进行查看。

（4）咽后壁：正常咽后壁黏膜呈淡红色，较光滑，湿润，有散在的小淋巴滤泡，若见多个较大淋巴滤泡，或较多淋巴滤泡融合成片状，则为慢性咽炎体征。若一侧咽后壁肿胀、隆起，应考虑咽后脓肿或咽后间隙肿瘤的可能。体位不正，可使一侧颈椎横突向前突起，造成一侧咽后壁隆起，应注意排除此种假象。若黏膜表面干燥、菲薄，多为干燥性咽炎的表现。咽后壁黏膜上有较多脓液或黏液，多为鼻腔或鼻窦的脓性分泌物流下所致。

二、触诊

1. 鼻咽部

受检者正坐，头稍前倾（如为儿童，应由助手抱好固定）检查者位于小孩的右后方，左手示指紧压小儿颊部，以防止小儿咬伤检查者右手指，并用右手示指经口腔伸入鼻咽，触诊鼻中隔后缘、后鼻孔、下鼻甲后端及鼻咽后壁，注意后鼻孔有无闭锁，腺样体大小，有无肿块及其大小，硬度如何，以及病变与周围的关系。当撤出手指时，注意指端有无脓液或血迹。此项检查对受检者有一定的痛苦，事先应向其家长解释清楚，操作时宜轻柔，迅速而准确。该方法现一般少采用，而改为电子鼻咽镜检查。

2. 口咽部

口咽部触诊是临床上常用的检查方法，尤其对咽部肿块的触诊较视诊更为重要，通过触诊可对肿块的范围、大小、硬度、活动度获得认识，有利于作出诊断。方法是受检者端坐，检查者立于受检者右侧，右手戴手套或指套，用示指沿右侧口角伸入咽部。对扁桃体窝、舌根及咽侧壁的触诊有助于这些部位肿瘤的诊断。此外咽部触诊对茎突过长症、咽异常感觉的定位均有诊断意义。

三、颈部扪诊

由于咽部与颈部的关系密切，颈部淋巴结肿大常提示某些咽部疾病的存在，故应仔细检查颈部。

检查时患者正坐，两臂下垂，头略低。检查者立于患者身后，用两手指间按顺序进行触诊，应两侧同时进行，以便对照。先从颏下及颌下区淋巴结开始，然后沿胸锁乳突肌前缘至胸骨处，分别检查颈深淋巴结上群、中群和颈前淋巴结，最后检查颈后三角及锁骨上淋巴结。检查的内容包括有无肿胀和肿块、肿块的大小、硬度、活动度、有无压痛、肿块与深部有无粘连固定、与皮肤有无粘连、是否呈搏动性等。

第二节 咽部内镜检查

鼻咽部内镜检查包括硬管内镜检查法和纤维内镜检查法两种方法。

一、硬管内镜检查法

分经鼻和经口两种。经鼻腔的内镜镜杆较细，一般用 70°或 90°角镜。鼻腔黏膜经收敛和麻醉后，将内镜管经鼻底放入鼻咽部，边看边转动内镜以观察鼻咽各部。经口的内镜又称咽镜，镜杆较粗，光线亮度高。将镜杆经口腔越过软腭置于口咽部，当镜杆末端窗口向上时，可观察鼻咽部，镜杆末端窗口向下时，可观察喉部和喉咽部。

二、纤维内镜检查法

纤维内镜为一细、软、可弯曲的内镜。检查前先清理鼻腔内分泌物，以 1% 丁卡因行鼻腔和鼻咽部黏膜表面麻醉。患者取坐位或平卧位，将纤维内镜接于冷光源上，检查者左手握镜体的操纵体，右手将镜体的远端经前鼻孔送入鼻腔底部，缓缓送入鼻咽部。拨动操纵杆，以便使镜体远端弯曲，观察鼻咽的各壁，对有可疑的病变部位，可用活检钳取活检，做病理组织学检查。

第四章

喉部检查

第一节 喉镜检查

一、间接喉镜检查

间接喉镜检查是目前最常用的喉部检查方法。施行间接喉镜检查时，受检者直坐，上身微向前倾，检查者坐其对面，彼此间距离以额镜反光焦点能集中于悬雍垂为准。受检者口张大，舌尽量外伸。用无菌纱布块将舌前1/3包裹，用左手拇指及中指夹持舌部，示指将上唇推开，环指和小指托于颏部轻轻加压，轻轻将舌向外牵拉，注意避免下切牙擦伤舌系带。受检者头部徐徐前屈或后仰，直至额镜的反光焦点清楚照射至悬雍垂时为止。若有活动的义齿，应先取出。用右手持镜柄如握铅笔状，镜面与舌背平行放入口腔。受检者此时应保持安静，呼吸较平时稍加深但勿中断，并发"唉"或"依"音。

间接喉镜是一个有柄的圆形平面镜，镜面与镜柄相交成120°。镜面的直径有各种不同大小，国产者直径有10 mm、12 mm、14 mm、18 mm、22 mm、26 mm，共6种，检查儿童，常用10~12 mm的镜面，成人则用18~22 mm的镜面。放入口腔前，先将镜面加热至镜面上水气消散为止。加热时温度不可过高，以免烧坏镜面。加热后应先自用手背试镜背，须微温不烫方可使用，以免烫伤黏膜。也可将镜子在温水中加温或浸入肥皂液内取出后用纱布擦净，或用酒精擦拭镜面，也可保持镜面清晰，不受水气附着。

在放入间接喉镜时，需将镜面向下，迅速而稳妥地与水平面成45°贴放在软腭部，而不接触舌、硬腭及腭扁桃体处，以免引起咽反射而妨碍检查。如受检者不能配合，恶心较剧，可喷少许1%丁卡因液于咽部再进行检查。检查时可将喉镜左右转动，以便看到喉全部。用右手持镜者，镜柄偏置于受检者左口角，以免镜柄和右手遮挡镜野。镜背紧贴软腭，将悬雍垂向后轻压。镜面尽量选大号的，不仅观察面积大，且可防检查时喉镜滑到软腭之后，影响观察。

因镜面向前下倾斜45°，故镜内所见的喉部影像与真实的喉部位置乃前后倒置而左右不变。按镜像绘图，则左右侧与实体相反（图4-1）。

喉镜因受镜面大小的限制，不能同时看到喉的全部，故应将镜面贴在软腭上缓缓转动，逐区检查，以窥全貌。若欲检查喉腔前部，可将镜柄上抬，使镜面向垂直方向转动，即可看到会厌舌面及根部，但会厌喉面及声带前联合有时仍不易看到。此时可嘱受检者头微后仰，同时发"依"音，或嘱受检者取坐位，检查者取立位，以便观察。有时因会厌遮盖喉入口，不能观察到声带前联合，须告受检者做深呼吸数次，待会厌竖起，声门裂开大，方能看清。对较敏感者，可于表面麻醉下将双叉形的会厌牵引钩伸于会厌谷内向前下方轻压，间接施力于会厌，使其竖起；或将牵引钩伸于会厌的喉面，轻轻向前牵开会厌，即可看到声带前联合。

检查喉的后部，需将镜柄下落，使镜面向水平方向转动，则杓会厌襞、杓状软骨间切迹、梨状隐窝均可窥及。或嘱受检者取立位，检查者取坐位检查。镜像中声带呈白色，位于其上的室带呈红色。因喉镜检查为单眼观察，故镜中所见室带位于声带的两侧，发声时声带紧张，两侧声带向中线靠拢。呼吸时彼此分开。间接喉镜检查常不能看清声门下腔全部，但有时可见上段气管环的前壁。

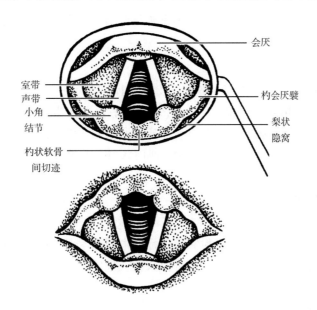

图 4-1　上图为间接喉镜检查时镜面所示喉像，下图示喉实体的位置

间接喉镜检查常因受检者精神紧张或咽部敏感而发生困难。故检查前须将检查的目的、操作方法，以及受检者合作方法（如体位、呼吸方法、发声方法等）讲清。对于幼儿此种检查方法常不能成功。局部解剖异常，如舌短而厚、舌系带过短、会厌过长、婴儿型较小的会厌等，也可造成检查上的困难，此时可用会厌牵引钩帮助检查。扁桃体过度肥大者须用较小的镜面，悬雍垂过长者可用较大的镜面。有咽后壁前凸（如咽后脓肿、脊椎前凸、肿瘤等）或口底蜂窝织炎者，间接喉镜检查较难成功。

间接喉镜检查时应注意养成良好的习惯，喉部各处，后、前、左、右、上、下应依次检查，列为常规，方不致有遗漏。须仔细观察喉咽及喉部有无异常，如充血、肿胀、增生、溃疡以及声带运动有无障碍等；某些病变虽不能在镜像中直接看见，但可通过一些不正常迹象，加以推知。例如：声带运动的障碍，可发生于隐蔽在喉室、声门下腔的肿瘤、环杓关节疾病或声带麻痹。梨状隐窝的唾液潴留，可能是环后肿瘤、食管上段异物或咽肌瘫痪所引起。对于疑有喉结核的患者，检查杓状软骨间切迹有无浅表溃疡或肉芽甚为重要。

二、直接喉镜检查

直接喉镜按其用途不同，有各种类型，如薄片形喉镜（片形有直、弯两种，一般用于麻醉科）、普通直接喉镜、侧裂直接喉镜、前联合喉镜、支撑喉镜及悬吊喉镜等。按其大小又有婴儿、儿童和成人喉镜之分。此外，新型者尚可附加特殊设备，如显微镜、激光系统、照相机及摄像系统等，更便于检查、手术治疗及教学。

（一）适应证

（1）间接喉检查不成功，或未能详尽者可行直接喉镜检查。检查前，必须尽量争取做间接喉镜检查，以资对比。

（2）喉部活组织标本采取及直接涂拭喉部分泌物做检查。

（3）喉病的治疗，如良性肿瘤切除术（如声带息肉、小的良性肿瘤切除术）、喉瘢痕性狭窄扩张术、电灼术、局部用药及取出喉、气管、食管上端的异物等手术。

（4）气管内麻醉术或支气管镜检查时不易下管者，可借直接喉镜协助。

（5）气管内插管，用于麻醉插管和抢救喉阻塞患者。

（6）小儿支气管镜检查时，先用侧裂直接喉镜暴露声门，然后导入支气管镜。

（二）禁忌证

凡有颈椎病变，如脱位、结核、外伤等，均不宜施行此术。重病、重度衰弱和妊娠晚期虽非绝对禁忌证，但须十分谨慎。

（三）术前准备

（1）术前详细询问病史，并进行全面体格检查及耳鼻咽喉部检查。

（2）做好患者思想工作，解除其恐惧心理，充分说明手术操作步骤及术中的感觉，介绍做平静、有规律的呼吸对手术的意义，解释肌肉放松的意义和避免肌肉紧张的方法。

（3）术前 30 分钟给安定 10 mg，阿托品 0.5 mg 肌内注射，儿童患者可根据年龄、体重酌量肌内注射安定及阿托品。

（4）按全身麻醉术前准备。

（四）麻醉及体位

全身麻醉或表面麻醉均可，拟做激光或射频等治疗或电凝固术者也可应用静脉复合麻醉。为使肌肉松弛，必要时可应用肌肉松弛剂，检查时采用平卧仰头位或坐位。

（五）检查方法

1. 一般直接喉镜检查法

一般直接喉镜检查法，手术者左手持镜。放一厚层纱布块保护上列牙齿，以右手示指推开上唇，以免被镜压在牙上受伤，然后将镜沿舌背右侧送入口腔，渐移向中线深入直达舌根（图 4-2A）。将舌根轻轻向上压（坐位者则向前压舌根），从喉镜中看到会厌时（图 4-2B），右手拇指和示指分别从前后协助握持镜管。使喉镜近端向上倾斜（坐位时向前倾斜），远端指向咽后壁，但勿与之接触。继续深入 1 cm，越过会厌游离缘，勿使会厌喉面紧贴于喉镜远端上，此时喉镜不可推进太深，以免误入环后隙。看清会厌结节后，左手以平行向上的力量提起喉镜，加压于会厌，使其完全提起，即可暴露喉腔（图 4-2C）。此时如发生喉痉挛而声门裂紧闭，两侧小角结节与会厌喉面紧密接触，不能窥见声门裂时，应将喉镜固定原位不动，稍待片刻，喉痉挛解除，即可看到喉内形象。如喉镜过深，触及喉腔黏膜引起反射性痉挛，应撤回喉镜少许，喉痉挛解除后，再进行观察。告受检者发"啊"或"依"声，观察声带运动情况，此时手术者可腾出右手从事各种必要的操作。

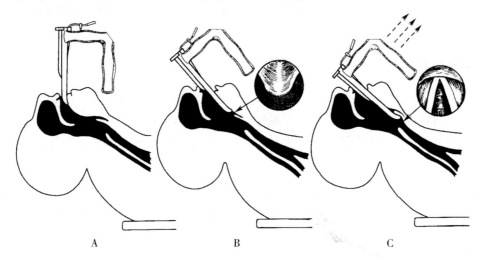

A   B   C

图 4-2　直接喉镜检查法

A. 沿舌背右侧进入口腔；B. 将舌根向上压，看到会厌；

C. 向前提起会厌，暴露声门裂（虚线箭头示正确用力方向）

若受检者颈短而粗，声带前连合不易暴露时，须将其头部稍稍抬高，左手用力向上提起喉镜，右手拇指从喉镜下方向上用力，右手其余各指扣住患者右侧上列牙齿，协同用力托举会厌，绝不可用上列切牙做支点将喉镜向上撬动。如此法不成功，可请助手将甲状软骨向下压迫或改用前联合喉镜检查。前联合喉镜不但可清楚看到声带前连合，并可插入声门裂，检查声门下腔。检查幼儿时，为防止术后发生喉水肿，喉镜尖端也可不压迫会厌，只将舌根向前提起，会厌随之竖立，即可暴露喉腔。

手术并发症通常很少发生。在幼儿，特别是有痉挛素质者，术中可发生严重甚至有生命危险的喉痉挛。操作中，动作必须轻柔，不可粗暴，以免损伤咽、喉黏膜，发生血肿、出血或继发感染，导致不良后果。

2. 支撑喉镜和悬吊喉镜检查法

本法可以使检查者腾出双手来使用器械，便于进行喉内检查和手术操作。对喉腔的某些较小的肿瘤从喉内径路进行切除，包括喉咽良性肿瘤的剥离和缝合止血等，均较一般直接喉镜易获成功。

（1）支撑喉镜：分喉镜、连接部与支架3部分。喉镜与普通直接喉镜（或前联合镜）基本相同。但镜柄上有一小洞，可装配其他附件，如放大镜与照相机等，连接部一端固定于喉上，一端与支架相连接。中间有一调节螺丝，检查时可以调节支架与镜柄间的夹角。支架近端可插入连接部中，末端有两脚左右分开，以两个圆盘形的脚支撑于胸前。

检查时先如直接喉镜检查法将喉镜放入喉咽或喉腔（视需要暴露的部位而定），然后将支架近端插入原先已固定于镜柄的连接部中，将支架两脚在胸部固定好，旋动调节螺丝，使支架利用杠杆的力量撑住喉镜，暴露检查部位，即可一人进行操作。

（2）悬吊喉镜检查法：由两个主要部件构成，即喉镜与挂架。喉镜包括特殊的开口器及压舌板，两者相连并附长柄，柄上部有挂钩，钩再固定于手术台的挂架上。

本法除具支撑喉镜的优点外，因有尽量开大口腔的作用，对经口腔施行喉咽和喉部操作更为方便，检查时先将压舌板放入口内，沿舌背深入。暴露检查部位，还可深达会厌喉面，将其掀起，再开大开口器，将柄挂在挂架上，便可进行检查与操作。

三、纤维喉镜检查

纤维喉镜是目前在耳鼻咽喉科应用最广的导光纤维内镜。纤维喉镜是利用透光玻璃纤维的可曲性、纤维光束亮度强和可向任何方向导光的特点，制成镜体细而软的喉镜，光源用卤素灯的冷光源。它由镜体、冷光源和附件三部分所组成，其构造与其他导光纤维内镜基本相同（见内镜检查法）。因它可以经前鼻孔插入而检查鼻咽、口咽、喉咽和喉部，故又称为纤维鼻咽喉镜。

（一）适应证

基本上同直接喉镜检查法。因纤维喉镜镜体柔软、可弯曲、光亮度强，能经鼻腔插入进行检查，故对咽部敏感、牙关紧闭、张口困难、颈椎强直、颈短、舌体过高等原因而行间接喉镜检查、直接喉镜检查困难者尤为适宜。由于纤维喉镜能接近检查部位进行观察，故可发现隐蔽的病变和早期微小的病变，并能开展活检以及对较小的声带息肉和声带小结进行手术。配备摄录像系统尚可动态地观察病变的发展过程。

（二）禁忌证

（1）上呼吸道有急性炎症伴有呼吸困难者，心肺有严重病变者禁忌。

（2）对丁卡因过敏者禁忌。

（3）不明原因的Ⅲ～Ⅳ度喉阻塞者禁忌。

（三）麻醉及体位

1. 麻醉

常选用1%丁卡因喷雾做咽喉黏膜表面麻醉。通常先喷少许丁卡因于患者的舌下，观察3～5分钟，如无特殊不适再开始表面麻醉。一般咽喉部喷雾麻醉3～4次，声门喷药、滴药或涂布1～2次即可，每次间隔2～3分钟。如采用经鼻检查则应同时行鼻腔喷雾表面麻醉2～3次。注意嘱咐患者将药液含在口中切勿吞入，下次喷雾前先将唾液及药液吐出，以免导致丁卡因中毒。成人黏膜表面麻醉用丁卡因的总剂量不要超过 60 mg。

2. 体位

检查时患者大多采取坐位，或仰卧垫枕位。仰卧位更适宜于年老体弱者和儿童。

（四）检查方法

纤维喉镜可经鼻或经口进行检查。经鼻检查可同时观察鼻腔及鼻咽部的情况，镜体易固定，纤维喉镜远端沿咽后壁插入时咽反射轻，无舌体的干扰，操作方便。但如遇鼻中隔呈 S 形偏曲、下鼻甲肥大、鼻息肉或鼻腔新生物，近期反复鼻出血或多脓涕者则以经口检查为宜。根据患者的体位，检查者可立于其头后部或对面。通常用左手握持镜体的操纵部、右手握持镜体的远端，沿鼻腔底轻轻插入，在中鼻甲下缘行进，可观察到中鼻道的部分结构。对于行功能性鼻内镜手术后的患者，可观察到上颌窦自然窦口及筛窦开放的情况，可作为功能性鼻内镜手术后患者长期随访的复查。镜前端进入鼻咽部后调节操纵杆的方向按钮，向下弯曲，观察舌根部、会厌舌面及会厌谷，将镜前端略弯向上即可抬起会厌，观察会厌喉面、杓会厌襞、室带、喉室和声带，包括前联合和杓间区等，除注意喉黏膜的颜色、形态、有无溃疡、充血及新生物外，还应注意声门裂的大小、声带的活动度和声门下区有无病变。如需观察喉咽部时，则嘱患者将右手示指放入口中，闭紧嘴唇，用力做吹喇叭样鼓气，待食管入口开放的瞬间，即可观察到梨状窝和环后的病变。

四、电子喉镜检查

电子喉镜是电子内镜家族中的一员，全称为电子计算机辅助的光导纤维鼻咽喉镜，它属于软管纤维内镜，具有可弯曲、光亮度强、镜体柔软等特点。近几年广泛用于临床，其外形与纤维喉镜相似，采用电子导像系统替代导光纤维束，因此，可以获得高清晰度的图像。电子导像系统包括屏幕显示、录像装置等，与纤维内镜组装成一体。通过与电子喉镜连接的计算机，可以把电子喉镜图像显示在计算机屏幕上，通过计算机可以对图像进行裁剪、标记、保存，使其与病史资料、临床诊断、检查日期、检查者姓名等一起组成一份漂亮的彩色图文报告。这些信息可永久保存，随时调用，也可由打印机将报告打印出来交给患者。总之，电子喉镜检查有以下优点：①图像清晰度高，比现在广泛使用的纤维喉镜的图像要清楚得多，医师可以看清楚咽喉和鼻咽的各个部位；②检查时患者基本无痛苦；③可在电子喉镜下进行喉部疾病的治疗，如切除声带息肉、小结等；④可以将每次检查的情况备份存档。

（一）适应证

同纤维喉镜检查法。

（二）禁忌证

（1）上呼吸道有急性炎症伴有呼吸困难者，心肺有严重病变者禁忌。

（2）对丁卡因过敏者禁忌。

（3）不明原因的 Ⅲ ~ Ⅳ 度喉阻塞禁忌。

（三）检查方法

同纤维喉镜检查法。

第二节　喉肌电图检查

喉肌电图检查（LEMG）研究喉肌的生物电活动，借以判断喉神经肌肉系统功能状态，为临床诊断提供科学依据。目前，此项检查已广泛应用于喉肌电生理研究以及临床工作。

一、仪器及电极

肌电描记仪包括电极系统、放大器、示波器、扬声器等电子系统及计算机系统装置。目前电极主要有两种类型：针状电极和钩状电极。与针状电极比较，钩状电极体积小，对患者刺激小，能固定于喉内肌内，可随意发声。而针状电极对患者刺激较大，发声时随着喉内肌的收缩使其位置不易固定，影响检查。

二、检查前准备工作

做好解释工作，咽部较敏感、分泌物较多者，于检查前半小时皮下或肌内注射阿托品 0.5 mg，有上呼吸道感染、发热、咳嗽等症者应暂缓检查。

三、体位及麻醉

患者仰卧于诊断床上，肩下垫一扁枕，常规颈部消毒，戴无菌手套，在环甲间隙处注入 2% 利多卡因 0.5 mL，再从注入利多卡因处向声门下分 3 次滴入 1% 丁卡因 1.5 ~ 2.0 mL，每次间隔 1 分钟，3 分钟后即可行甲杓肌及环杓后肌的检查。个别患者喉反射较重致频繁咳嗽时，可酌情向声门下再滴入 1% 丁卡因 0.5 ~ 1 mL。

四、检查方法

喉内肌肌电活动时，电极放置比较困难，电极在喉内各肌的插入方法主要有三种。

1. 直接径路

是通过咽部手术或喉裂开手术直观下直接进针，但这种方式进针非常不便，此法现已不用。

2. 经皮径路

经颈部皮肤途径到达喉内肌的有环甲肌、甲杓肌、环杓侧肌、环杓后肌及杓横肌。

（1）环甲肌检查法：进针位置在颈部中线稍外侧 3 mm 处，环状软骨上方将针电极垂直刺入环状软骨弓的软骨膜表面，然后将电极向后、向上、向外的方向进针约 5 mm，即达环甲肌。一旦证实电极插入正确位置，即请受检者提高发音的音调，因为音调快速的升高能使环甲肌的活动加强。

（2）甲杓肌检查法：嘱受检者处于侧卧位并持续、稳定地发音。进针位置在环甲间隙中点，刺破环甲膜并向后、上进针。通过喉镜可监测电极的位置，证实电极在甲杓肌内之后，请受检者持续发低调音。在进行吞咽活动时，甲杓肌也可有明显的活动。

（3）环杓侧肌检查法：进针点几乎和环甲肌检查法相同，针尖向外并略向上，穿过环甲膜向前朝甲状软骨下角方向，直至刺入环杓侧肌。通过受检者屏住呼吸可证实电极是否在正确的位置，方法与吞咽活动一样，可导致环杓侧肌的运动，并可与环甲肌相鉴别，另外，环杓侧肌检查法还有结节前法即从下甲状结节的前下方，向后上内刺入，经过皮肤、颈前肌，再经环甲韧带，针尖距皮肤 2.5 ~ 3 cm 即达该肌；结节后法即当针刺到环甲肌斜部后，再向深部进针，针尖距皮肤 2.5 ~ 3 cm 后即达该肌。

（4）环杓后肌检查法：结节前法，刺入侧肌后再向深刺 5 mm 即达环杓后肌；结节后法，刺入侧肌将针拔出少许，使针尖的方向稍向外转，再向深刺即达该肌，针尖距皮肤 3 ~ 3.5 cm。

（5）杓横肌检查法：在正中线进针，经环甲韧带通过喉腔，针与颈部皮肤成 60° 角向后上方进针，达到左右杓状软骨之间，穿过喉头后壁黏膜到达杓横肌。

3. 通过口腔进针

这种方法是在间接喉镜或直接喉镜指引下通过口腔将针电极插入喉内肌。经口内途径可检测环杓后肌和杓间肌。在间接喉镜下，电极的针尖穿破靶肌肉的肌膜进入肌腹内。环杓后肌的进针点在附着于环状软骨板的肌腹内。可通过受检者重复发短元音和在发音中间夹带深而快的吸气而证实，因为环杓后肌在吸气及间歇性发音过程中运动明显。杓间肌的进针点位于两个杓状软骨突之间。可通过受检者发短音而证实。一般情况下，杓间肌的活动与环杓后肌的活动是互补的。此方法操作较困难，患者不易合作，电极易移位，而且电极留置口内常影响发声，现已应用较少。

五、检查注意事项

（1）对有恐惧心理者，检查前应做好解释工作，消除恐惧不安的心理状态。

（2）检查完毕后拔出电极针，用棉球压迫电极刺入部位片刻，检查有无渗血或血肿，因电极针可能刺破小血管而引起小血肿。

（3）对有喉痉挛病史及双侧声带麻痹伴有呼吸困难者应慎用，因应用此检查法较易激发喉痉挛。

（4）肥胖、颈部短粗患者，甲状腺手术后环甲间隙标志不清、按正常角度进针较困难者，应注意适当调整进针角度。

（5）有时老年人环状软骨板骨化电极针不能通过，比例约为0.2%。

六、正常喉肌电图

一般情况下，完全松弛的正常肌肉没有肌电图显示。当电极插入到肌内，肌纤维无动作电位出现，荧光屏上呈一直线，称电静息，但喉内肌很难在正常情况下出现静息电位。而当肌肉收缩时，神经-肌肉接头活动以动作电位形式可被记录到。在深吸气时，喉外展肌（PCA）的收缩力加强；而在发声、咳嗽或吞咽时，喉内收肌的收缩力提高。正常人的喉部随意活动时，其喉内收肌、外展肌活动是互补的。在正常人发声、吞咽时甲杓肌活动的肌电图，可以看出吞咽活动强于发声，因为前者要求喉肌收缩更强。

七、临床应用

1. 用于声带运动障碍的诊断及预后判断

喉肌电图在区别喉肌麻痹与环甲关节固定时可起重要鉴别作用，同时在评估麻痹程度和治疗效果方面也颇有帮助。

临床应用时，肌电图电极用同心两极针的电极经颈部皮肤插入是很方便的。在进行喉功能检查时，受两支神经支配的喉组织区域（如甲杓肌受喉返神经支配，而环甲肌受喉上神经支配）的检查也是双向的。

临床上往往可以见到，在喉麻痹几个月到几年的病程中，有随意活动的肌电图的记录，但却没有任何声带运动恢复的征象。这是由于神经纤维再生混乱引起的。用喉肌电图评估喉功能的不足之处在于使用技术上的难度，特别在某些喉肌麻痹患者，不易证实电极是否插入到正确的位置。另外对一些长期喉麻痹的患者，喉肌电图难以估计其预后情况，而且测试的结果和患者的功能效果也并非线性关系，所以在对获取的资料进行质量评估时往往是困难的。

2. 作为功能性发声障碍的辅助诊断检查

癔症性失声时，喉肌电图正常，咳嗽及吞咽时有放电现象。痉挛性失声时在发声及深呼吸时，甲杓肌出现不规则的肌电活动，喉肌电图作为一种客观检测手段，在痉挛性发声障碍治疗中的应用也越来越为专业人员所重视。肌电图的半定量单个运动单位电位（MUP）分析及定性（干扰相）评估可作为痉挛性发声障碍的重要诊断及鉴别诊断依据。

3. 其他神经疾患的诊断检查

如运动神经无疾患时，检查声带运动无明显障碍时，可有肌电图的异常表现。

4. 判断喉运动神经损伤部位

喉运动损伤包括中枢性（核性）及周围性损伤，后者又分单纯喉返神经损伤、单纯喉上神经损伤及喉返神经和喉上神经联合损伤（迷走神经损伤）。如为核性损伤则可出现波宽和波幅显著增加的巨电位；单纯喉返神经损伤，环甲肌肌电图多正常，其他喉内肌可出现失神经肌电反应。单纯喉上神经损伤则与上述改变相反；喉返神经和喉上神经联合损伤则环甲肌及其他喉内肌均可出现失神经肌电反应。

5. 指导治疗及评价疗效

如声带麻痹后仅表现为纤颤电位和正尖波，数周后无明显改变，无再生电位或运动单位电位出现，则表明神经无再生可能，自然恢复可能性很小，须考虑手术治疗。如有再生电位或正常运动单位电位出现，则提示神经开始再生，有可能自然恢复，可先行保守治疗。在进行各种神经吻合术或神经肌蒂移植后，如能观察到再生电位或正常运动单位电位出现，则表明手术有一定疗效，神经功能在逐步恢复，反之，则表明神经未再生，手术效果不佳。

第五章

耳外伤

耳的解剖位置特殊，易因各种直接或间接暴力引起外伤。耳外伤可单独发生，也可伴发于其他外伤（如颜面部、颅脑部外伤等），可导致外耳、中耳或内耳损伤。

第一节　外耳外伤

一、耳廓外伤

耳廓位于头颅侧方暴露位置，易受外力致伤。包括：钝挫伤、撕咬伤、切割伤、火器伤、冻伤及断离伤等。其中钝挫伤及切割伤多见。

耳廓由薄层皮肤覆盖于软骨形成，故软骨是耳廓的支架，当耳廓软骨由于外伤或感染发生缺损或变形可造成耳廓畸形。

（一）临床表现

早期可见血肿、出血、撕裂及破损感染，后期多见缺损或畸形。

（二）治疗

及时清创，控制感染，预防畸形。形成血肿时应早期抽吸并加压包扎，较大血肿应尽早切开，清除积血，防止继发感染。血肿或开放性创口均易引起感染，铜绿假单胞菌和金黄色葡萄球菌多见，应选用敏感抗生素，及时清创缝合，尽量保留软组织。准确对位后小针细线（无创伤性缝线更好）缝合，避免贯穿软骨。局部已感染者，伤口处用1%过氧化氢溶液清洗后再做对位缝合。耳廓断离者，将断耳以生理盐水洗净后用抗生素溶液浸泡15分钟，并对残端消毒处理后立即对位缝合。若无存活可能时，可将耳廓软骨剥离埋于皮下并直接缝合断端以备次期成形，条件许可时可直接缝合成形。

二、外耳道外伤

外耳道由皮肤、软骨和骨组成。伤后外耳道肿胀，如果发生感染则有肉芽生长，痊愈后常后遗外耳道瘢痕性狭窄甚至闭锁。治疗的要点是严格消毒，预防感染，严禁冲洗外耳道。开放伤应早期清创，皮肤和软骨对位缝合，并用抗生素软膏纱条或碘仿纱条填塞，防止感染及狭窄。

第二节　中耳外伤

一、鼓膜外伤

鼓膜位于外耳道深部，厚度仅0.1 mm，易受外伤。可由挖耳、高温或腐蚀性异物溅入、颞骨骨折等直接受损，也可由掌击、气压伤等间接致伤。

（一）临床表现

鼓膜破裂瞬间，患者可突然发生耳痛、耳闷、耳聋、耳鸣，偶伴短暂眩晕；如精神过度紧张，可无症状。检查可见外耳道少量鲜血流出，若有颅底骨折则血量较多甚至有脑脊液漏。耳镜检查可见外耳道或鼓膜上血迹或血痂，鼓膜多呈裂隙状，或不规则穿孔，数日后可变圆形。电侧听检查为传导性或混合性听力损失。

（二）治疗

采用干燥疗法，禁止冲洗及滴液。酒精消毒外耳道后，清洁外耳道，鼓膜表面血块暂不处理。多次消毒外耳道，耳道口放置消毒棉球。应用抗生素预防感染。嘱患者切勿擤鼻，若有鼻涕则吸入咽部后吐出。如无继发感染，多能自行愈合；如长期不愈，可行鼓膜修补术。

如有耳鸣、感音性耳聋，可用改善内耳微循环药物及促神经营养药物。戒除不良挖耳习惯，做好工作防护，特定情况下可减少鼓膜外伤的发生。

二、乳突外伤

轻者只限乳突，重者可累及外耳道、鼓室及内耳，还可伴发面神经麻痹及颅脑外伤。单纯乳突外伤，只需清创缝合即可，以期保留听力。如出现上述并发症，则宜行乳突开放并对相关损伤进行处理。

第三节　颞骨骨折

颞骨岩部为颅底的一部分，骨折的发生常并发严重颅脑外伤。最早由 Uerich 根据骨折线方向与岩锥的关系，将其分为纵行骨折和横行骨折。Mchagh 提出第三型：混合型骨折。纵行骨折最为常见，占 70%～80%。骨折线与岩骨长轴平行，多起自颞骨鳞部，沿外耳道后上壁、鼓室顶部，经由颈内动脉管至颅中窝的棘孔或破裂孔附近。横行骨折的骨折线与岩骨长轴垂直，常起自颅后窝的枕骨大孔，横过岩锥到颅中窝。有些经过舌下神经孔或颈静脉孔，个别可经内耳道、迷路到破裂孔、棘孔附近。混合型较少见，同时兼有上述两型特征，多见于严重的颅骨骨折。

（一）临床表现

颞骨骨折类型与临床表现各不相同，分述如下。

1. 全身症状

常有不同程度颅脑外伤的神经系统症状，头痛甚至昏迷、休克等。这些症状可延迟发生，故对颞骨骨折者应仔细观察并及时处理。

2. 出血

纵行颞骨骨折常引起外耳道及鼓膜破裂，血液经外耳道流出或经由咽鼓管自鼻、咽溢出。横行颞骨骨折若未并发鼓膜及外耳道软组织撕裂，一般无耳部出血。

3. 脑脊液漏

纵行颞骨骨折伴硬脑膜撕裂伤时，脑脊液可经鼓室、鼓膜损伤处流出，形成耳漏。初与血液混合呈淡红色，后出血渐止，颜色转为清亮。横行颞骨骨折时，桥脑侧池和颅后窝蛛网膜下隙的脑脊液经骨折缝流经鼓室、鼓膜破损处流入外耳道。以上两种骨折的脑脊液也可经咽鼓管流入鼻腔形成鼻漏，当然也可同时经外耳道及鼻腔流出。

4. 听力下降及耳鸣

纵行颞骨骨折可从鼓室延至咽鼓管顶壁，主要损伤中耳，极少累及迷路，故听力损失较轻，多为传导性听力损失，一般无耳鸣，有则多为低频。横行颞骨骨折多伤及内耳前庭部及内耳道，耳蜗及半规管也可骨折，但较少累及中耳，故听力损失较重，呈感音性听力损失。耳鸣重，多为持续高频。

5. 眩晕

纵行颞骨骨折患者很少出现眩晕，若有眩晕常为迷路外原因，需考虑脑损伤或前庭中枢损伤。而横行颞骨骨折患者常因伤及迷路和前庭而发生眩晕且伴有自发性眼震，持续时间视病情轻重而定。

6. 面瘫

纵行颞骨骨折时面瘫发生率为 15% ~ 20%，多为面神经乳突段或锥段受压（水肿、血肿、碎骨片压迫）所致。一般损伤较轻，预后较好。横行颞骨骨折时面瘫发生率为 50%，多为面神经鼓室段至内耳道段直接损伤所致，预后差，难恢复。

（二）检查

外耳道可见出血、皮肤撕裂、骨壁塌陷、错位及下颌关节嵌入。擦净后多可发现外耳道后壁皮肤纵行损伤及出血，可与鼓膜撕裂处相连且后者也有血液流出，若并发硬脑膜损伤则有淡红色或清亮液体流出。上述多为纵行颞骨骨折所致，若有血鼓室发生，则多为横行颞骨骨折或中耳黏膜撕伤所致。影像学检查非常重要，X 线检查阴性者不能排除颞骨骨折，高分辨率 CT 则可反映颞骨骨折的走向、听骨链及面神经管损伤情况，以及颞骨内积血、积气等。

（三）治疗

首先处理全身症状，病情严重者请神经外科会诊共同抢救患者。需全身应用抗生素，严格消毒后清理外耳道，除出血严重时用无菌凡士林纱条或碘仿纱条填塞外，禁止局部滴药及外耳道填塞。对于脑脊液漏，严格按照脑外伤处理。若患者表现为传导性听力损失，可在条件允许时行鼓室探查术，以期恢复听力；若表现出感音性听力损失、耳鸣及眩晕，行相应治疗。面瘫经 2 ~ 6 周非手术治疗无效，全身情况允许可行面神经探查、减压术或修复术。

第六章

耳聋

第一节　药物中毒性聋

临床观察或实验研究均证明，许多药物或化学试剂具有耳毒性，可引起耳蜗和（或）前庭中毒性病损，造成耳聋和（或）前庭功能障碍。

一、氨基糖苷类抗生素

氨基糖苷类抗生素是一类化学结构中均含有氨基糖分子的抗生素，主要用于治疗由革兰阴性菌引起的感染性疾病，它们具有以下共同特点。

（1）化学结构中均含有多个氨基或胍基性基团，在体内有类似的代谢过程，如：这些药物都不被或很少被胃肠道吸收；在体内主要分布于细胞外液内；不易通过血脑屏障；主要由肾脏排出体外等。

（2）具有相同的抗菌原理，影响细菌的蛋白质合成。

（3）具有类似的抗菌谱，主要抑制需氧性革兰阴性菌的生长，对部分革兰阳性球菌也有较好的抑菌效果。

（4）具有相同的不良反应，如耳毒性、肾毒性等。

氨基糖苷类抗生素的耳毒作用最早是从由链霉素引起的耳聋患者中发现的。数年以后，无论是临床观察或动物实验均证实，链霉素可引起耳聋和眩晕，并对内耳中毒的病理组织学改变有了认识。目前，氨基糖苷类抗生素的耳毒作用已广为人知，由其引起的严重耳聋的临床报告屡见不鲜，并已构成我国聋症的重要病因之一。

（一）病理

氨基糖苷类抗生素对内耳的主要损害部位可以在耳蜗（如卡那霉素、新霉素、双氢链霉素、阿米卡星），也可以在前庭（如庆大霉素、硫酸链霉素）。耳蜗病损最早出现于外毛细胞，从底周开始，逐渐向顶周发展。在3排外毛细胞中，第1排受损最重，第2排、第3排依次较轻。随着药物剂量的增加，内毛细胞也出现病变，但多从顶周开始，逐渐向底周扩展。病变严重者，耳蜗的其他结构，如支持细胞、血管纹、传出神经纤维、螺旋神经节细胞等也受损。多数研究资料表明，听觉的中枢传导径路一般不受累。毛细胞的病理变化包括静纤毛倒伏、散乱、纤毛融合、表皮板软化、变形、塌陷、核上区腺粒体肿胀、空泡变性，粗面内质网扩张、囊性变，次级溶酶体增多，胞浆水肿，核固缩、下沉，细胞膜破裂，乃至细胞崩溃等。

（二）发生中毒的有关因素

1. 用药剂量

氨基糖苷类抗生素的耳毒作用一般与用药剂量有密切关系，其中包括用药总量和日剂量。日剂量越大，用药时间越长，中毒的机会越多。值得注意的是，全日剂量一次性投入较分次投入更容易发生中毒。

2. 给药途径

局部用药部位是否健康，对药物的毒性作用也有影响。肌内注射时，血液中药物浓度较低，中毒的危险性相对较小；静脉注射可使血液中的药物浓度迅速升高，引起中毒的机会增多，特别是耳毒作用很强的卡那霉素等。正常情况下，氨基糖苷类抗生素不易被胃肠道吸收，而当肠道黏膜发生炎性病变时，药物的吸收量却会增加。向大面积烧伤创面、腹腔、胸腔、支气管等局部投药并不安全，药物可从局部组织吸收而发生中毒。椎管内注射更能增加药物的耳毒作用，可能与脑脊液和外淋巴液之间的密切关系有关。

3. 鼓室给药

无论是用含这类抗生素的滴耳液滴耳，或以溶液或粉剂行乳突换药，药物均可透过蜗窗膜及经中耳血管进入内耳，发生中毒性耳聋或（和）前庭功能障碍。而且，中耳存在炎症时更能增加药物的耳毒性。置入或滴入鼓室内药物的浓度与中毒的严重程度相关，浓度越高，中毒越重。其他抗生素如氯霉素、红霉素、多黏菌素 B 等鼓室内给药时，也可引起内耳的毒性损害，但一般不重。此外，动物实验中发现，某些抗真菌药，如克霉唑、癣退、甲基-3-甲苯基硫代甲氨酸-2-萘脂等滴入鼓室后，也有某些耳毒性。

4. 肾功能状况

氨基糖苷类抗生素均经肾小球滤过后排出体外，而且药物对肾脏也有明显的不良反应。如患者原患肾功能不良，或在用药过程中肾功能受到损害，药物排泄发生障碍，血清及内耳淋巴液中药物浓度增高，蓄积时间延长，可增加药物的耳毒作用。

5. 胎盘吸收

氨基糖苷类抗生素可经胎盘进入胎儿血液循环，虽然胎儿血清中的药物浓度仅为母体血清中浓度的 15%～50%，但因为胎儿体内的药物排泄速度甚慢，故可损伤胎儿听力，特别在妊娠的前 2 个月更为明显。

6. 噪声、振动、饥饿状态、糖尿病等

可促进或加重耳中毒。

7. 遗传

某些个体或家族对氨基糖苷类抗生素具有高敏感性，少量的药物即可引起耳中毒。这种高敏感性具有随母系遗传的特点，而且在不同的氨基糖苷类抗生素之间存在交叉易感性，如家系成员中有链霉素耳中毒史，其他成员改用庆大霉素或卡那霉素，也易发生耳中毒。

8. 年龄因素

婴幼儿和老年人对氨基糖苷类抗生素具有易感性。

（三）临床表现

1. 耳聋

耳聋可发生于连续用药期间，也可于停药后始发现，而且在停药后 1 年或 1 年以后仍可继续恶化。由于听力损失开始于高频区，故患者往往不易早期察觉耳聋的存在。待病情已逐渐加重，并波及语频区而就医时，常常已发展为中度或中重度耳聋。耳聋大多为双侧性，两耳对称，少数病例也可不对称。临床听力学检查一般均示耳蜗性聋。因有重振和听觉疲劳现象，患者常有"低声听不到，大声受不了"的现象。言语接受阈和识别率较差。个别病例也可能以听力骤降的形式出现，以致要与特发性突聋相鉴别，而这种病例多为肾功能不良的患者。

2. 耳鸣

耳聋出现前，患者常常先有双侧耳鸣，耳内压迫感。耳鸣多属高音调，早期为间歇性，仅于安静环境中出现，以后逐渐发展为持续性，耳鸣声嘈杂，经久不息。约半数患者伴有头鸣。

3. 眩晕、平衡失调

常见于硫酸链霉素和庆大霉素耳中毒。

4. 其他

中毒早期可出现食欲减退、口渴、面部及手足麻木感等。

5. 听力学检查

纯音听力图中早期为高频下降型听力曲线，气、骨导听阈一致提高，两侧大多对称；以后可逐渐发展为中、重度感音神经性听力损失，曲线呈平坦型或缓降型。

（四）诊断

根据用药史，双侧感音神经性听力损失、重振试验（＋）、DPOAE 引不出，可资诊断。但应注意排除其他原因引起的耳蜗性听力损失，如遗传性聋、自身免疫性内耳病等以及耳后性聋的听神经病。如条件可能，建议做 mtDNA12SRNA 检查，有利于预防本病。

（五）预防

（1）严格掌握氨基糖苷类抗生素的用药适应证，非绝对必要时，不应轻率使用这类抗生素，更不宜作为预防性用药。

（2）由于抗感染需要而必须应用氨基糖苷类抗生素时，宜采用最小的有效治疗剂量，并将日剂量分为数次投入，而不一次大药量用药。一旦达到用药目的，应及时停药。

（3）不与其他耳毒性药物合并应用。

（4）已有肾功能不良、糖尿病、感音神经性聋、噪声性声损伤者，宜慎用。

（5）家系中有氨基糖苷类抗生素耳中毒者，或 mtDNA12SrRNAA1555G 突变者，应用本药时，宜慎之又慎，或禁止使用。

（6）用药前须对患者说明本药的耳毒作用及中毒症状，以便出现早期中毒症状时能及时报告医师。疑有肾功能不良者，用药前须检查肾功能。用药期间医师应密切观察，注意询问有无早期中毒症状发生，如耳鸣、耳内压迫感、食欲减退、恶心、口渴和手足麻木感等，并尽可能做听力学及前庭功能监测。一旦出现中毒症状或可疑的中毒症状时，应立即停药。

（7）有条件者，用药时可反复测量血清中的药物水平，以控制用药剂量，延长用药的间隔时间，减少中毒的危险。

（8）一种氨基糖苷类抗生素出现耳中毒时，不可用另一种耳毒性抗生素予以替换，也不应轮流交替使用两种以上耳毒性抗生素。

（9）耳局部用药，特别是当鼓膜穿孔时，忌用氨基糖苷类抗生素制剂，如新霉素滴耳药、庆大霉素等制药。

（10）动物实验中发现，吲哚美辛、催产素、甲状腺素等可拮抗氨基糖苷类抗生素的耳毒作用。自由基清除剂理论上可预防中毒，但在临床实践中尚无可靠的报告。此外，有报告认为，水杨酸盐是一种铁螯合剂，可阻止或减少铁－庆大霉素复合物的产生，可预防庆大霉素的耳毒作用，但尚待临床实践证明。

（六）治疗

对氨基糖苷类抗生素引起的中毒性耳聋目前尚无有效的治疗方法。在应用这类抗生素期间，如能及早发现中毒病例，除立即停药外，给予以下治疗，或可使病情停止发展，防止继续恶化。

（1）维生素 B_1：100 mg，1 次/天，30 日为 1 疗程。

（2）内耳血管扩张剂：如尼莫地平，30～60 mg，3 次/天；或西比林 5 mg，1 次/天；倍他啶 8 mg，3 次/天；复方丹参 3 片，3 次/天；也可用针剂 12～15 mL 加入 5% 葡萄糖注射液中，静脉滴注，1 次/天；或川芎嗪 40～80 mg/d，加入 5% 葡萄糖注射液或生理盐水中静脉滴注。

（3）能量制剂：如 ATP 20 mg，3 次/天或 10 mg，肌内注射，1 次/天；辅酶 A 50～100 U 加入 5% 葡萄糖注射液中，静脉滴注，1 次/天。

（4）其他：如增加对神经细胞供氧、保护神经细胞的药物，如都可喜、银杏叶提取物等。

二、抗肿瘤药物

（一）顺铂与卡铂

顺铂（PDD）是一种抗癌的化学药物。用于治疗头颈部鳞状细胞癌和卵巢癌、睾丸癌等恶性肿瘤。该药除了具有与剂量有关的肾毒性外，也可发生耳中毒，引起两侧不可逆的对称性、进行性感音神经性聋。和氨基糖苷类抗生素相似，顺铂也可在内耳淋巴中维持高浓度，首先损伤外毛细胞，在3排外毛细胞中，第1排受损最重，而且病变从底周开始，向蜗尖逐渐发展；剂量增大时，内毛细胞、血管纹、耳蜗神经节细胞及蜗神经均可出现损害。在临床上，听力损害从高频开始，逐渐波及中、低频区；一般均伴有耳鸣，也可出现眩晕和平衡失调。顺铂耳中毒的严重程度与药物进入体内的速度有关，与药物在体内的浓度和累积量也有关，一次大剂量给药1~2次后，100%受试患者的高频听力（9 kHz或9 kHz以上）全部消失。顺铂与庆大霉素联合用药时可增加其耳毒性。有研究报告称，用药时合并应用磷霉素可减轻中毒。

卡铂是第2代抗肿瘤的铂类化合物。它可选择性破坏灰鼠的内毛细胞和相关的传入神经元，并对其前庭Ⅰ型毛细胞也有毒性作用。但对大鼠、小鼠和沙土鼠却无毒性作用。在常规剂量下，对豚鼠的内耳也无明显的毒性作用，仅在超大剂量时，豚鼠的外毛细胞方出现类似顺铂的破坏模式。其作用机制尚在研究中。目前，卡铂被用来研究听神经病的病理变化，因为卡铂中毒所致的听力学变化的特点与听神经病相似。

（二）氮芥

氮芥（HN2）是一种烷化剂，用于治疗恶性淋巴瘤、头颈部肿瘤等。大剂量氮芥（0.6~1.5 mg/kg）可引起耳蜗中毒。在猫的动物实验中发现，氮芥可致耳蜗螺旋器中内、外毛细胞缺失。氮芥耳中毒的临床表现为：双耳出现中度至重度感音神经性聋，这种耳聋为永久性。

三、袢利尿剂

袢利尿剂是作用于肾脏髓袢升支中髓质和皮质的利尿药物，如呋塞米、依他尼酸、布美他尼等。袢利尿剂的耳毒性可能与耳蜗血管纹中Na^+-K^+-ATP酶、腺苷酸环化酶等的活性受到抑制有关。动物实验中发现，局部或腹腔注射依他尼酸钠时，耳蜗血管纹出现水肿、增厚、囊性变，外毛细胞的超微结构也可发生改变，如线粒体肿胀、内质网扩张等。静脉注射依他尼酸钠时，内、外淋巴间的钠、钾、氯离子浓度的正常梯度消失，CM、EP受到抑制。这些变化一般可于6~8小时后消失。重者，螺旋器底周外毛细胞胞膜发生破裂，细胞缺失；而蜗尖的外毛细胞和内毛细胞在早期均未受到波及。一旦毛细胞的形态发生改变，病变即成为不可逆性。依他尼酸静脉给药时，其毒性作用仅限于耳蜗，前庭一般不受累。而局部用药对两者均有损害。其他袢利尿剂所引起的内耳中毒性改变与依他尼酸类似。

临床上，袢利尿剂可引起两耳对称性暂时性或永久性感音神经性聋，常伴有耳鸣，在给药30分钟至24小时内，耳聋一般可以恢复。如患者肾功能不良、或给药速度过快、或长期用药、体内蓄积量过多或同时合并应用耳毒性抗生素时，耳聋则可变为永久性。因此，通过减缓静脉给药速度（<15 mg/min）可预防中毒的发生；对肾功能不良者，须减少药物用量；并避免合并应用氨基糖苷类抗生素等耳毒性药物。一旦发现早期中毒症状，应该立即停药。

四、水杨酸盐

水杨酸盐的耳毒作用已早为人知。水杨酸类药物中最常用的是以乙酰水杨酸的形式出现的药物，即阿司匹林。它广泛应用于治疗风湿性关节炎、类风湿关节炎，并预防冠状动脉及脑血栓形成。动物实验中，水杨酸盐急性耳中毒可引起一过性听力下降，但内耳的组织学和超微结构（包括毛细胞、耳蜗神经元、血管纹等）并未发生明显变化，内、外淋巴液中的电离子浓度及总蛋白含量也无改变。但内耳液体中的葡萄糖含量下降，生物电位受到抑制。慢性耳中毒者，耳蜗血管纹、外毛细胞及耳蜗神经元中酶的活性降低。

临床上，大剂量的水杨酸盐（2~6 g/d）可引起耳鸣、听力下降、纯音听力曲线呈平坦型，为感音神经性聋，可出现眩晕、眼球震颤、平衡失调，以致需要和梅尼埃病鉴别。水杨酸盐引起的耳中毒症状于停药后一般可迅速消失，耳鸣往往较重，持续时间较长，不易消失。在个别病例，耳聋可变为永久性，这种患者常并发无尿，而且儿童比较敏感，应予注意。

五、奎宁

奎宁曾广泛用于治疗疟疾，并对子宫有轻度的兴奋作用。

动物实验表明，大剂量的奎宁可致螺旋器、耳蜗神经元、血管纹出现退变。在大多数动物，耳蜗的损伤以底周最重，轻者仅为外毛细胞损伤，重者全部螺旋器损毁。相应节段的耳蜗神经元缺失，血管纹萎缩。临床上，奎宁所引起的耳聋、耳鸣多为一过性，及时停药后听力一般可恢复，耳鸣消失。但在易感者则可造成永久性耳聋。此外，奎宁尚可通过胎盘引起胎儿耳中毒。

氯喹的分子结构与奎宁有些类似，用于治疗疟疾和类风湿关节炎、系统性红斑狼疮、肾病综合征等自身免疫性疾病。氯喹也可引起耳中毒，并出现视力障碍。长期服用氯喹的孕妇在自身尚未发生中毒症状时，其胎儿却可能发生中毒。

六、局部麻醉药

中耳内应用局部麻醉药，如丁卡因、利多卡因等，有时可引起轻度的耳蜗性聋。动物实验中发现，除蜗窗膜上皮受损外，耳蜗血管纹可发生水肿，听毛细胞纤毛紊乱、脱落。静脉注射利多卡因时，内耳不出现明显病损。与氨基糖苷类抗生素耳中毒不同，局部麻醉剂引起的听力下降波及各个频率，且可恢复。

七、重金属

长期接触某些重金属，可使听小骨及前庭发生损害，如铅、镉、汞、砷等。

铅除可使机体其他器官产生中毒外，尚可引起听力下降和平衡障碍。铅中毒主要发生于铅矿开采和冶炼工人，以及印刷、铸字、焊接、电池、电缆、油漆等行业的工人，此外，长期吸入汽车废气，食用含铅容器贮存的食物和饮料等，也可引起意外中毒。动物实验发现，在铅的长期作用下，耳蜗螺旋神经节，第Ⅷ对脑神经以及平衡中枢均可发生退行性变，而螺旋器却无明显损害。临床观察发现，长期接触铅的工人中，感音神经性聋和有平衡障碍者较多，耳聋多为不可逆的蜗后性聋，其病损程度与其他器官铅中毒的程度无关。

砷中毒多发生于应用含砷的药物中，如今已不多见。动物实验发现，砷中毒时，在前庭阶和鼓阶内出现血性浆液纤维素性沉积物，毛细胞和血管纹发生退行性变，内淋巴液中钾离子浓度下降，外淋巴液中钾离子浓度升高；临床上出现高频听力损害。

镉和汞也可引起听力下降，其病损部位可能在中枢。

八、吸入性有害化学气体

除了铅、镉、汞等气体外，某些有害的化学气体也有可能损害内耳或中枢听觉系统，如氨基苯、硝基苯、甲醇、二硫化碳、二氧化硫、三氧化硫、四氯化碳、一氧化碳等。其中，硫化物可损害周围听器，而一氧化碳的毒性作用主要在中枢听觉传导径路。这些有毒的化学气体所引起的耳部临床症状相似，如听力减退早期可恢复，慢性中毒者耳聋为永久性；此外，通常还伴有耳鸣和平衡功能障碍。

第二节　感染性聋

许多致病微生物的感染，如病毒、细菌、真菌、螺旋体、衣原体、支原体等，可直接或间接引起内耳病损，导致双耳或单耳程度不同的感音神经性聋和（或）前庭功能障碍，称为感染性聋。其中以病毒和细菌感染较常见。据统计，在先天性聋中，至少有10%是由先天性病毒感染引起的。近年来，在特发性突聋的病因学研究中，关于病毒性迷路炎的学说也受到了重视。而继发于细菌性脑膜炎的感染性聋，至今仍为感音神经性聋的重要原因之一。在我国，各种急性感染性疾病，尤其是流行性脑脊膜炎、流行性乙型脑炎等，曾经是引起儿童后天性耳聋的重要原因，也是听－语障碍的主要病因。

一、腮腺炎

腮腺炎是引起儿童单侧感音神经性聋的重要原因之一，极少数发生于双耳。

腮腺炎是由腮腺炎病毒通过飞沫传染而引起的传染性疾病。典型的症状为高热等全身症状和腮腺肿大，并可发生神经系统、生殖系统、胰腺等处的炎症。但腮腺炎的临床症状比较复杂，特别是存在着无明显临床症状的"亚临床型"，这型患者也可发生耳聋，值得注意。

致聋患者的颞骨组织学检查发现，耳蜗螺旋器和血管纹严重萎缩、前庭膜塌陷、盖膜萎缩、底周和中周的盖膜与螺旋缘脱离，变为一个团块，底周的螺旋神经节细胞缺失；如并发毒性脑炎或脑膜炎，病毒可沿脑膜侵入内耳道，损伤听神经。

腮腺炎病毒侵入内耳可经血液循环、脑脊液或鼓室3条途径。引起的耳聋常突然发生，既可与腮腺炎的其他症状同时出现，也可发生于腮腺炎全身症状出现之前或症状减轻、腮腺肿胀消退以后1周左右。在无明显症状的"亚临床型"，仅表现为貌似健康的人突然出现的感音神经性聋。本病耳聋以单侧居多，少数累及双耳，听力损失的程度多为重度、极重度，高频区听力下降明显，也可为全聋。耳聋大多为不可逆性。前庭也可受损而伴有眩晕，也可无明显症状。本病可发生于任何年龄，但以儿童多见，是儿童后天性单耳感音神经性聋的常见原因。

如症状典型，本病的临床诊断并不困难。由"亚临床型"腮腺炎引起的耳聋仅能在急性期通过血清学检查和病毒分离进行确诊。如为小儿患者，由于耳聋多在一侧，起病时，常不被察觉，而在以后的偶然机会中发现。在这种病例，仅能依靠对过去病史的仔细追询而疑及本病。

本病重在疫苗接种，预防流行性腮腺炎的发生和传播。

二、麻疹

麻疹可引起严重的感音神经性聋。虽然麻疹并发急性化脓性中耳炎者较多，但中耳炎并不是引起感音神经性聋的主要原因。据国外统计，在广泛开展麻疹疫苗接种前，继发于麻疹的耳聋约占小儿后天性耳聋的3%～10%，目前，其发病率已低于0.1%。

麻疹引起的迷路炎局限在膜迷路、螺旋器，耳蜗螺旋神经节和前庭也可出现炎性退行性变。螺旋器可发生如听毛细胞缺损，盖膜分离，血管纹萎缩，螺旋器仅被一层扁平细胞覆盖。耳蜗螺旋神经节细胞严重缺失。壶腹嵴和囊斑的感觉上皮也可出现萎缩。

麻疹引起的耳聋常为双侧性，但也可单耳受累。耳聋可在出疹期突然发生，程度轻重不等，可并发耳鸣。本病的典型听力曲线为双侧不对称性感音神经性聋，以高频听力下降为主，属永久性。少数患者伴有眩晕等前庭症状，冷热试验示单耳或双耳前庭功能减退或完全丧失。

据报告，处于妊娠期的母亲患麻疹时，其胎儿出生后可发生先天性聋，其机制可能与免疫反应有关。

三、带状疱疹

耳带状疱疹由水痘－带状疱疹病毒引起。本病可并发同侧不同程度的耳聋，伴耳鸣，也可出现眩晕、恶心、呕吐等前庭症状。耳聋可为神经性或为感音性，但大多为感音性和神经性并存。听力一般可恢复正常，病情严重者仅有部分恢复。零星的颞骨病理检查发现，在听神经、蜗轴和乳突尖内，神经和血管周围有明显的圆形细胞浸润。

四、水痘

水痘和带状疱疹由同一DNA病毒引起。水痘可并发神经系统的并发症，如小脑性共济失调、无菌性脑膜炎、面神经麻痹、偏瘫、失语等。个别可并发不可逆的感音神经性聋。

五、传染性单核细胞增多症

传染性单核细胞增多症可侵犯神经系统，如多发性神经炎、脑脊膜炎等。个别病例出现耳聋、耳鸣及眩晕、不稳感等前庭症状。有报告，耳聋可为突发性，听力可逐渐得到恢复，但也有永久性重度耳聋者。

六、细菌性脑膜炎

细菌性脑膜炎的致病菌多为脑膜炎双球菌、流感嗜血杆菌和肺炎链球菌。据国外统计，它们占小儿细菌性脑膜炎病原菌的85%左右，其中以流感嗜血杆菌最常见。我国过去以脑膜炎双球菌引起者为多。自抗生素问世以来，细菌性脑膜炎的死亡率已明显下降，但其后遗症并未减少。脑膜炎后遗症包括感音神经性聋、前庭功能障碍、智力下降、脑积水、癫痫发作、言语障碍、视力下降及学习能力低下等。对小儿中枢神经系统的CT研究发现，脑膜炎伴严重后遗症者，多存在脑梗死、动脉闭塞，脑、脊髓坏死等病变。

细菌性脑膜炎可通过以下机制引起感音神经性聋：①感染和毒素沿蜗水管或内耳道向迷路蔓延，导致化脓性迷路炎、听神经束膜炎或听神经炎；②浆液性或中毒性迷路炎等迷路的无菌性反应；③脓毒性血栓性静脉炎或迷路内的小血管栓塞；④听神经或中枢听觉通路的缺氧损害。后遗感音神经性聋病例死后的颞骨病理检查发现，螺旋器及螺旋神经节变性、萎缩；重者，迷路骨壁增厚，蜗管、半规管完全闭塞，失去其原有的组织学结构。听神经也遭破坏或被瘢痕组织所包绕、压迫而失去功能。

脑膜炎引起的耳聋多在疾病的早期开始，晚发者不多。多为双耳受累，单侧者少见。耳聋程度一般较重，甚至全聋，轻度、中度的不多，可波及所有的频率。常伴耳鸣，不少病例可出现眩晕、平衡失调等前庭症状。耳聋发生后，某些患者的听力尚可出现波动、好转或恶化，在脑膜炎后1年左右，听力方能稳定。听力出现恢复者，大多原为轻、中度的耳聋，可能与同时存在的中耳积液被吸收，或与浆液性迷路炎的过程有关。结核性脑膜炎引起的感音神经性聋较多，多与第Ⅷ对脑神经受到严重的炎性浸润，以及脑血管闭塞性病变有关。前庭症状可逐渐减轻、消失，而耳聋则难以恢复，且可在一段时期内继续发展。

七、伤寒

伤寒可引起感音神经性聋，女性较多见。耳聋常发生于疾病的第2周或第3周，缓起或突发，有些为可逆性。如并发前庭功能减退，则多侵及一侧。伤寒可能侵犯耳蜗，或并发神经炎、局限性脑膜炎等，而成为耳聋的可能原因。须注意本病尚有并发中耳积液者。

八、疟疾

疟疾可引起感音神经性聋，但为数不多。颞骨的病理检查发现，内耳中的毛细血管可因疟原虫堵塞而发生耳蜗和前庭的退行性变，迷路动脉及其分支也可能有血栓形成。对本病的诊断应注意排除因使用奎宁或氯喹所引起的药物中毒性耳聋。

九、梅毒

先天性早期和晚期梅毒以及后天性第2期和第3期梅毒均可引起感音神经性聋。据国外文献报道，近年来，后天性和先天性梅毒的病例有迅速增加的趋势。特别是感染了艾滋病毒的患者，并发后天性梅毒时有可能促进神经梅毒的发展，并使青霉素的疗效受到影响。

先天性早期梅毒是 4 个月以上的胎儿在子宫内通过胎盘而感染致病微生物——梅毒螺旋体，此类患者中有 3%～38% 出现耳聋。在某些病例，耳聋可以是先天性梅毒的唯一症状。先天性梅毒可于出生时或于出生后至 50 岁左右显现症状，故可将其分为先天性早期梅毒或先天性晚期梅毒两种类型。先天性早期梅毒可侵犯内耳及听神经，听力损害严重，出生后常有听力言语障碍。先天性晚期梅毒所致的耳聋可发生于任何年龄，以青少年多见。耳部症状的严重程度和发病年龄的迟早有关。发病早者，常表现为两侧突发性听力下降，通常伴有眩晕等前庭症状，听力损失程度一般均很严重。较晚发病者，耳聋可突发，或呈波动性，或进行性加重，不少病例尚有发作性耳鸣和眩晕、恶心、呕吐等症状，早期听力损失主要在低频区，晚期呈平坦型听力曲线，言语识别力下降，冷热试验示前庭功能下降或丧失。此类患者应和梅尼埃病鉴别。于 50 岁左右方始发病者，耳聋一般较轻。先天性梅毒的颞骨病理变化包括闭塞性动脉内膜炎、单核细胞浸润、迷路骨髓炎，以及不同程度的组织坏死。早期病变主要为脑膜－迷路炎，晚期膜迷路受累，可出现膜迷路积水、螺旋器、血管纹、螺旋神经节和听神经萎缩。

后天性梅毒第 2 期和第 3 期多见于中年人。第 2 期梅毒可发生急性迷路炎、脑膜炎和神经梅毒，引起耳聋，一般仅侵犯一侧耳。第 3 期梅毒病变可侵犯耳廓、中耳、乳突和岩骨，引起传导性和感音神经性聋（混合性耳聋），程度轻重不等。

梅毒的诊断主要依靠明确的梅毒病史和家族史。典型的先天性梅毒包括耳聋、间质性角膜炎、鼻中隔穿孔等。先天性晚期梅毒的瘘管试验（安纳贝尔征）常为阳性，Tullio 征阳性。在梅毒的血清学检测方面，过去常用的有华氏补体结合试验和康氏沉淀反应。目前所用的血清学检查包括非特异性抗体反应和特异性抗体反应，后者有荧光螺旋体抗体吸附试验（FTA-ABS），梅毒螺旋体抗体微量血凝试验（MHA-TP）以及梅毒螺旋体 IgM 测定等。

十、支原体及衣原体

呼吸道疾病的病原体之一肺炎支原体也可侵犯神经系统。有人通过流行病学调查认为，它可引起听力下降、耳鸣和眩晕，耳聋属感音神经性或混合性。有学者认为大疱性鼓膜炎并发的感音神经性聋与支原体感染有关。衣原体包括沙眼衣原体和鹦鹉热衣原体。有学者认为，后者也可引起眼部感染，并发心血管疾病和感音神经性聋、平衡失调等。

第七章

耳鸣

耳鸣为无相应的外界声源或电刺激，而主观上在耳内或颅内有声音感觉。耳鸣是一类症状而非一种疾病。耳鸣的发生率平均为 3% ~ 30% 。随着年龄的增长，耳鸣发病率升高，高发年龄在 50 ~ 60 岁。两性患病率各家统计不一。

耳鸣不应包括声音幻觉及错觉，有学者认为也不包括来自身体其他部位的声音，如血管搏动声、腭咽喉肌阵挛的咔哒声、咽鼓管异常开放的呼吸声，这些可称为体声，过去称为"客观性耳鸣"。颅内的鸣声，称为颅鸣，实为来自双耳立体声的听觉作用的表现形式。

耳鸣常为许多疾病的伴发症状，也是一些严重疾病（如听神经瘤）的首发症状，且常与听觉疾病同时存在，如耳聋及眩晕，且表现为首发症状，故临床上应加以重视。

一、分类

耳鸣是累及听觉系统的许多疾病的不同病理变化的结果，病因复杂，机制不清，故分类困难。传统的耳鸣分类法很多，为了便于诊断与治疗，最为实用的分类法是根据病因及功能障碍部位进行分类。

1. 传导性耳鸣

多为低频、宽频带、持续性或搏动性耳鸣。能用相当于听阈的音量掩蔽。

2. 感音神经性耳鸣

常见于感音神经性听力损失耳，耳鸣为窄频带声，其频率常位于高频下降型听力损失区的外侧。

3. 中枢性耳鸣

见于脑干或中枢听觉通路的病变。可能为一种反射性表现，对掩蔽反应差。

耳鸣部位的诊断及病因诊断常常交杂在一起，通常根据功能障碍的部位而作出耳鸣的定位诊断。但是，相同部位的病变可能有着多种病因，如耳蜗的病变，可由噪声、药物、衰老等损害所致。且耳鸣的发生，往往是某一部位的病变达到某种程度所致。故从临床上，对耳鸣的了解与处理常常取决于听功能障碍的部位。但是由于对耳鸣的发病机制尚无深入的了解，因而引起耳鸣的确切解剖部位尚难确定。

二、影响或触发耳鸣的因素

1. 噪声

噪声的接触可致原有的耳鸣加重，但也可使耳鸣减轻或缓解（故可采用掩蔽声以治疗耳鸣），或促发出另一种耳鸣声而与原有的耳鸣声混合。急、慢性声创伤（慢性声创伤如响度很高的音乐）也可引起耳鸣。

2. 心理学等其他因素

因家庭、婚姻、职业、意外事件等方面的精神压力可触发耳鸣发生。而耳鸣又可使患者出现压抑、忧郁、烦躁、情绪波动、过分忧虑等心理障碍，心理障碍又加重耳鸣，从而互相影响，导致恶性循环。疲劳可使耳鸣加重，心情愉快可使耳鸣减轻，大部分患者卧位时耳鸣加重，但有少部分患者减轻，女性月经期可致耳鸣加重，减肥食品既可使耳鸣患者症状加重，但也可使耳鸣缓解，某些食品可使体内产生变态反应而致耳鸣，奶酪类食品、巧克力、含咖啡因的饮料、酒精、烟草可加重耳鸣。

三、耳鸣的严重程度分级

必须对耳鸣的严重程度做出评定，以确定是否需进行治疗，以及对治疗的结果进行评价。耳鸣严重程度的分级如下。

1. 轻度耳鸣

耳鸣为间歇性发作，或仅在夜间或很安静的环境下才感到有轻微耳鸣。

2. 中度耳鸣

耳鸣为持续性，即使在嘈杂的环境中也感到耳鸣的存在。

3. 重度耳鸣

耳鸣为持续性，严重地影响患者的听力、情绪、睡眠、生活、工作和社交活动等。

4. 极重度耳鸣

耳鸣为长期持续性，且响声极大，患者难以忍受，极度痛苦，甚至无法正常生活。

四、诊断

1. 病史的采集

病史采集极为重要，是耳鸣诊断的关键。

（1）耳鸣是否并发听力损失及眩晕：三者之间出现时间先后的关系。

（2）耳鸣出现的时间：包括持续时间、变化的过程、诊断及治疗过程、目前现状。

（3）耳鸣的特征：包括部位及耳别、持续性或间断性、间断的时间以及有无规律性变化。

（4）耳鸣音调的性质：是高调，还是中调、低调，耳鸣声的具体描述，如蝉鸣、哨音、汽笛声、隆隆声、风吹电线声、风声、拍击声还是咔哒声等。是搏动性还是非搏动性，搏动性是否与心跳或脉搏同步，是否与呼吸有关，音调性质有否变化。

（5）耳鸣响度：可与环境声或生活声比较。

（6）耳鸣的严重性：对情绪及生活、工作的影响，使患者感到烦恼的程度，焦虑及抑郁是原因还是后果，是否可逐渐适应。

（7）耳鸣的可能原因：耳鼻咽喉科尤其是耳科的既往史、头外伤、声创伤、耳毒性药物史、心脑血管疾病史、变态反应疾病史等。女性患者应了解与月经期的关系。

（8）耳鸣的触发或加剧等影响因素。

（9）耳病及与耳病有关的全身性疾病情况：特别是神经系统疾病的病史询问，以便确定耳鸣是否与神经系统疾病有关。

（10）患者自身控制耳鸣的方法：如听音乐、散步、旅游等。

（11）家族史：特别是与耳鸣有关的疾病史。

2. 临床一般检查

（1）系统检查：应与内科及神经科医师合作，根据需要，进行有关病变及功能状态的检查。

（2）耳鼻咽喉科检查：尤其是耳科的详细检查。并应做颈部、颞颌关节功能检查。如为搏动性耳鸣，应做头及颈侧及耳的听诊，以了解有无血管搏动声，转动颈部，了解压迫颈静脉后对耳鸣的影响。

（3）心理学评价：由于耳鸣与焦虑互为因果，故应与心理学家合作，对耳鸣患者做出心理学的评价。

（4）影像学检查、实验室检查（含免疫学检查）：应根据患者的病史，怀疑局部或全身疾患与耳鸣有关时才进行相关检查，结果如有异常也应小心分析。

3. 听力学测试

听力学测试对于耳鸣的诊断极为重要，尤其是病因及病变部位的确定及治疗效果评定。但应注意少数患者听力可能完全正常。对于未发现听阈损失的被检者，扩展高频纯音听阈测试，有时可有异常发现而有助于诊断。

4. 前庭功能检查

前庭功能检查应包括自发性及诱发性前庭功能检查，进行眼震图记录、姿势图检查等。

5. 耳鸣测试

由于耳鸣本身是一种主观症状，故目前尚缺乏客观测试指标以判断有无耳鸣存在及耳鸣的严重程度。下列的行为反应测试，其可靠性及精确性还存在一定问题。

（1）耳鸣音调的频率匹配：通过音调的匹配来确定其音调的频率或是最令患者心烦的主调，临床上仅需以纯音听力计来进行匹配。

（2）耳鸣的响度匹配：为了解对耳鸣完全掩蔽所需的强度，应做响度匹配。但是，在实际进行时，由于重振现象及掩蔽效应的存在而有一定的困难。

（3）最小掩蔽级：也称耳鸣掩蔽曲线测试，为测定刚可掩蔽耳鸣的测试音的最小强度级。掩蔽曲线可分五型（图7-1）：①Ⅰ型，聚合型，听阈曲线与掩蔽曲线从低频至高频逐渐接近，多见于噪声性听力损失；②Ⅱ型，分离型，两曲线从低频至高频逐渐分开，约占3%，病变不明；③Ⅲ型，重叠型，两曲线近乎重合，耳鸣为宽带噪声样，约占32%，见于梅尼埃病、特发性突聋及耳硬化症；④Ⅳ型，远离型，耳鸣为宽带噪声样，见于中耳及内耳病变；⑤Ⅴ型，抗拒型，任何强度的掩蔽声皆不能将耳鸣掩蔽。

（4）为准备掩蔽治疗尚应测试掩蔽的时间衰减、后效抑制、响度不适阈等。

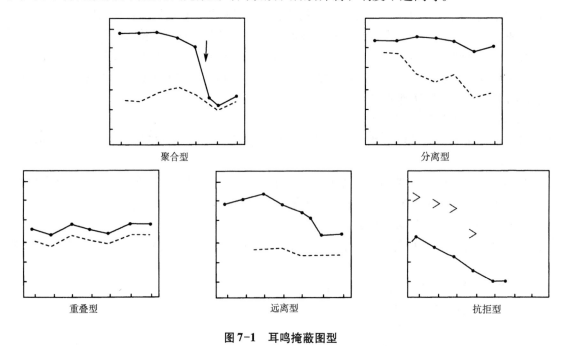

图7-1　耳鸣掩蔽图型

五、治疗

目前耳鸣的治疗还存在着较大的困难，因为引起耳鸣的疾病与因素极多，有时难以作出正确的病因、病变部位的诊断，而即使能作出病因及病变部位的诊断，病因治疗有时也存在困难，或者，即使引起耳鸣的疾病得到治疗，而耳鸣仍然存在，故有学者认为应用治疗一词，不如代以处理一词更为恰当。因此，尽管耳鸣的治疗方法很多，但迄今尚无特殊有效的方法。但是，在临床实际中，耳科医师不能断然告诉患者耳鸣无治疗方法，以免引起患者新的心理障碍。耳鸣治疗效果的评价是：耳鸣的减轻及焦虑的解除，并非如其他疾病一样称为治愈。此外，对耳鸣的治疗并不是一位临床医师能够解决的，必须有耳鼻咽喉科医师、听力学家、神经学家、精神科医师、心理学医师等共同研究制订治疗方案。

（一）病因治疗

病因治疗是医学上首要而且是最理想的治疗方法。但如病因无法确定，或是病因虽能确定但却无法治疗，故病因治疗并不如想象中那样容易收效。病因治疗可分内科药物治疗及外科手术治疗两种。外科治疗是对引起耳鸣的部分疾病进行手术治疗，如动静脉瘘、动脉瘤等。而耳蜗神经切断术、前庭神经切断术、听神经瘤的手术治疗、鼓丛神经切断术等对于耳鸣的疗效很难确定，这些手术除非是针对疾病本身的需要，否则，不应以外科手术作为治疗耳鸣的方法。

（二）药物治疗

用于治疗耳鸣的药物基本上分为两大类，一类是伴发有耳鸣的基本疾病的治疗，二类是对症治疗。

1. 基本疾病的治疗

如对中耳炎、梅尼埃病、甲状腺功能异常等的药物治疗。此外，维生素 B（尤其是维生素 B_{12}）、锌制剂、银杏叶制剂，可能有助于对无选择性耳鸣的治疗，但疗效尚待临床证实。低血糖可为耳鸣的病因，如耳鸣在睡眠后或清晨加剧，而饮用葡萄糖水，10～20 分钟后耳鸣减轻即可证实。

2. 对症治疗

可分两类，一类为减轻耳鸣对患者的影响，二类为耳鸣的抑制药。

（1）减轻耳鸣影响的药物：此类药物主要包括抗焦虑、抗抑郁药，但这些药物均有不同程度的不良反应，甚至有些药物可加重耳鸣，故用药时应该慎重，且不能过量。

1）抗抑郁药。不良反应较小的有：①多虑平，口服 25 mg，3 次/天，多在 1 周内见效；②马普替林，口服 25 mg，3 次/天。

2）抗焦虑药。通常应用：①艾司唑仑，口服 1 mg，3 次/天；②阿普唑仑，口服 0.4 mg，2 次/天，最大限量 4 mg/d。

（2）耳鸣的抑制药。

1）利多卡因：利多卡因对耳鸣的抑制，有研究认为作用于中枢，也有研究认为作用于末梢。已知利多卡因是一种膜稳定剂，阻滞钠通道，故可阻滞由于病变所致的中枢听径路的异常兴奋活动，从而减轻耳鸣。利多卡因治疗的常规剂量为 1～2 mg/kg，以 1% 溶液缓慢注入静脉，5 分钟注完，每日 1 次，7 天为 1 疗程，休息 1 周后可做第 2 疗程。

2）氯硝西泮：为首选药，为抗惊厥药。剂量为 0.5 mg，每晚 1 次，共 1 周，如无效可用 0.5 mg，2 次/天，共 1 周，然后 0.5 mg，3 次/天，共 2 周，如无效即停药，有效则减至 0.5 mg，1 次/天或 2 次/天。

3）哌氟酰胺：100 mg，2 次/天，1 周，然后 150 mg，2 次/天，2 周，维持量 100 mg，2 次/天。

4）卡马西平：①剂量增加法，100 mg，睡前 1 次，以后每天增加 100 mg，共 1 周，直至达到 200 mg，3 次/天；②全量法，200 mg，3 次/天。

5）扑痫酮：为抗癫痫药，当卡马西平无效时可用此药，首次 0.15 mg，以后每周增加 0.25 mg/d 直至 700 mg/d。

6）麦奥那：一种肌肉松弛剂，150 mg/d，口服 2 周对耳鸣有明显疗效。

7）舒必利：为抗精神病用药，对抑郁症有效，口服 600～1 200 mg/d。

从以上情况说明，耳鸣抑制药治疗存在着疗效不甚肯定而不良反应较多的问题，故临床医师应全面斟酌，慎重使用。

（三）掩蔽疗法

掩蔽疗法为目前耳鸣治疗中较为有效的方法。实际上，许多耳鸣患者早已发现在嘈杂环境中耳鸣有减轻或消失的现象。掩蔽疗法的机制是基于耳鸣的外毛细胞补偿学说，即耳蜗某部位的外毛细胞受损时，其邻近的正常毛细胞将加强其电机械作用以试图补偿，如补偿活动的能量超过了正常阈值就会产生耳鸣。故产生了临床上用掩蔽声置于患耳而使外毛细胞的"补偿"活动受到抑制来减轻耳鸣的方法。从心理学角度看，耳鸣患者对掩蔽声听起来比自身的耳鸣声愉快，掩蔽器发出的掩蔽声可由患者自己调节音量并选择是否使用，可取得较好的效果。

掩蔽疗法的作用基本上可出现四种作用。

1. 连续性完全掩蔽

掩蔽器的掩蔽噪声连续出现，从而掩盖耳鸣。应用持续性完全掩蔽取决于几个因素，最重要的是，掩蔽噪声的最小掩蔽级不能过分大于耳鸣响度，即最小掩蔽级的值减去耳鸣的响度匹配值，不能 >10 dB，最大不超过 15 dB。其次，所应用的噪声应比耳鸣有更易于接受的性质。再者是掩蔽效应不随时间而衰减。

2. 连续性部分掩蔽

如果对耳鸣起到完全掩蔽的声音过大而不能接受时，此种患者在安静环境中多出现耳鸣加剧。对于此类患者可采取部分掩蔽，即掩蔽器仅提供与耳鸣响度相等的低强度掩蔽声。另外，掩蔽试验如出现 10 dB 以上的掩蔽衰减，则也应采用部分掩蔽。

3. 抑制性掩蔽

耳鸣的全部或部分抑制，可作为连续掩蔽的一种替代方法或附加作用，如后效抑制试验结果为全抑制，则治疗性掩蔽的后效抑制的效果更好，如无后效抑制，或后效抑制试验时响度加强，则应做较长时间的掩蔽，可出现一定程度的后效抑制。故掩蔽器的使用应给予高强度级的声音，且掩蔽时间应在 1 小时以上，以便确定是否出现后效抑制。

采用特异性频率的掩蔽声，其抑制掩蔽的作用有可能更大，为了选择更理想的后效抑制效应，应做各种宽频谱的一定范围的掩蔽声进行掩蔽。使用程序化掩蔽是否能产生更有效的抑制掩蔽，仍有待进一步研究。有些研究指出，产生最大后效抑制的频率，常比耳鸣频率低，少数可低 1~2 倍频。

另外，也可采用间歇掩蔽声，可更有效地出现更大的后效抑制效应，但起止时间应为 10 分钟。也需进一步研究。

4. 掩蔽的脱敏化作用

许多耳鸣患者的不适响度级降低，常需佩戴耳塞或避开噪声环境，但耳塞常导致耳鸣加剧。耳鸣掩蔽器可减少此难题，即规则地短时间佩戴掩蔽器，掩蔽时间每天累积达 6 小时，掩蔽强度应调节为清楚听见但无不适感（不需要全掩蔽）。此法可进行数天至 6 个月，许多患者可重新获得对强声的耐受。

作为掩蔽疗法的掩蔽器种类很多，有如下五种。①环境声，有些患者晚上入睡困难时，可用钟声、流水声等掩蔽耳鸣或分散对耳鸣的注意力，而促使患者入睡。②一种具有调频装置的小收音机或单放机，可先将适合于患者的窄带掩蔽噪声录成磁带，放入单放机中播放，作耳鸣掩蔽用，且可播放音乐声、雨声或流水声等。③用助听器减轻耳鸣，主要应用于低调耳鸣的患者。助听器多引入频率为 4 kHz 以下的环境噪声，同时，此类噪声得到了放大，从而使耳鸣受到部分或完全掩蔽，偶尔还可出现后效抑制效应。④专用的耳鸣掩蔽器，其外形极似助听器，有耳后型、耳内型和程序式 3 种。⑤合并型掩蔽器。耳鸣掩蔽器连接或藏于助听器内，其助听器与掩蔽器音量控制各自独立，使用时，先调节助听器音量，然后调节掩蔽器音量，则掩蔽效果更佳。

（四）心理学治疗

耳鸣的心理学治疗是指通过语言的和非语言的交流方式等方法，来影响及改变被治疗者的心理状态及心理障碍，从而达到打断恶性循环、治疗耳鸣的目的。

1. 认知疗法

向患者介绍耳鸣的可能病因或病因、耳鸣的特点。使患者认识到耳鸣并非是一种严重的、致命的进行性疾病，以消除顾虑。说明耳鸣是可以治疗的，但需要较长的时间，必须有信心。介绍有关耳鸣的治疗方法，并且说明耳鸣的治疗效果与情绪有关。通过这些认识，使患者了解耳鸣对生活及工作的影响并不是那样大，从而认识到过分强调耳鸣对身心的影响是不必要的。

2. 生物反馈疗法

采用电子仪器，将人体内的生理功能信息加以采集，然后在监视器上显示，而反馈给人体，使患者根据这种反馈信号来训练自己，以对体内不随意的功能活动（如肌肉放松、改变心率、镇静情绪等）进行调节，以期控制某种病理过程，促进功能恢复，从而达到治病的目的。

目前认为，本疗法对耳鸣所起的作用在于患者紧张状态的减轻或消失，而使耳鸣易于耐受。而客观的耳鸣响度匹配与音调匹配并无改变。

（五）电刺激疗法

电刺激疗法是指利用电流直接刺激听觉系统达到抑制耳鸣的目的。根据电刺激电极部位分为外刺激（颅或外耳）及内刺激（中耳及内耳）两类。治疗对象主要为耳蜗性耳鸣患者，这种方法目前极少应用于临床。

（六）耳鸣习服疗法

耳鸣习服疗法又称再训练法。目的是使患者尽快达到对耳鸣的适应和习惯，主要方法则是由专科医师定期给予习服训练的详细指导，包括耳鸣不全掩蔽、松弛训练、转移注意力和心理咨询等。患者应长期坚持训练，并且必须使用如耳鸣掩蔽器、音乐光盘、磁带等以协助达到对耳鸣适应和习惯的目的。

（七）耳鸣的联合治疗

耳鸣的治疗方法虽然很多，但很难确定何种治疗方法更为有效，基于此，除进行病因治疗外，联合治疗——包括药物、生物反馈、声掩蔽、电刺激，以达到缩短治疗时间，减少具有不良反应的药物用量，增加协同疗效，可取得更为有效的结果。

第八章

眩晕

眩晕是因机体对空间定位障碍而产生的一种运动性或位置性错觉。眩晕为临床常见的症状之一，眩晕疾病的发病率较高。

人体的平衡是由前庭系统、本体感觉系统（包括皮肤浅感受器和颈、躯体的深部感受器）和视觉系统这 3 个系统互相作用，以及周围与中枢神经系统之间的复杂联系和整合而维持的。前庭系统在维持机体平衡中起主导作用。在静止状态下，两侧前庭感受器不断地向同侧的前庭神经核对称地发送等值的神经冲动，通过一连串复杂的姿势反射，维持人体的平衡。前庭系统及其与中枢联系过程中的任何部位受生理性刺激或病理性因素的影响，都可能使这种信息发送的两侧对称性或均衡性遭到破坏，其结果在客观上将表现为平衡障碍，主观感觉则为眩晕。因此，除耳鼻咽喉科疾病可致眩晕外，其与内科、神经内科、神经外科、骨科、眼科、妇产科及精神病科的关系都极为密切。

第一节　梅尼埃病

梅尼埃病是一种以特发性膜迷路积水为病理特征的内耳病，临床表现为反复发作的旋转性眩晕、波动性感音神经性听力损失、耳鸣和（或）耳胀满感。

一、病因

迄今不明。因其主要病理表现是膜迷路积水，而且内淋巴由耳蜗血管纹及前庭暗细胞产生后，通过局部环流及纵流方式达内淋巴囊而被吸收，借以维持其容量的恒定。故梅尼埃病发生机制主要是内淋巴产生和吸收失衡。主要学说如下。

1. 内淋巴管机械阻塞与内淋巴吸收障碍

在内淋巴纵流中任何部位的狭窄或梗阻，如先天性狭窄、内淋巴囊发育不良、炎性纤维变性增厚等，都可能引起内淋巴管机械性阻塞或内淋巴吸收障碍，是膜迷路积水的主要原因，该学说已为动物实验所证实。

2. 免疫反应学说

近年来大量研究证实内耳确能接受抗原刺激并产生免疫应答，以不同方式进入内耳或由其本身所产生的抗原，能刺激聚集在血管、内淋巴管和内淋巴囊周围的免疫活性细胞产生抗体。抗原抗体反应导致内耳毛细血管扩张，通透性增加，体液渗入膜迷路，加上血管纹等结构分泌亢进，特别是内淋巴囊因抗原抗体复合物沉积而吸收功能障碍，可引起膜迷路积水。

3. 内耳缺血学说

自主神经功能紊乱、内耳小血管痉挛可导致内耳及内淋巴囊微循环障碍，引起组织缺氧、代谢紊乱、内淋巴理化特性改变、渗透压增高、外淋巴及血液中的液体移入，形成膜迷路积水。

4. 其他学说

（1）内淋巴囊功能紊乱学说：内淋巴囊功能紊乱可引起糖蛋白分泌或产生异常，导致内淋巴环境异常。

（2）病毒感染学说：认为病毒感染可能破坏内淋巴管和内淋巴囊。

（3）遗传学说：部分患者有家族史，但其遗传方式有多变性。

（4）多因素学说：由于多种因素如自身免疫病、病毒感染、缺血或供血不足等皆可能与之有关。有可能梅尼埃病为多因性，或者为多种病因诱发的表现相同的内耳病。

二、病理

基本病理表现为膜迷路积水膨大，膜蜗管和球囊较椭圆囊和壶腹明显。膜半规管与内淋巴囊不膨大。膜蜗管膨大，前庭膜被推向前庭阶，重者可贴近骨壁而阻断外淋巴流动。前庭膜内皮细胞可增生。球囊膨大，充满前庭，向外抵达镫骨足板，向后上压挤椭圆囊使之扭曲移位。椭圆囊膨胀可使壶腹发生类似改变。内淋巴压力极高时可使前庭膜破裂，内外淋巴混合。裂孔小者多能自愈，也可反复破裂。裂孔大者可形成永久性窦道。

内淋巴囊虽不膨大，但其上皮皱褶可因长期受压而变浅或消失，上皮细胞也可由柱状、立方变扁平，甚或部分脱落，上皮下纤维组织增生，毛细血管减少。

积水持久，尤其当膜迷路反复破裂或长期不愈时，血管纹、盖膜、耳蜗毛细胞及其支持细胞、传入神经纤维及其螺旋神经节细胞均可退变。而前庭终器病变常较耳蜗为轻。

内、外淋巴交混而导致离子平衡破坏、生化紊乱，是梅尼埃病临床发病的病理生理基础，膜迷路扩张与变形也为其发病机制之一。

三、临床表现

1. 典型症状表现

典型的梅尼埃病症状包括眩晕、听力下降、耳鸣以及耳胀满感。

（1）眩晕：多呈突发旋转性，患者感到自身或周围物体沿一定的方向与平面旋转，或感摇晃、升降或漂浮。眩晕均伴有恶心、呕吐、面色苍白、出冷汗、脉搏迟缓、血压下降等自主神经反射症状。上述症状在睁眼转头时加剧，闭目静卧时减轻。患者神志清醒，眩晕持续短暂，多数十分钟或数小时，通常 2～3 小时转入缓解期，眩晕持续超过 24 小时者较少见。在缓解期可有不平衡或不稳感，可持续数天。眩晕常反复发作，复发次数越多，持续越长、间歇越短。

（2）听力下降：患病初期可无自觉听力下降，多次发作后始感明显。一般为单侧，发作期加重，间歇期减轻，呈明显波动性听力下降。听力丧失轻微或极度严重时无波动。听力丧失的程度随发作次数的增加而每况愈下，但极少全聋。

患者听高频强声时常感刺耳难忍。有时健患两耳能将同一纯音听成音调与音色截然不同的两个声音，临床称为复听。

（3）耳鸣：多出现在眩晕发作之前。初为持续性低音调吹风声或流水声，后转为高音调蝉鸣声、哨声或汽笛声。耳鸣在眩晕发作时加剧，间歇期自然缓解，但常不消失。

（4）耳胀满感：发作期患侧耳内或头部有胀满、沉重或压迫感，有时感耳周灼痛。

2. 梅尼埃病的特殊临床表现形式

（1）Tumarkin 耳石危象：Tumarkin 耳石危象指患者突然倾倒而神志清楚，偶伴眩晕，又称发作性倾倒。发生率为 2%～6%。

（2）莱尔马耶（Lermoyez）发作：莱尔马耶发作表现为患者先出现耳鸣及听力下降，而在一次眩晕发作之后，耳鸣和眩晕自行缓解消失。又称莱尔马耶综合征，发生率极低。

四、检查

1. 耳镜检查鼓膜正常

声导抗测试鼓室导抗图正常。咽鼓管功能良好。

2. 前庭功能检查

发作期可观察到或用眼震电图描记到节律整齐、强度不同、初向患侧继而转向健侧的水平或旋转水平性自发性眼震和位置性眼震，在恢复期眼震转向患侧。动静平衡功能检查结果异常。间歇期自发性眼震和各种诱发试验结果可能正常，多次复发者耳前庭功能可能减退或丧失。冷热试验有优势偏向。镫骨足板与膨胀的球囊粘连时，增减外耳道气压时诱发眩晕与眼震，称安纳贝尔征阳性。

3. 听力学检查

呈感音性聋，多年长期发作者可能呈感音神经性聋表现。纯音听力图早期为上升型或峰型（低、高频两端下降型，峰值常位于 2KHz 处）、晚期可呈平坦型或下降型。阈上功能检查有重振现象，音衰试验正常。耳蜗电图的总和电位（SP）增大、与听神经复合动作电位（AP）的复合波（SP-AP）增宽，SP/AP 比值增加，AP 的振幅 - 声强函数曲线异常陡峭。长期发作患者的平均言语识别率约为 53%，平均听阈提高 50%。

4. 脱水剂试验

目的是通过减少异常增加的内淋巴而检测听觉功能的变化，协助诊断。临床常用甘油试验：按 1.2 ~ 1.5 g/kg 的甘油加等量生理盐水或果汁空腹饮下，服用前与服用后 3 小时内，每隔 1 小时做 1 次纯音测听。若患耳在服甘油后平均听阈（见诊断依据）提高 15 dB 或以上、或言语识别率提高 16% 以上者为阳性。本病患者常为阳性，但在间歇期、脱水等药物治疗期为阴性。而听力损害轻微或重度无波动者，结果也可能为阴性，服用甘油后耳蜗电图中 SP 幅值减小、耳声发射由无到有，均可作为阳性结果的客观依据。

5. 颞骨 CT

偶显示前庭导水管周围气化差，导水管短而直。

6. 内耳 MRI 成像

部分患者可显示前庭导水管变直变细。近年来，应用造影剂钆（Gd）鼓室给药后进行膜迷路积水评价，该技术可以较为直观地检查膜迷路积水程度。

五、诊断

梅尼埃病的诊断主要依靠翔实的病史、全面的检查和仔细的鉴别诊断，在排除其他可引起眩晕的疾病后，可作出临床诊断，而甘油试验阳性有助于对本病的诊断。美国耳鼻咽喉头颈外科学会听力平衡委员会 1995 年制订了梅尼埃病的诊断标准。中华医学会耳鼻咽喉科学分会及中华耳鼻咽喉头颈外科杂志编委会 2006 年贵阳会议也修订了梅尼埃病的诊断依据。

1. 梅尼埃病诊断依据

（1）发作性旋转性眩晕 2 次或 2 次以上，每次持续 20 分钟至数小时。常伴自主神经功能紊乱和平衡障碍，无意识障碍。

（2）波动性听力损失，早期多为低频听力损失，随病情进展听力损失逐渐加重。至少 1 次纯音测听为感音神经性听力损失，可出现听觉重振现象。

（3）伴有耳鸣和（或）耳胀满感。

（4）排除其他疾病引起的眩晕，如良性阵发性位置性眩晕、迷路炎、前庭神经元炎、药物中毒性眩晕、突发性聋、椎 - 基底动脉供血不足和颅内占位性病变等。

2. 梅尼埃病可疑诊断（梅尼埃病待诊）

（1）仅有 1 次眩晕发作，纯音测听为感音神经性听力损失，伴耳鸣和耳胀满感。

（2）发作性眩晕 2 次或 2 次以上，每次持续 20 分钟至数小时。听力正常，不伴耳鸣和耳胀满感。

（3）波动性低频感音神经性听力损失。可出现重振现象。无明显眩晕发作。

符合以上任何一条为可疑诊断。对于可疑诊断者根据条件可进一步行甘油试验、耳蜗电图、耳声发射及前庭功能检查。

六、鉴别诊断

1. 良性阵发性位置性眩晕

良性阵发性位置性眩晕（BPPV）为特定头位诱发的短暂（数秒钟）阵发性眩晕，伴有眼震，由于不具耳蜗症状而易与梅尼埃病相鉴别。

2. 前庭神经炎

前庭神经炎可能因病毒感染所致。临床上以突发眩晕、向健侧的自发性眼震、恶心、呕吐为特征，前庭功能减弱而无耳鸣和耳聋。数天后症状逐渐缓解，但可转变为持续数月的位置性眩晕。痊愈后极少复发。该病无耳蜗症状是与梅尼埃病的主要鉴别点。

3. 前庭药物中毒

有应用耳毒性药物的病史，眩晕起病慢，程度轻，持续时间长，非发作性，可因逐渐被代偿而缓解，伴耳聋和耳鸣。

4. 迷路炎

迷路炎有化脓性中耳炎及中耳手术病史。

5. 突发性聋

约半数突发性聋患者伴眩晕，但极少反复发作。听力损失快而重，以高频为主，无波动。

6. 亨特（Hunt）综合征

亨特综合征可伴轻度眩晕、耳鸣和听力障碍，耳廓或其周围皮肤的带状疱疹及周围性面瘫有助于鉴别。

7. 科干（Cogan）综合征

科干综合征除眩晕及双侧耳鸣、耳聋外，非梅毒性角膜实质炎与脉管炎为其特点，糖皮质激素治疗效果显著，可资区别。

8. 前庭型偏头痛

该病具有某些类似梅尼埃病的临床症状，但其诊断标准包括：至少5次中到重度眩晕症状发作，持续5分钟到72小时；按照"国际头痛疾病分类"（ICHD），有或前期有伴或不伴先兆的偏头痛发作史；或具有一个或多个偏头痛特征，伴随至少两个下列特征的头痛，一侧、搏动性、中到重度疼痛，可以被日常活动加剧；畏光、畏声；视觉先兆。前庭型偏头痛可与梅尼埃病伴发。详细病史是主要鉴别点。

9. 迟发性膜迷路积水

迟发性膜迷路积水先出现单耳或双耳听力下降，一至数年后出现发作性眩晕。可分为同侧型和对侧型。该病病因未明，同侧型可能与病毒感染有关，而对侧型可能与免疫反应有关。

10. 外淋巴瘘

蜗窗或前庭窗自发性或（继手术、外伤等之后的）继发性外淋巴瘘，除波动性听力减退外，可并发眩晕及平衡障碍。可疑者宜行窗膜探查证实并修补。

11. 外伤

头部外伤可引起眩晕，包括颈部外伤、中枢神经系统外伤、前庭外周部损伤等皆可引起前庭症状。如颞骨横行骨折常有严重眩晕、自发眼震、耳鸣、耳聋与面瘫。2~3周后可缓解而遗留位置性眼震与位置性眩晕。

12. 前半规管裂隙综合征

上半规管裂隙综合征的发作性眩晕常由强声或外耳道压力变化引起。高分辨率CT有助于鉴别。

七、治疗

由于病因及发病机制不明，目前多采用以调节自主神经功能、改善内耳微循环，以及解除迷路积水为主的药物综合治疗或手术治疗。

（一）药物治疗

1. 一般治疗

发作期应卧床休息，选用低盐饮食。避免含咖啡因的饮料、烟、酒等。症状缓解后宜尽早逐渐下床活动。避免劳累及不良精神心理状态。对久病、频繁发作、伴神经衰弱者要多做耐心解释，消除其思想负担。饮食调节及精神状态治疗的作用不容忽视。

2. 对症治疗药物

（1）前庭神经抑制剂：常用者有地西泮、苯海拉明、地芬尼多等，仅在急性发作期使用。

（2）抗胆碱能药：如山莨菪碱和东莨菪碱。

（3）血管扩张药及钙离子拮抗剂：常用桂利嗪、氟桂利嗪即西比灵、倍他司汀、尼莫地平等。

（4）利尿剂：常用者有氯噻酮、70%二硝酸异山梨醇等。依他尼酸和呋塞米等因有耳毒性而不宜采用。

3. 中耳给药治疗

利用圆窗膜的半渗透作用原理，鼓室注射的药物可通过渗透作用进入内耳达到治疗目的。目前常用的两类鼓室注射药物是庆大霉素和地塞米松。前者通过化学迷路切除作用治疗梅尼埃病，后者的作用原理与免疫调节有关。循证医学证据表明，鼓室注射庆大霉素及地塞米松具有良好的眩晕控制率。

（二）中耳压力治疗

常用的方法有 Meniett 低压脉冲治疗，可短期或较长时间控制眩晕症状。

（三）手术治疗

凡眩晕发作频繁、剧烈，长期保守治疗无效，耳鸣且耳聋严重者可考虑手术治疗。手术方法较多，宜先选用破坏性较小又能保存听力的术式。

1. 听力保存手术

可按是否保存前庭功能而分为两个亚类。

（1）前庭功能保存类：①颈交感神经节普鲁卡因封闭术；用含甘露醇的高渗溶液经圆窗做鼓阶耳蜗透析术；②内淋巴囊减压术；③内淋巴分流术等。

（2）前庭功能破坏类：①经物理方法破坏前庭或半规管的膜迷路；②化学药物前庭破坏术；③各种进路的前庭神经截除术等。

近年来，半规管阻塞术逐渐应用于梅尼埃病的治疗。该手术最早应用于难治性良性阵发性位置性眩晕的治疗，近年来有国内学者应用该手术治疗听力欠佳的梅尼埃病，眩晕的控制率高（100%），术后前庭代偿时间较前庭神经截断术明显缩短，但约1/3的患者会听力减退。

2. 非听力保存手术

即迷路切除术。

（四）前庭康复治疗

由于梅尼埃病的反复发作性眩晕特点，传统上本病并不适用前庭康复治疗。但对于已经经化学或手术迷路切除的梅尼埃病患者，则是进行前庭康复治疗的良好适应证。

第二节　良性阵发性位置性眩晕

良性阵发性位置性眩晕（BPPV）是最常见的眩晕疾病，表现为与特定头动变化有关的短暂眩晕、眼震及自主神经症状。近年来，由于治疗手段的进步，本病逐渐受到临床医师的高度重视，诊疗水平得以提高。耳石复位是治疗该病的有效方法。

一、病因

约半数患者病因不明（特发性 BPPV），半数患者的病因与下列疾病有关，或继发于下列疾病（继发性 BPPV）。

（1）头部外伤，特别是多发于轻度头颅外伤后数日及数周，或乘车时突然加速、减速运动致颈部"挥鞭伤"等。

（2）病毒性神经炎。

（3）椎-基底动脉短暂缺血性眩晕，内耳血液循环障碍。

（4）耳部其他疾病，如中耳及乳突炎，耳部手术后，药物性耳中毒等；或其他内耳疾病，如梅尼埃病、特发性突聋等。

（5）全身钙离子代谢异常可能和本病发生有关。

二、临床表现

发病突然，患者在头位变化时出现强烈旋转性眩晕，常持续 60 秒，伴眼震、恶心及呕吐。症状常发生于坐位躺下，或从卧位至坐位时，或出现于在床上翻身时，患者常可察觉在向某一头位侧身时出现眩晕，常于睡眠中因眩晕发作而惊醒。眩晕的程度变化较大，严重者于头部轻微活动时即出现，眩晕发作后可有较长时间的头重脚轻、漂浮感及不稳感。整个发作的病程可为数小时至数日，个别可达数月或数年。本病症状的出现，可呈现周期性加剧或自发缓解。间歇期长短不一，有时可 1 年或数年不发病，甚至可长达 10～20 年不发病。

三、检查

1. 位置性眼震试验（Dix-Hallpike）法

为后半规管和前半规管 BPPV 重要的常规检查方法，检查方法如下。①患者坐于检查床上，头向右侧转 45°。②检查者位于患者侧方，双手持头，迅速移动受检者至仰卧侧悬头位，头应保持与矢状面成 45°。观察 30 秒或至眼震停止后，头部和上身恢复至端坐位，然后，进行对侧的侧悬头位检查。检查眼震电图应采用水平及垂直双导联记录，可记录在何种头位时出现眼震，并能准确了解潜伏期及持续时间、眼震渐强渐弱情况，以及反复激发后的衰减情况。旋转性眼震可采用法兰佐（Frenzel）眼镜或红外视眼震仪直接观察。

后半规管 BPPV 的眼震有下列特征：①患耳向地时出现以眼球上极为标志的垂直扭转性眼震（垂直成分向眼球上极，扭转成分向地）；②有潜伏期，为 2～10 秒；③持续时间短，管结石症眼震持续时间＜1 分钟；嵴顶结石症眼震持续时间≥1 分钟；④易疲劳性；⑤眼震迅速增强而后逐渐减弱；⑥从悬头位恢复至坐位时，可出现逆向低速的极短暂眼震。

前半规管 BPPV 的眼震有下列特征：①患耳向地时出现以眼球上极为标志的垂直扭转性眼震（垂直成分向眼球下极，扭转成分向地，但部分患者眼震的扭转成分可能不明显）；②管结石症眼震持续时间＜1 分钟；嵴顶结石症眼震持续时间≥1 分钟；③有潜伏期；④易疲劳性；⑤回到坐位时眼震方向逆转。

2. 滚转试验（Roll test）

为外半规管 BPPV 的检常规查方法。受试者平卧，头垫高 30°，检查者双手持头，迅速向左或向右侧转头 45°，观察 1 分钟或至眼震停止。同样观察对侧眼震情况。

外半规管 BPPV 的眼震特征：管结石症在双侧变位检查均可诱发向地性或背地性水平眼震，眼震持续时间＜1 分钟；嵴顶结石症在双侧变位检查可诱发背地性水平眼震，眼震持续时间≥1 分钟。

3. 听力学检查

一般无听力学异常改变，但半规管结石症如继发于某些耳源性疾病，则可出现患耳听力异常。

4. 其他前庭功能检查

可选择冷热试验、旋转试验、甩头试验、前庭肌源性诱发电位和姿势描记检查，主要用于判断前庭功能障碍的部位、性质、程度以及中枢代偿情况。

5. 影像学检查

颞骨 CT、内耳及桥小脑角高分辨率 MRI 不作为常规检查项目，但可为部分不典型或难治性的位置性眩晕提供诊断线索。

四、诊断

BPPV 病史的特征性极为重要，间歇期无异常发现。结合病史、变位试验可确诊，但变位性眼震检查最好在发作期进行。应与中枢性位置性眼震、前庭神经炎、梅尼埃病、脑血管病变等导致的眩晕相鉴别。部分患者在发病前已存在后循环缺血性疾病，迷路也存在缺血性改变，从而使诊断更为复杂。应根据不同变位试验明确受累半规管及其侧别，以及是半规管结石还是嵴顶结石。

1. 诊断 BPPV 的变位试验

（1）Dix-Hallpike 试验：是确定后或前半规管 BPPV 的常用方法。

（2）滚转试验：是确定外半规管 BPPV 的最常用的方法。

2. BPPV 变位检查的眼震特点

（1）后半规管 BPPV 的眼震特点：患者头向患侧转 45°后快速卧倒，使头悬至床下，与床平面成 20°~30°夹角，患耳向地时出现以眼球上极为标志的垂直扭转性眼震（垂直成分向眼球上极，扭转成分向地）；回到坐位时眼震方向逆转。管结石症眼震持续时间 <1 分钟；嵴顶结石症眼震持续时间 ≥1 分钟。

（2）前半规管 BPPV 的眼震特点：患者头向患侧转 45°后快速卧倒，使头悬至床下，与床平面成 20°~30°夹角，患耳向地时出现以眼球上极为标志的垂直扭转性眼震（垂直成分向眼球下极，扭转成分向地，但部分患者眼震的扭转成分可能不明显）；回到坐位时眼震方向逆转。管结石症眼震持续时间 <1 分钟；嵴顶结石症眼震持续时间 ≥1 分钟。

（3）外半规管 BPPV 的眼震特点：管结石症在双侧变位检查均可诱发向地性或背地性水平眼震，眼震持续时间 <1 分钟；嵴顶结石症在双侧变位检查可诱发背地性水平眼震，眼震持续时间 ≥1 分钟。

3. 诊断依据

（1）头部运动到某一特定位置出现短暂眩晕的病史。

（2）变位试验显示上述眼震特点，且具有短潜伏期和疲劳性。

五、治疗

虽然 BPPV 是一种有自愈倾向的疾病，但其自愈的时间有时可达数月或数年，严重的可致工作能力丧失，故应尽可能地进行治疗。

1. 抗眩晕药

如异丙嗪、倍他司汀等有一定的效果，但临床中并不推荐使用中枢抑制剂。

2. 管石复位法

近年来，因复位治疗操作简便，可徒手或借助仪器完成，且有较好效果而得到广泛的重视。常根据 BPPV 的不同类型选择相应的方法。

（1）后半规管 BPPV：常选择埃普利（Epley）耳石复位治疗或塞曼特（Semont）手法治疗。

（2）水平半规管 BPPV：①水平向地性眼震，常选择 Barbecue 法、Gufoni 法或强迫侧卧体位疗法；②水平背地性眼震，可采用 Gufoni 法或强迫侧卧体位疗法，部分患者可能转换为水平向地性眼震，即按前述方法治疗。

（3）前半规管 BPPV：可采用反向 Epley 复位法或改良 Epley 复位法。

有学者认为，乳突部振荡可能对上述手法复位效果有提高作用，但该观点尚有争议。

3. 其他前庭康复治疗训练

如习服治疗方法：Brandt-Daroff 治疗，此外，平衡功能训练可提高部分耳石复位后患者的姿势稳定性。

4. 手术疗法

如上述疗法无效，且影响生活质量者，可行半规管阻塞术或后壶腹神经切断术，但近年来后者的应用越来越少。

第九章

鼻畸形

第一节　外鼻畸形

外鼻畸形有先天和后天之分，先天者多在胚胎发育生长过程中因某种因素（如染色体畸变、部分组织发育不良或停止发育）的影响，导致鼻面部发育障碍而出现畸形。后天者多由于外伤或破坏性病变等导致鼻部畸形。

一、临床表现

1. 先天性外鼻畸形

（1）先天性外鼻缺损：又称缺鼻，即鼻额突和嗅囊不发育或仅发育一侧形成全缺鼻畸形或半缺鼻畸形。

（2）鼻裂：又称二裂鼻，本症较少见，常与唇和（或）腭正中裂同时存在。畸形轻者常局限于鼻尖部，鼻尖平宽。

（3）额外鼻孔及双鼻畸形：额外鼻孔指在两侧鼻前孔的上方即鼻尖外出现一额外鼻孔，形成"品"字形。双鼻畸形为2个外鼻，4个鼻孔，呈上、下排列或左右排列。

（4）纽形鼻：因外鼻呈纽扣状发育不全得名，无前鼻孔发生，在相当于前鼻孔处仅有小凹。

（5）管形鼻：此鼻管内并不完全中空而呈圆柱状，突出或悬垂于面中部，常并发独眼，具有此畸形的胎儿一般不能存活。

（6）驼鼻：为一种常见的外鼻畸形，鼻部外伤也可导致此畸形。其特征为外鼻的骨锥与软骨锥交接区鼻梁呈驼峰状或矩状隆起，常可伴发鼻尖下垂畸形。

（7）先天性鼻赘：出生时外鼻即已出现某种形状的赘生物，为先天性鼻赘。鼻赘或"鼻赘疣"一般指由后天形成的外鼻赘生物，即发生于酒渣鼻第3期。

（8）先天性鼻尖畸形：多为鼻面部其他先天性畸形的伴发症或后遗症，如唇腭裂或唇裂所致的鼻尖部塌陷畸形、鼻尖先天性缺损、鼻尖部先天性赘生物、先天性鼻裂等。

（9）鼻翼萎陷症：指患者吸气时鼻翼向内侧移动，使鼻前孔不同程度闭合而出现呼吸困难。先天性鼻翼萎陷症主要为大翼软骨发育异常所致；后天性鼻翼萎陷症常见于鼻翼肌麻痹时鼻翼松弛。

（10）鞍鼻：指鼻梁塌陷或凹陷呈马鞍状，为一常见的鼻部畸形。外伤、感染或先天性畸形均可导致畸形。先天性鞍鼻多见于遗传、发育异常或先天性梅毒等。后天性原因较多，如外伤所致鼻骨凹陷性骨折而未及时予以复位，发生陈旧性病变；行鼻中隔黏膜下切除术时，误将鼻中隔隔背软骨背板部分损伤或切除，术后发生鼻梁塌陷；鼻中隔脓肿致其软骨支架受损或鼻中隔穿孔者可后遗鞍鼻；鼻部特异性感染梅毒不仅可以破坏鼻中隔的骨及软骨支架，也可破坏鼻部软组织，形成广泛的瘢痕使皮肤向内陷缩导致严重的鞍鼻。

2. 面裂囊肿

面裂囊肿，即面部裂隙囊肿，指发生于鼻及鼻周软组织、骨组织或骨孔内的各种先天性囊肿。

（1）鼻腭囊肿：鼻腭囊肿主要包括发生在鼻腔底部腭骨内的囊肿，发生于腭骨内中间位的中间位鼻腭囊肿，发生于切牙管（鼻腭管）骨管内的切牙孔囊肿，发生在切牙管口腭孔乳突部的腭乳头囊肿。

（2）球上颌或唇腭裂囊肿：发生于上颌突和内侧鼻突的球突融合处，女性患者居多。该处上皮残余所形成的囊肿常在上颌骨侧切牙与尖牙之间向下生长，早期可使上述二牙的牙根间隙增大，使其分离移位。囊肿常因增大而突入鼻腔底部、上颌窦底，以及上唇的唇龈沟和颊部等处的口前庭内，使上述部位发生局限性膨隆。

（3）鼻背中线皮样囊肿及瘘管：该病较少见，属先天性疾病，可发生于鼻梁中线上的任何部位，但多见于鼻骨部，其膨大的部分称为窦，有窦口与外界相通者谓鼻背中线瘘管，其瘘口多位于鼻梁中线中段或眉间，有时尚可有第2开口位于内眦处；无窦口与外界相通称为囊肿。其内若仅含上皮及其脱屑者为上皮样囊肿，尚含真皮层的汗腺、皮脂腺、毛囊等皮肤附件者，称为鼻背中线皮样囊肿。诊断包括以下几个方面。①一般检查，可见患者鼻梁中线某处有局限性半圆形隆起或鼻梁增宽，位于鼻梁上段过大的囊肿可使眶间距变大或眉间隆起。隆起皮肤触之表面光滑有特殊移动感，压之有弹性，若为瘘管，挤压瘘口时可有皮脂样分泌物甚至细小毛发溢出；有感染者可有溢脓，瘘口周围红肿或有肉芽生长。②鼻腔检查，收缩鼻黏膜后仔细检查可发现少数患者有鼻中隔后上部增宽。③特殊检查，X线平片有时可见鼻中隔增宽、分叉或有梭形阴影，侧位片偶可见鼻部有纺锤状或哑铃状阴影，若畸形病变有向颅内侵犯者，需行 CT 扫描。穿刺检查有助于确诊。

3. 鼻小柱过宽畸形

鼻小柱过宽主要因为大翼软骨发育异常，其内侧脚后端肥厚或过度张开形成畸形。患者主诉多为持续性双侧鼻塞。检查见鼻小柱明显增宽，前鼻孔窄如裂隙，吸气时鼻翼扇动，挟持鼻小柱使其暂时变窄时，鼻塞明显改善。

4. 鼻孔先天性畸形

（1）前鼻孔闭锁及狭窄：多由外伤或后天破坏性病变所致，先天性者少见。新生儿若为先天性双侧前鼻孔闭锁，则病情危重，原因如下：①新生儿多不会用口呼吸，可发生窒息；②哺乳困难导致营养严重障碍；③极易误吸，可致吸入性肺炎。

（2）后鼻孔闭锁：为一少见畸形，主要症状是鼻塞和嗅觉障碍，病情的轻重缓急与闭锁程度及性质有关，先天性者尚与年龄有关。

新生儿先天性双侧完全性后鼻孔闭锁者出生后即有严重呼吸困难、发绀甚至窒息，有些患儿症状虽不如上述严重，但吮奶或闭口时呼吸困难加重，明显发绀，拒绝吸吮，张口啼哭时症状显著改善或消失，故常呈周期性发作。因吮奶不便而至营养障碍，加之不能经鼻呼吸易患肺炎，严重者导致夭折，幸存患儿需经历约4周时间才能逐渐适应经口呼吸，但仍有吮奶时憋气，随着患儿年龄增长症状可日趋减轻。先天性单侧后鼻孔闭锁者，平时无明显症状，但吮奶时可出现气急，已习惯用健侧鼻孔呼吸的先天性单侧后鼻孔闭锁患儿，若健侧偶然发生堵塞，可能会突发窒息。

后天性后鼻孔闭锁者，症状与导致闭锁的原发疾病、闭锁部位、疾病范围、病程时间及有无并发症等密切相关。

5. 脑膜-脑膨出

脑膜、脑组织经鼻部附近发育畸形的颅骨缝或颅骨缺损处膨出至鼻部，即为脑膜-脑膨出。按膨出内容物可分为脑膜膨出和脑膜-脑膨出：脑膜膨出仅有脑膜膨出，部分可含有脑脊液；脑膜膨出带有脑组织者为脑膜-脑膨出，严重者脑室前角也膨出颅外，为脑室-脑膨出。根据发生部位可分为额筛型和颅底型：额筛型在临床上表现为鼻外型，分为鼻额型、鼻筛型、鼻眶型；颅底型在临床上表现为鼻内型、鼻咽型、鼻腭型等，因此又可分为鼻腔型、蝶咽型、蝶眶型、蝶上颌型。鼻内型应与鼻息肉鉴别，鼻咽型应与腺样体增大鉴别，其他型应与神经胶质瘤、皮样囊肿、畸胎瘤、血管瘤等鉴别。

二、治疗

1. 先天性外鼻畸形

①先天性外鼻缺损的治疗以手术整形修复为主，对全缺鼻畸形患者进行手术治疗时应先行上颌骨穿通达咽部，并植皮成腔，第2步行皮瓣造鼻术。②鼻裂需手术治疗，局限在鼻尖者可自鼻内切入，将距离较宽的两侧鼻翼大软骨内侧脚缝扎在一起；畸形重者可从外面切入，将鼻副软骨和鼻翼大软骨向中线拉紧接合。③额外鼻孔及双鼻畸形这类畸形极少见，虽不影响鼻部呼吸及其他功能，但面容不佳，应予手术整形。④驼鼻可行手术整复。⑤鼻翼萎陷症可通过手术整形修复，切除增生软骨，对软骨萎缩而鼻翼软弱无力者可移植软骨或其他填充材料支撑鼻翼部，恢复呼吸通畅。⑥鞍鼻根本性治疗方法为手术整复。

手术相对禁忌证包括：①18岁以下者因面部发育尚未定型，不宜行手术治疗；②鼻部原发疾病（如特异性或非特异性感染）尚未治愈者，不宜手术。

2. 面裂囊肿

①鼻腭囊肿的主要治疗方式为手术治疗，治疗时须选择适宜的手术进路予以切除，介于鼻腔和口腔之间的囊肿多经口腔剥除，但应注意保留鼻腔底部的黏膜，防止发生鼻-口瘘。②球上颌或唇腭裂囊肿可经口前庭予以手术切除。③鼻前庭囊肿的治疗详见如前所述。④鼻背中线皮样囊肿及瘘管以手术为主，应根据瘘管或囊肿所在部位及病变范围不同，灵活选择切口；术中应尽量祛除其囊壁，以免复发；囊肿或瘘管摘除后，如鼻梁部缺损较大，为预防术后继发鞍鼻，可植入自体或同种异体骨或其他骨片。

3. 鼻小柱过宽畸形

可行鼻小柱整形术，即在鼻小柱两侧距前鼻孔缘约2 mm处，各做一垂直切口互不相通，沿切口分离皮下组织，小拉钩将鼻小柱向一侧牵开，可清晰见到其左右内侧脚，小剪刀剪除左右内侧脚之间多余结缔组织。两侧鼻前庭凡士林纱条填塞，术后第3天更换凡士林纱条，术后一周拆线，须同时应用抗生素预防感染。

4. 鼻孔先天性畸形

（1）前鼻孔闭锁及狭窄的治疗。①对新生儿先天性双侧前鼻孔膜性闭锁者，先以粗针头刺破闭锁膜，再置一短塑料管并妥善固定，以做扩张之用。②对后天性者可行前鼻孔整形手术，方法如下：患者取头后仰位，在相当于鼻缘处右侧做类似"Z"形切口，左侧反之，彻底切除鼻前庭内瘢痕组织，充分扩大前鼻孔并形成移植床，暂以纱条填塞止血；取大腿内侧厚断层皮片裹衬于备好的管径适宜的胶管上，皮片边缘对缝数针，使成为创面向外的皮片管，两端缝于胶管上做固定；将皮片管经新前鼻孔置于移植床上，皮片管下缘与前鼻孔创缘间断缝合，均留长线端，以便捆扎环绕鼻缘的碘仿纱条，使其保护创缘，妥善缝固扩张胶管以防滑脱，胶管内填塞碘仿或凡士林纱条；术后注意抗感染治疗，24~48小时后更换纱条，5~7天拆线，为防止前鼻孔发生瘢痕收缩，胶管必须持续放置，不应少于半年。

（2）后鼻孔闭锁的治疗。

1）紧急救治：当婴儿出现窒息时，须立即以手指或压舌板将舌压下，使其离开软腭，开通呼吸道，然后，将小号口-咽通气管或其顶端已剪开扩大的橡皮奶头置于婴儿口内妥善固定；对先天性双侧闭锁重症患儿治疗原则是，立即建立经口呼吸通道，加强营养供给，防治继发感染，为手术矫治创造条件。

2）手术治疗：行后鼻孔闭锁成形术是其根本有效的治疗方法，多数学者认为对新生儿先天性双侧闭锁者宜早进行手术。就手术径路而言，有鼻腔径路、硬腭径路、鼻中隔径路及上颌窦径路四种，因后两种有可能影响患儿的鼻中隔和上颌发育，极少应用。①鼻腔径路：宜行气管内插管全身麻醉，麻醉成功后取头后仰位，先以钝头探针探明闭锁隔性质、各部分位置及其与前鼻孔的距离，必要时可从口内置入鼻咽镜以了解闭锁隔厚度，便于术中观察闭锁隔咽面情况。若有中隔嵴突须先行矫正，并向上或向外折移下鼻甲以扩大术野。以左鼻为例，沿新鼻后孔缘做一"C"形黏膜切口（右侧反之），剥离黏膜，暴露闭锁隔骨面后将隔骨去除，术中须注意操作器械的方向宜向下内，并控制深度，以免伤及颅底或颈椎，其新造后鼻孔以略大于前鼻孔为度，隔后咽面黏膜应予以保护，最好将咽面黏膜做一与鼻面黏膜相反的切口，形成黏膜瓣以覆盖创面。最后自前鼻孔置一粗细相宜的硅胶扩张管伸达鼻咽部，起固定黏膜瓣及防止瘢痕缩窄之用。膜性闭锁者，置留2周，骨性则需1~3个月，且应经常换洗消毒。对于新生儿双侧后鼻孔闭锁者，可用小号刮匙沿鼻底进入，紧压骨隔，并以旋转的方法穿透闭锁并行扩大，完全祛除骨隔，再放置支撑管。手术中应注意后鼻孔的顶及侧壁，勿受过多损伤，刮匙深度勿超过4.4 cm，避免损伤腭降动脉、颅底或后壁（颈椎），以防引起严重出血、脑脊液鼻漏或颅内感染等并发症。随着鼻窦内窥镜的广泛应用，鼻窦内窥镜下经鼻行后鼻孔成形术获得良好效果。此法适合于各年龄组，对以往曾行传统经鼻手术失败者仍然适用。其手术步骤与传统经鼻手术基本相同。术后护理非常重要，对新生儿或婴儿应有专人护理，为预防和控制感染，带管期间应给予抗生素，并注意鼻腔分泌物的吸引和清洁。拔除支撑管后可行鼻腔冲洗，每日清理鼻腔内分泌物和痂皮，并定期行鼻内窥镜检查，及时清理创面增生的肉芽，直至创面完全上皮化。②硬腭径路：因硬腭后2/3均被切除将影响婴幼儿上颌窦发育，故该手术仅适用于较大儿童或成人。手术方法：全身麻醉成功后取头后仰位。做半圆形 Owens 切口，切开黏骨膜，双侧向后延伸达上颌粗隆，分离骨膜瓣至硬腭边缘，包括双侧腭大动脉。自后缘开始向前逆行剥离鼻底侧黏骨膜，咬骨钳或骨凿祛除腭骨后缘部分骨质，分离闭锁部鼻咽侧黏骨膜直达鼻咽顶，暴露骨隔，凿除骨隔，咬除犁骨后份。必要时可磨去部分鼻腔侧壁骨质，使后鼻孔尽量扩大，将闭锁部的鼻腔黏骨膜瓣和鼻咽黏骨膜瓣分别覆盖于新后鼻孔的创面上，再放置直径1.0~1.5 cm 的扩张管（成人）并固定，4周后拔除扩张管。

5. 脑膜-脑膨出

治疗宜早期手术切除，但小儿耐受力差，过早手术危险性大，除脑组织暴露或有破裂倾向者应紧急手术外，一般2~3岁手术为宜。一旦确诊，多转往神经外科行手术治疗。手术原则是将膨出脑组织回纳颅内；难以回纳者，先将肿块于蒂部切断，再封闭颅骨裂孔。手术方法有颅外法及颅内法两种，术前必须使用抗生素，术中严格消毒手术野。

第二节　鼻腔鼻窦畸形

一、下鼻甲及下鼻甲骨异常肥大

一般由各种鼻腔慢性炎症性疾病引起，鼻腔黏膜上皮纤毛脱落，变为复层立方上皮，黏膜下层由水肿继而发生纤维组织增生而使黏膜肥厚，久之可呈桑葚状或息肉样变、骨膜及骨组织增生，鼻甲骨骨质也可呈增生膨大改变，部分患者鼻甲骨成泡样膨大。

（一）临床表现

鼻塞较重，多为持续性，常张口呼吸，嗅觉多减退；鼻涕稠厚，多呈黏液性或黏脓性。

（二）治疗

1. 治疗原则

现代医学观念，鼻甲最好不行手术，它是鼻腔的调温器，损伤过大对空气的冷暖感觉会丧失，最好的方法是在保障鼻黏膜无损伤的情况下行鼻甲减容手术。

2. 治疗方法

①轻型病例可应用血管收缩剂滴鼻液。②下鼻甲黏膜下硬化剂注射，其作用机制为硬化剂注射后，可使局部发生化学性炎性反应，产生瘢痕组织，缩小鼻甲体积，改善通气。③下鼻甲黏膜下电凝固肥厚的黏膜组织，使其产生瘢痕收缩。④冷冻手术：将特制的冷冻头置于下鼻甲表面做冷冻，每次1~2分钟，使病变黏膜坏死脱落而再生黏膜。⑤手术疗法：一般治疗无效，或黏膜显著肥厚，或肥厚部分位于下鼻甲后端或下缘者，可行下鼻甲部分切除术。下鼻甲切除不宜过多，原则上不超过下鼻甲的1/3，以免影响鼻黏膜功能或继发萎缩性鼻炎。骨性肥大者，宜行下鼻甲骨黏骨膜下部分切除术，既可改善鼻腔

的通气引流，又无损于鼻黏膜的生理功能。⑥对全身慢性疾病或邻近病灶如鼻中隔偏曲或鼻窦炎等，也给予适当治疗。⑦中药治疗：如复方消渊灵胶囊、渊鼽康胶囊、复方通窍止流散等。

二、中鼻甲畸形

（一）反向弯曲中鼻甲

反向弯曲中鼻甲的形成多为鼻中隔偏曲压迫所致，形成弧形凹面向内、凸面向外的形状，使中鼻道变窄，完全充填中鼻甲和鼻腔外侧壁之间的间隙，形成黏膜潜在的接触区，阻塞鼻窦开口，导致鼻窦通气引流障碍，有可能诱发鼻窦感染。

治疗方法主要为手术治疗。

1. 一般手术方法

先行鼻中隔偏曲矫正术后再用直开筛钳夹住弯曲部，使弯曲部向内侧骨折，再用剥离子将中鼻甲根部推压骨折，使弯曲部向内侧移位，矫正为正常位置、形态后固定，但有时效果不理想。

2. 反向弯曲中鼻甲黏膜下部分切除术

小圆刀片于中鼻甲前段和下缘黏膜做"L"形切口，剥离内、外侧黏膜，暴露中鼻甲骨质，钳除中鼻甲前份弯曲骨质，再贴合内外侧黏膜，然后处理中鼻甲缘的垂直长度，保证中鼻甲内侧与鼻中隔之间距离 2~4 mm，不影响嗅裂引流，下缘与钩突之间距离 >5 mm，止血海绵填塞中鼻道，使中鼻甲固定于正常位置。

（二）中鼻甲气化

中鼻甲气化又称泡状中鼻甲，即中鼻甲垂直部前端存在气化腔，个体之间因气化程度不同而有很大差异。当肥大的中鼻甲压迫鼻中隔时，可引起三叉神经眼支所分出的筛前神经受压或炎症，出现不定期发作性额部疼痛，并向鼻梁和眼眶放射，称为筛前神经痛，又称筛前神经综合征。

做中鼻甲前缘纵行黏骨膜切口。若同鼻中隔相触，不妨碍术后中鼻道、窦口引流，可钝性剥离咬除中鼻甲气化骨泡内壁，折断外壁后，固定于鼻中隔与鼻腔外侧壁之间的中间位；若同鼻中隔不相触及，妨碍开放术腔，可咬去中鼻甲气化骨泡外壁，折断内壁后固定；一般情况下钳破中鼻甲气化骨泡后固定。

（三）中鼻甲息肉样变

由鼻部黏膜长期水肿所致，是多种因素共同作用的结果。变态反应和慢性炎症为其主要原因，开始为局部黏膜水肿、半透明隆起、无蒂，此时称息肉样变性。病变继续发展，因水肿组织的重力作用，逐渐下垂而形成有蒂的息肉。可分为水肿型（黏液型）、血管型（出血型）、纤维型、囊肿型等，一般为水肿型，或者几型混合出现。

治疗主要为手术治疗，并给予病因治疗。

1. 手术方法

沿病变中鼻甲外侧、下缘进行切除使中鼻道宽敞。若伴中鼻甲骨质增生，可用剪刀沿水平向后下方剪除下缘1/3，修整创缘至平整，修整以中鼻甲下缘距离钩突 >0.4 cm，中鼻道引流通畅为宜。

2. 对症支持治疗

①积极防治伤风感冒，根据季节变化及时增减衣物。②及时治疗鼻、咽部及周围器官疾病，以免感染蔓延和反复发作。③戒烟酒，防御有毒气体及污染、粉尘对鼻、咽部的长期刺激。④加强体育锻炼，提高身体抵抗力，提倡冷水洗脸、冷水浴、日光浴。⑤避免长期应用血管收缩剂，如萘甲唑啉等，以免引起药物性鼻炎。⑥杜绝抠鼻等不良习惯，鼻塞严重时不可强行擤鼻涕，以免导致鼻窦炎、中耳炎等发生。

三、钩突畸形

钩突畸形主要包括：①钩突内倾或并发肥大，钩突角度 <135°；②钩突外偏，钩突角度 >145°；

③钩突上端附着点变异。

钩突畸形的主要治疗方法为手术治疗。当钩突畸形时，其主要可导致钩突外偏时更加靠近纸样板、颅底骨质等，切除时增加了损伤纸样板、泪道及颅底骨质的危险。

四、上颌窦、筛窦、额窦、蝶窦畸形

上颌窦、筛窦、额窦、蝶窦畸形包括上颌窦发育不全或缺失、上颌窦过度发育、上颌窦异常间隔、筛窦气房数目多或少、筛房过度发育、额窦发育不全或缺失、额窦两侧窦腔容积不等、额窦过度发育扩伸、额窦中隔偏斜或出现异常分隔而致多窦腔、蝶窦窦腔过度发育、蝶窦中隔偏斜或多间隔、蝶窦发育不全或缺失等。一般无须特殊治疗。

第十章

鼻及鼻窦囊肿

第一节　鼻前庭囊肿

鼻前庭囊肿为发生在鼻前庭底部皮肤下、梨状孔的前外方及上颌骨牙槽突浅面软组织内的囊性肿块，也称为鼻牙槽突囊肿、鼻底囊肿等。女性多见，好发年龄为30～50岁。无左右侧差异，偶有双侧发生。

一、病因

1. 腺体潴留学说

鼻腔底黏膜黏液腺的腺管阻塞，致腺体分泌物潴留形成囊肿。

2. 面裂学说

胚胎发育期面部各突起连接处有残留或迷走的上皮组织发展成囊肿，又称面裂囊肿，最具代表性的就是鼻前庭囊肿，其他还有球颌突囊肿、鼻腭囊肿、正中囊肿。

二、病理

囊肿多呈圆形，大小不一，邻近骨质被压迫吸收形成凹陷。囊肿外壁由含有弹性纤维和网状血管的结缔组织构成，坚韧而有弹性。囊壁内衬为纤毛柱状上皮、立方上皮或扁平上皮，含有丰富的杯状细胞。囊液棕黄色，可为黏液性或浆液性。如发生感染，囊液为脓性，囊壁有炎性细胞浸润。

三、临床表现

囊肿生长缓慢，早期常无症状，随囊肿增大出现鼻翼处及鼻孔内隆起，同侧鼻塞，鼻内及上唇发胀，偶见上颌部及额部反射性疼痛。若并发感染，囊肿迅速增大，局部疼痛加重，严重者伴鼻唇部红肿隆起。

四、诊断

1. 局部检查

一侧鼻前庭、鼻翼下方、梨状孔外侧部圆形隆起，如囊肿较大，可在上唇和口腔前庭引起隆起，质软、有波动感，一般无触痛。穿刺抽出液体可明确诊断。穿刺抽吸后囊肿缩小，但不久又复隆起。

2. 影像学检查

X线片或CT平扫显示梨状孔底部低密度圆形、椭圆形阴影，边缘清楚光滑，无上列牙病变。

五、鉴别诊断

如表10-1所示。

表 10-1　鼻前庭囊肿与牙源性囊肿的鉴别

项目	鼻前庭囊肿	牙源性囊肿
上列牙病变	无	缺牙、龋齿或牙根感染
囊液	透明、半透明，黏液或浆液性液体	姜黄色、黄褐色、酱黑色
胆固醇结晶	不含	含有
放射学检查	梨状孔底部低密度圆形或椭圆形影，边缘光滑，无上列牙病	上颌骨牙槽突骨质破坏或囊内含牙，牙根尖部小圆形囊影，周围骨质有吸收

六、治疗

囊肿较大致鼻面畸形，引起鼻塞，或发生感染者应手术切除。

1. 唇龈沟进路

囊肿隆起部唇龈沟或沟上方横切口，剥离囊肿，以彻底切除囊肿壁为原则。术后鼻腔填塞及鼻唇沟周纱球压迫术腔。

2. 鼻前庭囊肿揭盖术

适用于主要向鼻内生长的囊肿。在前鼻镜或鼻内镜下，切除囊肿顶壁使囊肿开口于鼻腔底。要注意防止开窗口闭合导致复发。

第二节　鼻窦囊肿

鼻窦囊肿是指原发于鼻窦内的囊性肿物，有两种类型。①鼻窦黏液囊肿：是鼻窦囊肿中最为常见者。多发于筛窦，其次为额窦和蝶窦，上颌窦较少见。本病多见于青年和中年人，多为单侧，囊肿增大时可累及周围结构，包括眼眶和颅底。囊肿继发感染发展成脓囊肿破坏性变大。最常见额窦黏液囊肿扩展到筛窦，或由筛窦扩展到额窦，以致很难判定原发部位。该病发展缓慢，当患者出现眼部症状时方来就医。②鼻窦黏膜囊肿：可发生于任何鼻窦，但多发生在上颌窦，以上颌窦底和内壁多见。本病可发生于单侧或双侧，生长极缓慢，长大到一定程度可自然破裂，囊液经窦口自行流出。常无症状，多在鼻窦X线或CT检查时发现。

一、病因

鼻窦黏液囊肿发生为多因素综合所致。各种原因导致的鼻窦自然口阻塞，使鼻腔内分泌物不能排出。同时鼻窦黏膜的炎性病变，也可因变应性因素所致的黏膜水肿，产生大量的渗出液逐渐充满窦腔进而压迫鼻窦骨壁变薄吸收，囊肿向周围扩展产生畸形。目前认为骨壁内破骨细胞被前列腺素等物质激活，同时淋巴细胞产生破骨细胞激活因子（OAF），前列腺素PGF和PGE对骨质吸收起很大作用，这也是囊肿破坏周围骨壁的原因。

鼻窦黏膜囊肿的病因有两种：①黏膜内黏液腺阻塞，腺体内分泌物潴留在黏膜下形成囊肿，又称黏液潴留囊肿，囊壁为黏液腺管上皮，囊液为黏液；②黏膜炎症或变态反应，毛细血管渗出的浆液潴留于黏膜下层结缔组织内逐渐膨大形成囊肿，又称鼻窦浆液性囊肿，囊壁为有炎症改变的鼻窦黏膜，囊液为半透明的草黄色或姜黄色易凝结液体。

二、病理

鼻窦黏膜多呈水肿和囊肿性变化，黏膜上皮化生，黏膜下炎性细胞浸润，囊内液体为黏液，呈淡黄色、黄绿色或棕褐色，多含有胆固醇结晶，如有感染为脓性分泌物。

三、临床表现

鼻窦囊肿生长缓慢，局限在窦内时可无任何不适或仅有头痛。若囊肿增大压迫和破坏鼻窦骨壁侵入眶内或颅内则出现相应症状。鼻窦骨壁一经破坏后囊肿即发展迅速，若继发感染演变成脓囊肿则症状加重。

1. 眼部症状

囊肿侵犯眶内可致眼球移位，筛窦囊肿眼球向外移位，额窦囊肿眼球向外下方移位，蝶窦囊肿眼球突出，还可出现流泪、复视、头痛、眼痛等。囊肿压迫视神经及眶上裂，可造成第 II、第 III、第 IV、第 V、第 VI 脑神经功能障碍，出现视力减退甚至全盲、眼肌麻痹、眼部感觉障碍和疼痛等症状即眶尖综合征。

2. 面部症状

囊肿增大可出现前额眶顶（额窦囊肿）、内眦（筛窦囊肿）或面颊（上颌窦囊肿）等处隆起。表面皮肤正常，可触及乒乓球感或蛋壳感，若骨质吸收消失可触及波动感。

3. 鼻部症状

自发性间歇性鼻溢液，为囊肿自行破溃囊液经鼻窦口流出所致。较大的囊肿可出现鼻塞，嗅觉减退。鼻内镜检查：筛窦囊肿使筛泡或中鼻道向下膨隆，额窦囊肿鼻顶下塌，蝶窦囊肿嗅沟饱满，上颌窦囊肿鼻腔外侧壁向内移位，面部膨隆，硬腭下塌，表面黏膜正常。

四、诊断

根据病史、临床表现、影像学检查等较容易诊断，在局部膨隆处穿刺，有棕色或灰色黏液即可确诊。CT 检查对囊肿的诊断和定位起重要作用，为鼻内镜手术治疗提供参考。影像显示肿物呈圆形，密度均匀，边缘光滑，邻近骨质有压迫吸收现象，有菲薄的骨壳，可显示侵入眶内及颅内情况。应与肿瘤、脑膜脑膨出、垂体瘤、脑膜瘤等鉴别（图 10-1、图 10-2）。

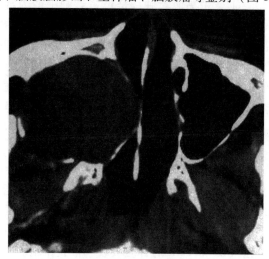

图 10-1　上颌窦囊肿

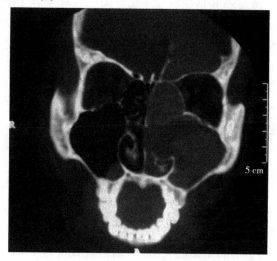

图 10-2　左侧额窦、筛窦、上颌窦囊肿

五、治疗

诊断明确后，手术是唯一的治疗方法。无症状的小囊肿可以观察暂不处理。治疗原则是建立囊肿与鼻腔永久性通路，以利引流防止复发。手术方法：对较大的额筛囊肿侵入颅内或眶内有分隔者，以往采用鼻外进路手术。目前首选鼻内镜鼻内进路手术，保留部分黏液囊肿的囊壁，以免损伤邻近的重要结构，出现严重的并发症。尽可能扩大造瘘口，建立永久通道即可。

大多数并发症如鼻、眼、面和脑部症状，在囊肿手术后便可以逐渐治愈或改善，部分需要配合药物治疗。对脑脊液鼻漏、眶尖综合征，需进一步手术治疗。

第三节　上颌窦牙源性囊肿

由于上列牙发育障碍或病变形成并突入上颌窦内的囊肿，称为上颌窦牙源性囊肿，包括含牙囊肿和牙源性角化囊肿（始基囊肿），后者包括根尖周囊肿和残余囊肿两种。

一、病因

牙源性囊肿包括含牙囊肿和根尖周囊肿。

1. 含牙囊肿

又称滤泡囊肿，与牙齿发育缺陷有关。常发现有未长出的恒齿或额外齿。发生于牙冠或牙根形成之后，环绕未萌出的牙冠且附着于牙颈部的囊肿，可来自一个牙胚（含一个牙），也有来自多个牙胚（含多个牙）。

2. 根尖周囊肿

起因于牙根感染、牙髓坏死而形成的根尖肉芽肿或囊肿，慢性炎症的刺激引起牙周腔上皮增生长入其内形成囊肿。

二、病理

1. 含牙囊肿

停留在牙槽骨中的未萌出的牙可刺激造釉细胞增殖和分泌，在缩余釉上皮与牙冠面之间出现液体渗出而形成含牙囊肿。囊壁为纤维组织，上皮为扁平或矮立方上皮，囊液为棕黄色液体，含胆固醇结晶及脱落上皮，囊肿缓慢生长，增大的囊肿可压迫骨质吸收变薄。

2. 根尖周囊肿

病牙根尖突入囊肿腔内，囊壁为鳞状上皮，有时为柱状上皮。囊液为黄色浆液性、黏液性液体，含有胆固醇结晶。

三、临床表现

牙源性囊肿多发生于青壮年，生长缓慢。初期无自觉症状，当囊肿长大时，骨质逐渐向周围膨胀，则形成面颊部隆起畸形、鼻腔堵塞，上颌窦内巨大的囊肿可使眼球向上移位及视力障碍等。含牙囊肿多发生在下颌骨第3磨牙，若发生在上颌骨者多见于单尖牙、前磨牙或切牙。根尖周囊肿较含牙囊肿小，多发生于上颌切牙、尖牙和前磨牙根的唇面，较大的囊肿出现面颊膨隆、麻木、酸胀，囊肿如有感染则出现胀痛发热、全身不适等。

四、诊断

可根据病史及临床表现，包括面颊隆起及鼻腔外壁向内推移，囊肿前骨壁较薄，扪诊可有乒乓球感或蛋壳感，口腔检查常发现有缺牙（上列牙数不足）或龋齿、残根或死髓牙。穿刺是一种比较可靠的诊断方法，穿刺液呈黄色，显微镜下可见胆固醇结晶体。含牙囊肿CT表现多为单房卵圆形，囊壁薄，周围骨硬化缘光整。囊腔呈均一低密度。囊内有时可包含发育不同阶段的牙，囊腔通常连于牙冠与牙根交界处。根尖周囊肿示病牙根尖部圆形囊影，周围骨质有吸收现象。残余囊肿为致病牙去除后，该部位发生的囊肿，在拔牙后牙槽窝下方颌骨内出现囊状影，边缘有硬化带。

应与鼻及鼻窦肿瘤、成釉细胞瘤相鉴别。鼻及鼻窦CT或MRI可明确肿瘤的病变部位。囊肿穿刺有助于诊断。成釉细胞瘤CT表现为囊实混合性或纯囊性病变，囊性部分可为多房或单房膨胀性改变。多房型占60%表现为皂泡状或蜂窝状，分房大小不一，其间可见不完整骨性间隔，反映出成釉细胞瘤出芽式生长的特性。MRI表现为囊实性，实性部分呈等T_1、等T_2信号，增强扫描可强化。囊内容物呈长T_1、长T_2信号。高分辨螺旋CT配合二曲面牙科软件技术可显示病变的形态、周围骨质破坏、牙根吸收及邻近重要结构改变；MRI 对于软组织成分的显示优于 CT。二者联合应用对于提高成釉细胞瘤的术前诊断的正确率有重要价值。

五、治疗

采用外科手术摘除，如伴有感染先用抗生素控制炎症后再行手术治疗。小的囊肿采用唇龈沟进路切除。突入上颌窦较大的囊肿，传统的手术方法采取柯-陆式进路，将囊肿全部切除。近年来多采用鼻内镜手术，经下鼻道或中鼻道开窗，将囊肿及患牙切除，同时尽可能保留上颌窦正常黏膜。对于根尖周囊肿，清除囊壁后若患牙尚稳固，有保留的可能，在术后行根尖切除或根管治疗可避免囊肿复发。

第十一章

咽部疾病

第一节　扁桃体良性肿瘤

扁桃体良性肿瘤常见的有乳头状瘤、潴留囊肿及血管瘤等，较为少见的有多形性腺瘤、腺瘤、纤维瘤、脂肪瘤、血管瘤、神经鞘瘤及畸胎瘤等。

一、临床表现

1. 症状

（1）肿瘤较小时一般无症状，多于体格检查时偶然发现。

（2）有时有咽异物感、咽部轻微不适，偶有干咳等症状。

（3）少数较大的肿瘤可出现吞咽、呼吸和发音障碍。

2. 体征

扁桃体乳头状瘤位于扁桃体表面，呈颗粒状或桑葚状，白色或粉红色，多数基底部有蒂，一般仅3～5 mm大小，发展慢，有时呈簇状多发。儿童乳头状瘤常多发。扁桃体潴留囊肿多位于一侧扁桃体，星球形或圆球形，有时有蒂，直径一般为数毫米，表面光滑、柔软，多为黄白色，内容为干酪样物或黏稠液体。多形性腺瘤表面平滑，呈结节状，肿瘤外有包膜。

二、诊断

根据肿瘤的外观特点可作出初步诊断，确诊需组织病理学检查。

三、鉴别诊断

扁桃体良性肿瘤需与扁桃体息肉、局限性扁桃体瘤样增生等非肿瘤性疾病和扁桃体恶性肿瘤鉴别。扁桃体息肉常无症状，发生于扁桃体隐窝或周围，光滑、带蒂、可活动，质软；局限性扁桃体瘤样增生的突出部分的表面及颜色与扁桃体一致，常带蒂或呈结节状。扁桃体恶性肿瘤多为单侧扁桃体肿大，表面溃烂，质较硬，伴同侧颈淋巴结肿大；也有一侧扁桃体肿大、充血、表面光滑者。

四、治疗

乳头状瘤一般采用表面麻醉手术切除，也可采用激光切除。对潴留囊肿、有蒂者可局部切除，基底广与扁桃体难以分离者可将扁桃体一并切除。多形性腺瘤可将肿瘤连同扁桃体完整切除。其他良性肿瘤须根据病变特点选择手术治疗方法。

第二节　扁桃体癌

扁桃体癌是头颈部常见肿瘤，占头颈部肿瘤的3%～10%，是口咽癌中最常见者，约占口咽癌的

2/3。扁桃体癌是扁桃体恶性肿瘤中最常见的一类，除扁桃体癌外，扁桃体还可发生淋巴瘤、网织细胞肉瘤、横纹肌肉瘤等其他恶性肿瘤。扁桃体癌的好发年龄为 50~70 岁，男性较女性多见。

一、病因

扁桃体癌的病因有待进一步研究。一般认为，吸烟和饮酒是扁桃体癌的重要发病因素。长期的炎症刺激可能与扁桃体癌的发病有关。近年来，越来越多的研究表明部分口咽癌患者不具备吸烟、饮酒等传统致癌因素，而与人乳头状瘤病毒（HPV）感染有关，高危型 HPV 感染在扁桃体鳞癌的发生中发挥着重要的病因作用。高危型 HPV 可通过性行为传播到上呼吸消化道，增加 HPV 相关的口咽鳞癌的发病风险，研究提示 HPV 相关口咽鳞癌是一类具有独特的病因和临床病理特点的疾病。国内晚近报道口咽鳞癌患者 HPV 感染率为 16.7%，其中扁桃体癌 HPV 感染率达 25.2%。HPV 阳性的扁桃体鳞癌更易发生于年轻的患者，对放、化疗具有较高的敏感性，疗效较 HPV 阴性者好，复发和死亡风险相对较低，HPV 感染状态有提示预后的意义。

二、病理

扁桃体癌常发生于扁桃体黏膜，易向邻近组织蔓延，侵犯磨牙后区域、软腭、舌根、咽侧、咽后壁等，晚期可侵及咽缩肌、咽旁间隙、硬腭、下颌骨等组织。

扁桃体癌的组织学类型以鳞状细胞癌最为多见，其次为淋巴上皮癌。腺癌和未分化癌较为少见。扁桃体癌常发生颈淋巴结转移，转移率为 30%~80%，最常累及 Ⅱ 区淋巴结。未分化癌的恶性程度极高，易发生全身转移。

除扁桃体原发癌外，有文献报道肺腺癌、肺未分化癌、胃腺癌、结肠印戒细胞癌、原发性肝细胞癌、透明细胞性肾细胞癌、甲状腺未分化癌及睾丸精原细胞瘤等多种恶性肿瘤转移至扁桃体。

三、临床表现

1. 症状

（1）咽部不适和咽异物感：小的扁桃体癌通常无症状。随着肿瘤的增大，可出现咽部不适、咽异物感等早期症状。

（2）咽痛：一侧自发性咽痛，吞咽时明显，可放射至同侧耳部。

（3）吞咽困难：肿瘤增大阻塞咽腔或侵犯软腭、舌根或磨牙区，影响吞咽动作的协调而出现吞咽困难，严重时影响呼吸和言语。

（4）吐出分泌物带血：肿瘤所致的溃疡可有少量出血，可伴有口臭等症状。

（5）耳鸣、听力减退：肿瘤侵犯鼻咽和软腭，影响咽鼓管功能引起。

（6）颈淋巴结肿大：扁桃体癌患者易出现颈部淋巴结转移，可为首发症状或主要就诊时的主要症状。

（7）远处转移表现：晚期可出现远处转移，肺是最常见的转移部位，肝、骨等远处转移相对较少。纵隔转移认为属远处转移。

2. 体征

扁桃体癌多呈外生性生长或呈溃疡状，易累及腭舌弓，也可累及舌根及咽后壁等口咽部结构，侵犯磨牙三角区及颊黏膜等口腔结构；向深部侵犯可累及下颌骨、舌咽神经、舌神经、下牙槽神经等出现牙齿松动、吞咽困难及感觉障碍；向后可侵犯腭咽弓、累及翼肌出现张口困难；向侧方可经咽旁间隙侵犯颅底，导致脑神经症状。扁桃体癌最常转移的颈淋巴结为 Ⅱ 区，其次是 Ⅰ 区和 Ⅲ 区淋巴结和咽后淋巴结、咽旁淋巴结，再逐级向较远的淋巴结转移；有些患者可出现对侧淋巴结转移。

四、检查

1. 内镜检查

纤维鼻咽喉镜检查有助于进一步明确肿瘤的原发部位、原发灶的情况。由于扁桃体癌患者同时存在多原发性肿瘤的可能性，需仔细检查上呼吸消化道是否存在多原发灶。

2. 影像学检查

颈部增强 CT 扫描对评估扁桃体癌原发灶的范围、了解原发灶的周围的状况和颈部淋巴结转移情况有重要意义。CT 扫描显示扁桃体癌初期表现为不规则肿块突向口咽腔，呈浸润性生长，边界常不清晰，易伴发感染和坏死；肿块较大时多与周围组织分界不清，周围间隙内脂肪界面消失，正常结构被异常密度或信号的肿瘤取代，口咽腔有不同程度的变形；扁桃体癌易沿咽旁间隙、血管或肌束间隙向周围组织侵犯，病灶较大时将腭舌沟向前推移，并进一步侵犯舌根、口底；扁桃体癌颈部淋巴结转移发生率较高，不规则环形强化伴中央低密度或低信号区为颈部淋巴结转移的典型影像表现。MRI 扫描有助于进一步了解周围软组织、脑神经及硬脑膜等受累情况，以便确定能否手术切除。

五、诊断

对咽部不适、异物感、持续轻微咽痛经药物治疗无效或症状加重者应警惕扁桃体癌的可能。查体应注意观察扁桃体的大小、形态，有无肿物和溃疡；观察舌体的活动度、腭部的运动情况，间接喉镜检查喉咽部是否受累。对扁桃体、腭舌弓、腭咽弓、舌根、口腔等仔细触诊，检查质地、有无压痛、有无血性分泌物等；咽部和颈部双合诊检查咽旁间隙是否受累；检查三叉神经第三支分布区域有无感觉减退；检查颈部有无肿大的淋巴结。病变部位的活检是扁桃体癌确诊必需的手段；即使颈部淋巴结活检确诊为癌，扁桃体原发灶的活检也是必需的。

六、鉴别诊断

扁桃体癌需与扁桃体炎、扁桃体良性肿瘤和扁桃体淋巴瘤等疾病鉴别。典型的扁桃体炎呈双侧性，扁桃体常有脓栓，有急性咽部感染反复发作等病史，扁桃体质软；而扁桃体癌多为单侧扁桃体肿大，常有溃疡形成，质地较硬，生长较快，可侵犯软腭等周围组织，可伴有淋巴结肿大。扁桃体良性肿瘤病程较长、生长较缓慢，质软或质韧，表面无坏死物。扁桃体淋巴瘤多为黏膜下肿物，多数无溃疡，少数可发生溃疡，溃疡后与癌相似，淋巴瘤可出现多部位淋巴结肿大，可累及全身的淋巴结及多个脏器。扁桃体癌与上述疾病的鉴别最终靠病理检查。

七、治疗

扁桃体癌的治疗包括放疗、化疗和手术治疗等方法。必须根据肿瘤的分期、患者的治疗要求和患者的全身情况综合考虑，选择相应的治疗方案。扁桃体癌的预后相对较差，易发生颈淋巴结转移，治疗常需多学科协作完成。手术已不再是一线的治疗手段，在许多医疗中心，放疗和化疗已成为首选的方法，手术则作为放、化疗失败的挽救治疗，多主张以放疗和手术挽救为主要的治疗方式。

一般而言，目前对扁桃体癌的治疗，Ⅰ、Ⅱ期病变可单纯放疗或外科手术，两者生存率相近；因放疗效果较好，功能保存更好，常被作为首选。单纯外照射放疗已成为大多数早期病变的治疗选择。T_1 或 T_2 的早期病变，无或伴有小的颈部淋巴结转移（N_0 或 N_1）患者，可行根治性放疗。由于Ⅲ、Ⅳ期患者放疗的效果较差，故强调Ⅲ、Ⅳ期病变应采取综合治疗，如放疗加手术，或手术加放疗。

扁桃体癌的手术方法包括：①经口切除，主要用于表浅和较小的扁桃体原发癌；②经咽侧切开，适用于累及软腭及舌根的扁桃体癌；③联合径路，包括下颌骨部分切除，咽侧切开和经口腔切除，适用于中等大小或范围较大的扁桃体癌。这些手术方法也适用于化疗和放疗后肿瘤残存或肿瘤复发的患者。

对于有颈部淋巴结转移的扁桃体癌患者，应行颈淋巴结清扫术。对于治疗前颈淋巴结转移较严重者，在化疗和放疗结束后无论缓解情况如何，均应行计划性颈清扫术。对于颈部淋巴结 N_0 的患者，不同学者有不同的主张，包括：①随诊观察；②择区性颈清扫术；③选择性放疗。

第三节　咽感觉神经功能障碍

咽部感觉神经功能障碍多由全身其他疾病引起，且常与运动性神经功能障碍同时出现。若单独出现，多为功能性咽部感觉障碍。病因可分为中枢性和周围性。脑干和延髓等中枢部位的病变，如肿瘤、出血、血栓形成、多发性硬化、延髓性麻痹、脊髓空洞症、脑炎等常引起咽感觉神经功能障碍。颈静脉孔周围病变累及第IX、第X和第XI脑神经，流感和白喉等病所致的神经炎也可引起该病。

一、咽感觉减退或缺失

咽部感觉减退或缺失常与喉部的感觉、运动性障碍同时出现。

（一）临床表现

咽部的感觉减退，患者多无明显症状；若感觉缺失，咬破舌或颊黏膜而无痛觉，故常有口腔黏膜糜烂。病变若累及下咽或喉部，进食或饮水时常发生误吸，引起呛咳，并可发生吸入性支气管炎和肺炎。

（二）诊断

检查咽部时，用压舌板试触腭弓或咽后壁，咽反射功能明显减退或消失。若喉部受累，触诊喉部时，喉的反射性痉挛消失。根据症状和检查较易作出诊断，查找病因有时须与神经科医师协同检查。

（三）治疗

针对病因治疗。功能性咽部感觉缺失可酌情应用钙剂、维生素类药物及喉部理疗等。

二、舌咽神经痛

（一）临床表现

舌咽神经痛是一种发生在舌咽神经分布区域（咽侧壁、舌根、软腭、扁桃体、外耳道）的阵发性剧烈疼痛，多见于老年人。痛起突然，为针刺样剧痛，可放射到同侧舌和耳深部，持续数秒至数十秒，伴有唾液分泌增加。说话、吞咽、触摸患侧咽壁及下颌角均可诱发，与三叉神经痛类似。以1%丁卡因等麻醉剂麻醉咽部可减轻疼痛。

（二）诊断

症状典型，易于作出诊断。但须排除由该区的炎症、茎突过长、咽喉结核、鼻咽和喉咽恶性肿瘤等病导致的疼痛。

（三）治疗

1. 药物治疗

常用卡马西平、苯妥英钠，长期服用效果减退。

2. 局部治疗

1%利多卡因、山莨菪碱、无水酒精、维生素B_{12}通过咽部入路注入舌咽神经分布区域。

3. 手术治疗

经颅舌咽神经根切除术和颈侧舌咽神经切除术。

应用镇痛剂、镇静剂、表面麻醉剂（1%丁卡因）喷雾可减轻疼痛、缓解发作。局部利多卡因封闭能迅速减轻症状。口服卡马西平、苯妥英钠等也有止痛效果。对于发作频繁或症状剧烈者，保守治疗无效，可行颅内段舌咽神经切断术或高位颈侧进路舌咽神经切断术加以治疗。

第四节　咽运动神经功能障碍

咽部肌肉主要受咽丛的运动神经纤维支配，咽运动神经功能障碍可引起咽肌麻痹和咽肌痉挛，分述如下。

一、咽肌麻痹

包括软腭麻痹和咽缩肌麻痹。

（一）软腭麻痹

软腭麻痹又称为软腭瘫痪，是咽肌麻痹中较为常见的一种，可以单独发病，也可与其他神经麻痹合并出现。致病原因有中枢性和周围性之分。中枢性病变如延髓麻痹、小脑后下动脉血栓形成、脑炎性病变、脊髓空洞症、肿瘤、梅毒等引起的软腭麻痹，常伴有同侧的唇、舌和喉肌麻痹。引起软腭麻痹的周围性病变常为多发性神经炎，多伴有感觉性障碍。颈静脉孔附近的占位性病变如原发性肿瘤、血肿、转移性淋巴结等引起的软腭麻痹，常并发出现第Ⅸ、第Ⅹ和第Ⅺ等脑神经麻痹（颈静脉孔综合征）。

1. 临床表现

单侧软腭麻痹可无临床症状。双侧软腭麻痹则症状明显，由于软腭不能上举，鼻咽不能闭合，说话时出现开放性鼻音，吞咽时食物易向鼻咽、鼻腔方向反流，偶可经咽鼓管流入中耳；患者不能做吸吮等动作。

2. 检查

单侧软腭麻痹则悬雍垂偏向健侧；发声时，悬雍垂和软腭向健侧移位，患侧不能上举。若双侧软腭麻痹，则软腭松弛下垂，不能活动；若影响咽鼓管开放功能，可出现中耳的症状和体征；若同时有咽缩肌麻痹，梨状窝中可见唾液或食物潴留。

3. 诊断

软腭麻痹的诊断不难，但须找到其致病原因，应请相关科室协同诊断。

4. 治疗

针对病因治疗。对周围性麻痹者可用抗胆碱酯酶剂（氢溴酸加兰他敏）或神经兴奋剂（硝酸士的宁）以及维生素 B_1 治疗。

针刺疗法，常用穴位有风池、大椎、少商、廉泉、天枢、曲池等。

（二）咽缩肌麻痹

咽缩肌麻痹又称为咽缩肌瘫痪，极少单独发病，常与食管入口、食管和其他肌群的麻痹同时出现。引起咽缩肌麻痹的原因大多与引起软腭麻痹的原因相同。此外，该病常出现在流行性脊髓灰质炎患病之后。

1. 临床表现

单侧咽缩肌麻痹表现为吞咽不畅、梗阻感，进食流质饮食时更为明显，易发生呛咳。双侧咽缩肌麻痹时，起初出现流质下咽困难，常发生反流，而固体食物则能吞咽，病情晚期吞咽困难加重，甚至完全不能吞咽。若并发有喉部感觉或运动功能障碍，则易将食物误吸入下呼吸道，导致吸入性气管炎、支气管炎或肺炎。

2. 检查

单侧咽缩肌麻痹，表现为患侧咽后壁似幕布样下垂，并拉向健侧。双侧麻痹，则见咽后壁黏膜上的皱襞消失，触诊舌根和咽壁时，咽反射消失，口咽及梨状窝有大量唾液潴留。纤维喉镜和影像学检查有助于排除颅底、喉咽部器质性病变。

3. 治疗

对该病的治疗应包括以下两个方面。

（1）病因治疗：对末梢性麻痹的患者，需应用改善微循环和营养神经的药物，如尼莫地平、吡拉西坦、维生素 B_1 和维生素 B_{12} 等，可促进神经功能恢复。

（2）防止发生下呼吸道并发症：食物宜做成稠厚糊状，并帮助吸除潴留在咽部的分泌物，病情严重者应以鼻饲法或胃造瘘术供给营养。

4. 预后

咽缩肌麻痹的预后与其病因有关，较单纯软腭麻痹差，严重的咽缩肌麻痹伴有吞咽功能障碍者，常因并发吸入性肺炎而危及生命。

二、咽肌痉挛

咽肌痉挛大多原因不明，慢性咽炎、长期烟酒过度、理化因素和鼻腔分泌物长期刺激咽部等均可引起咽肌痉挛。咽肌痉挛常是咽肌麻痹的先兆，因此，引起咽肌麻痹的病因常导致咽肌痉挛。咽肌痉挛临床分为两类，分别为强直性咽肌痉挛与节律性咽肌痉挛。

1. 临床表现

强直性咽肌痉挛常发生于狂犬病、破伤风、癫痫、脑膜炎和癔症等，严重者伴有牙关紧闭、张口困难等症状，轻者有吞咽障碍、咽内不适、作呕等。节律性咽肌痉挛常继发于脑干部特别是下橄榄区病变，在患者不知不觉中出现，软腭和咽肌发生规律性或不规律性收缩运动，每分钟可达60次以上，与脉搏、呼吸无关，并在入睡和麻醉后仍不停止；发作时，患者和他人都能听到咯咯声响，即所谓他觉性耳鸣。

2. 治疗

应耐心向患者讲明病情，以解除患者的思想顾虑，减轻患者的精神负担。缓慢进食无刺激性的食物。对强直性咽痉挛，可用镇静、解痉药物，如氯丙嗪、苯巴比妥钠、地西泮等；病情较重者，可用肌肉松弛剂，如琥珀胆碱等。癔症患者可采用暗示或精神疗法。若为器质性病变导致的咽肌痉挛，则应针对病因来治疗。节律性咽痉挛，可试用针刺疗法，可选用廉泉、人迎、天突、太冲、合谷等穴。此外，可试用镇静剂或暗示治疗。

第五节 咽异感症

咽异感症，常泛指除疼痛以外的各种咽部异常感觉，如梗阻感、痒感、灼热感、蚁行感等。中医学称为"梅核气"。

一、病因

支配咽部的神经极为丰富，除由迷走神经、舌咽神经、副神经和颈交感干等诸多神经的分支构成的咽丛外，尚有三叉神经第二支和舌咽神经的分支支配喉咽、软腭、舌根、扁桃体区等部位的感觉；全身许多器官的疾病，可导致咽部出现感觉异常；大脑功能失调所引起的咽部功能障碍，常伴有咽部的感觉异常。因此，产生咽异感症的病因极为复杂，有关的生理和病理变化，还有待进一步探讨。通常认为与以下几种因素有关。

1. 咽部疾病

各种类型的咽炎，扁桃体的病变如慢性炎症、角化症、囊肿、结石、脓肿和瘢痕，咽囊炎，鼻咽、口咽及喉咽的异物、瘢痕和肿瘤，咽后壁淋巴滤泡增生，会厌囊肿，舌扁桃体肥大，舌根部的肿瘤，异位舌甲状腺等。

2. 咽邻近器官的疾病

茎突过长，甲状软骨上角过长，舌骨与甲状软骨假关节形成，翼突钩过长，咽旁间隙和颈部肿块，颈部瘘管及淋巴结炎，颈综合征（由颈部骨质及周围软组织病变引起），喉部疾病（如慢性喉炎、早期喉癌、一侧声带麻痹、喉部良性肿瘤等），牙龈炎，龋齿，慢性外耳道炎，慢性中耳炎，甲状舌管囊肿，甲状腺疾病（如甲状腺肿、炎症及肿瘤等），原发性口腔干燥症等。

3. 远处器官的疾病

消化道疾病（如胃及十二指肠溃疡、幽门痉挛、胃恶性肿瘤、胆管蛔虫病、胆石症等），心血管系统疾病（如左室肥大、高血压性心脏病、心包积液、主动脉瘤等），肺部疾病（如气管和支气管炎、肺肿瘤和脓肿、肺炎等），膈疝、屈光不正等。

4. 全身因素

严重的缺铁性贫血，自主神经功能失调，消化不良，风湿病，痛风，重症肌无力，长期的慢性刺激（如烟、酒、粉尘和化学药物等），甲状腺功能减退，更年期内分泌失调等。

5. 精神因素和功能性疾病

咽喉、气管、食管和颈部的各项临床检查均排除了器质性病变，咽部却有异常感觉。主要由大脑功能失调引起，常伴有焦虑、急躁和紧张等情绪，并有"恐癌症"心理。某些神经症和精神病如各种忧郁症、心因性反应症、症状性精神病、周期性精神病、产后精神障碍等，早期可导致某些器官功能改变而诱发本病。

二、临床表现

本症临床常见，30~40岁女性较多，患者感到咽部或颈部中线有团块阻塞感、烧灼感、痒感、紧迫感、黏着感等。常位于咽中线或偏于一侧，多在环状软骨或甲状软骨水平，其次在胸骨上区，较少在舌骨水平，少数位置不明确或有移动性。在做吞咽动作或吞咽唾液时症状加重，但无吞咽困难。常常企图通过咳嗽、咳痰和吞咽等动作来解除上述症状，结果由于咽部频繁的运动和吞入大量的空气，使原有的症状更为严重。病期较长的患者，常常伴有焦虑、急躁和紧张等精神症状，其中以恐癌症较多见。

三、检查

1. 排除器质性病变

咽异感症的各种诱因中，器质性病变多于精神性病变，咽喉部局部病变多于全身其他部位病变。所以，首先应考虑咽喉部器质性病变，以免误诊。

2. 咽部检查

仔细检查鼻咽、口咽和喉咽，观察有无黏膜充血、肿胀、萎缩，淋巴组织增生，瘢痕或肿瘤等。注意咽黏膜皱褶之间的微小黏膜糜烂、鼻咽顶部的咽囊开口、咽隐窝内的粘连、黏膜下型鼻咽癌、扁桃体实质内病变等。触诊常能发现许多视诊不能发现的问题，可采用下列方法进行：①咽部触诊；②颈部触诊；③一手咽内一手颈部联合触诊。常可发现：咽异感所在部位、病变的性质（如黏膜下恶性肿瘤、埋藏性异物，茎突、舌骨、喉软骨、椎体及翼突钩等处的畸形，颈动脉、项肌及颈椎等处的压痛等）。

3. 邻近器官和全身检查

应对鼻、眼、耳、颈部及全身各处做相关检查。必要时，还应进行纤维喉镜、纤维食管镜或胃镜、血常规、胸部X线片、颈椎X线片、食管吞钡X线片、颈部及甲状腺B超检查等。

四、诊断

对病史、症状、检查的全部资料进行综合分析后方可作出诊断。在诊断中要注意以下两点。

（1）注意区分器质性病变和功能性因素，只有排除了咽部、颈部、上呼吸道、上消化道等部位的隐蔽性病变后，方可诊断为功能性感觉异常。

（2）注意区分全身性因素和局部因素，许多全身性疾病（如某些急慢性传染病、血液系统疾病和内分泌系统疾病等）常常有咽部症状的表现。

五、治疗

1. 病因治疗

针对各种病因进行治疗。

2. 心理治疗

排除了器质性病变后，针对患者的精神因素如"恐癌症"等，耐心解释，消除其心理负担。避免不谨慎的语言、草率检查和处理，给患者带来不良影响。

3. 对症疗法

（1）避免烟、酒、粉尘等，服用镇静催眠药、溶菌酶等。

（2）颈部穴位封闭法，可取穴廉泉、双侧人迎，或加取阿是穴进行封闭。

（3）中医药。

1）可用以下两法：①舒肝理肺、开郁化痰法，选三花汤加减；②行气开郁、降逆化痰法，选半夏厚朴汤加减或加减玄麦柑橘汤。

2）中成药：可用多种中成药，如金嗓散结丸、金嗓利咽丸、健民咽喉片、草珊瑚含片等，以减轻症状。

3）针刺疗法：可取廉泉、天突、人迎、阿是穴等。或在颈前中线，或沿两侧甲状软骨后缘找出敏感点，进行针刺。

第六节　咽机械性损伤

一、临床表现

（1）咽部外部损伤可引起大血管出血，患者表现为面色苍白、呼吸短促、脉搏微弱，甚至昏迷、死亡。

（2）血液流入喉、气管内，引起咳嗽、呼吸困难、面色发绀及窒息。

（3）气体外逸可发生颈部皮下气肿，重者可累及到纵隔和颌面部。

（4）伤口继发感染，可有发热或全身中毒症状。

（5）咽内部损伤时，在咽后壁、软腭、腭垂等处可见出血或黏膜下血肿。

（6）咽内部损伤可伤及鼻咽部，如伤及延髓或颈部大血管可导致死亡。

（7）咽部感染可累及颈深部间隙，出现颈深部、纵隔蜂窝织炎和化脓性感染。

二、诊断

（1）临床表现。

（2）影像学诊断：X线、CT或MRI检查，确定颈椎及舌骨有无骨折、有无弹片等异物存在。

（3）鼻内镜或纤维喉镜检查：检查鼻咽、口咽、喉咽部的损伤情况。

三、治疗

（1）抗休克治疗。

（2）及时止血：大血管损伤出血时，根据具体情况采取不同的止血措施止血，并应与血管外科医生密切合作。

（3）鼻出血：可用前、后鼻孔填塞止血法。

（4）气管切开术：以便在咽部伤口内填塞纱布压迫止血，保持呼吸道通畅，及时吸出口腔、气管内的分泌物及血液。

（5）取出咽部异物：并发颈深间隙或纵隔脓肿者，抗感染无效时，需尽快做切开引流术。

（6）注射破伤风抗毒素。

（7）使用抗生素控制感染。

（8）禁食7~14天，避免吞咽运动，促进伤口愈合。

（9）咽部口腔护理。

第七节　咽化学性损伤

咽化学性损伤是由吞服腐蚀性化学物质引起的损伤，包括强碱、强酸、来苏、苯酚、碘酊、高锰酸钾、石灰粉、氨水等。损伤程度与化学物质的性质、浓度、数量、接触时间长短有关。火焰灼伤、高热蒸汽吸入也可引起咽部灼伤，严重者导致肺水肿、中毒性肺炎乃至全身中毒症状。其中以碱性物质损伤最为严重，后遗症最难处理。

一、临床表现

（1）咽喉部疼痛、流涎、吞咽困难、呛咳。

（2）声音嘶哑、喉鸣、喉阻塞、呼吸困难。

（3）全身中毒症状：发热、脱水、昏迷、休克等。

（4）黏膜损伤：按损伤程度分为三度。①Ⅰ度：黏膜轻度损伤，表现为充血、水肿。约一周康复。②Ⅱ度：黏膜较重损伤，黏膜溃疡、坏死形成假膜。大约两周左右假膜脱落痊愈。③Ⅲ度：损伤累及黏膜下层和肌层。假膜脱落后肉芽生成，继而结缔组织增生，3~4周后开始形成瘢痕，最终可致咽部狭窄甚至闭锁。

二、诊断

（1）病史及临床表现。

（2）鉴别损伤物质种类：如强碱灼伤，强酸灼伤等。前者溶解破坏蛋白质，黏膜表面附有较厚的白色假膜。强碱灼伤数小时内即可出现喉水肿及喉梗阻。硝酸、硫酸等能使黏膜迅速凝固，灼伤组织呈褐色或黑色。

（3）注意可能出现的喉部、食管、胃损伤，甚至胃穿孔等。

三、治疗

（1）局部治疗：损伤后立即用中和剂冲洗口腔。用食醋、2%醋酸、橘汁、柠檬汁等酸性溶液冲洗碱性物质；用氢氧化铝凝胶、氧化镁乳剂等冲洗酸性物质。再用牛奶、蛋清、植物油等保护黏膜创面。禁用苏打水冲洗，以避免产生大量二氧化碳，造成消化道穿孔。

（2）应用抗生素防止感染。

（3）全身支持治疗：应及时补充电解质、液体和其他营养物质。

（4）适当应用糖皮质激素。

（5）喉阻塞症状明显时，行气管切开术。

（6）早期进行内镜检查，评估食管和喉部的损伤程度，以便采取相应治疗。

第十二章

喉部疾病

第一节　慢性喉炎

慢性喉炎是指喉部黏膜的非特异性慢性炎症，可累及黏膜下层及喉内肌。近年来，随着人们信息沟通和语言交流的增多，发病率有增加趋势。根据病变程度及临床特点的不同，一般可分为慢性单纯性喉炎、慢性萎缩性喉炎和慢性增生性喉炎。也有将其分为四型，另列一种为慢性肥厚性喉炎。因肥厚与增生组织病理学相似，故本节仍分三型描述。

一、慢性单纯性喉炎

慢性单纯性喉炎，是主要发生在喉黏膜的慢性非特异性炎性病变，可累及黏膜下组织。临床常见，多发于成人。

（一）病因

（1）鼻、鼻窦、扁桃体、咽、气管或肺部等邻近部位炎症直接向喉部蔓延或脓性分泌物的刺激，如鼻窦炎、牙槽溢脓等脓液下流，肺部脓痰经喉部咳出。

（2）鼻腔阻塞，经口呼吸，使咽喉黏膜血管扩张、喉肌紧张疲劳产生炎症。

（3）有害气体（如氯气、氨、硫酸、硝酸、二氧化硫、一氧化氮等）吸入损害及烟、酒、灰尘等的长期刺激。

（4）胃食管咽反流及幽门螺杆菌感染：有学者认为，胃食管咽反流是慢性喉炎的基本病因，尤其是在小儿。幽门螺杆菌的逆行性感染也可能与喉炎的发生有关，而且经质子泵抑制剂和抗生素治疗有效。

（5）用嗓过度或发音不当。

（6）全身性疾病如糖尿病、肝硬化、心脏病、肾炎、风湿病、内分泌紊乱等使全身抵抗力下降或影响喉部。

（二）病理

喉黏膜血管扩张，上皮及固有层水肿，以单核细胞为主的炎性渗出，黏膜下可发生血液积聚，继而黏膜肥厚，腺体肥大。多数患者喉内肌也显慢性炎症。黏液腺受刺激后，分泌物增加，有较稠厚的黏痰。LSAB法免疫组化染色显示增殖细胞核抗原（PCNA）阳性细胞数量少，呈带状分布于上皮基底细胞层，其上的棘细胞层有1~2层散在的阳性细胞。

（三）临床表现

常见的症状如下。

（1）不同程度的声音嘶哑为其主要症状，初为间歇性，逐渐加重成为持续性。如累及环杓关节，则在晨起或声带休息较久后声嘶反而显著，但失声者甚少。

（2）喉部有微痛、紧缩感、异物感等，常做干咳以缓解喉部不适。

喉部病变的程度因病情轻重、病程长短而异。间接喉镜检查可见喉黏膜弥漫性充血，声带失去原有的珠白色而呈浅红色，声带表面常见舒张的小血管，与声带游离缘平行。黏膜表面可见有稠厚分泌物。杓间区黏膜充血增厚，在发音时声带软弱，振动不协调，或两侧声带闭合欠佳。病变常两侧对称。对间接喉镜检查暴露不全或病史较长者应进一步行纤维或电子喉镜检查明确诊断，避免遗漏早期喉肿瘤。

电声门图和动态喉镜检查可显示相应的改变：电声门图（EGG）在声带病变较轻时可保持基本波形，声带慢性充血时可见闭相延长，开相缩短。动态喉镜又称频闪喉镜，在声带水肿时振幅、黏膜波、振动关闭相可增强，对称性和周期性不定。

（四）诊断及鉴别诊断

根据上述症状及体征可作出初步诊断，并应积极查找病因。对声嘶持续时间较长者，应与喉结核、早期喉癌等鉴别，必要时行接触内镜检查或活检。

（五）治疗

（1）病因治疗：积极治疗鼻炎、鼻窦炎、咽炎、胃炎、肺部及全身疾病。对发音不当者进行发音训练。

（2）改变不良的生活习惯，去除刺激因素，包括戒除烟酒、休声。

（3）蒸气或超声雾化吸入，适当局部应用激素。

（4）理疗：直流电药物离子（碘离子）导入或音频电疗、超短波、直流电或特定电磁波（TDP）等治疗。

（5）发声矫治：由专业语言矫治师、言语疾病学家进行语言训练与发声矫治。

（6）抗反流治疗：有胃食管咽反流者，需长期应用质子泵抑制剂。如口服埃索美拉唑或奥美拉唑等。

二、慢性萎缩性喉炎

萎缩性喉炎也称干性喉炎或臭喉症，因喉黏膜及黏液腺萎缩、分泌减少所致。中老年女性多见，经常暴露于粉尘空气中者更为严重。

（一）病因

分为原发性和继发性两种。原发性者目前病因仍不十分清楚，多数学者认为是全身疾病的局部表现，可能与内分泌紊乱、自主神经功能失调、维生素及微量元素缺乏有关；或各种原因导致黏膜及黏膜下组织营养障碍，分泌减少。继发性者多为萎缩性鼻炎、萎缩性咽炎的延续及咽喉部放疗所致。也可是舍格伦综合征的一部分。

（二）病理

喉黏膜及黏膜下层纤维变性，黏膜上皮化生，柱状纤毛上皮渐变为复层鳞状上皮，腺体萎缩，分泌减少，加之喉黏膜已无纤毛活动，故分泌液停滞于喉部，经呼吸空气蒸发结痂，并发感染可变为脓痂。除去痂皮后可见深红色黏膜，失去固有光泽。可有浅表的糜烂或溃疡。病变向深层发展可引起喉内肌萎缩。炎症向下发展可延及气管。

（三）临床表现

（1）喉部干燥不适，异物感，胀痛。

（2）声嘶，因夜间有脓痂存留，常于晨起时较重。

（3）阵发性咳嗽：分泌物黏稠、结痂是引起阵发性咳嗽的原因，常咳出痂皮或稠痰方停止咳嗽，咳出的痂皮可带血丝，有臭味。咳出脓痂后声嘶稍有改善，但常使喉痛加剧。

间接或纤维、电子喉镜检查可见喉黏膜慢性充血、干燥，喉腔增宽，有黄绿色脓痂覆于声带后端、杓间区及喉室带等处，去除后可见喉黏膜呈深红色，干燥发亮如涂蜡状。如喉内肌萎缩，声带变薄、松弛无力，发音时两侧闭合不全，故发声漏气，声音沙哑，讲话费力。少数患者气管上端也显示相同病变。电声门图多表现为闭相缩短或无闭相，波峰变矮。

（四）治疗

根据以上特点，常易诊断，但应积极寻找病因，进行病因治疗。一般治疗可予碘化钾 30 mg，3 次/天。或氯化铵口服，刺激喉黏液分泌，减轻喉部干燥。蒸气湿化或含有芳香油的药物雾化吸入，口服维生素 A、维生素 E、维生素 B_1 等。有痂皮贴附时可在喉镜下湿化后取出。

三、慢性增生性喉炎

慢性增生性喉炎，为喉黏膜的慢性炎性增生性疾病。

（一）病因

病因与慢性单纯性喉炎相同，多由慢性单纯性喉炎病变发展所致。近年来有学者认为其可能与 EB 病毒、单纯疱疹病毒（HSV）和肺炎支原体的感染有关。

（二）临床表现

症状同慢性喉炎，但声嘶较重而咳嗽较轻，急性或亚急性发作时喉痛明显。

（三）检查

除慢性喉炎的表现外，喉黏膜广泛增厚。杓状软骨处黏膜及杓会厌襞常增厚，以杓间区显著，其中央部隆起或呈皱褶，常有稠厚的黏液聚集。声带充血，边缘圆厚，表面粗糙不平，可呈结节状或息肉状。如病变发展至声门下区，两侧声带后端靠拢受阻而出现声门裂隙。室带也常肥厚，粗糙不平，有时轻压于声带上，掩蔽声带。电声门图多表现为闭相延长，开相缩短。喉动态镜观察可见对称性和周期性差，严重者振幅和黏膜波消失，声带闭合差。

（四）诊断及鉴别诊断

根据以上症状和体征，一般诊断不难，但应与喉癌、喉梅毒、喉结核等鉴别。喉癌常局限于一侧声带，可经活检证实；梅毒较难区别，常有会厌增厚、缺损或结痂，并有其他器官梅毒，血清学梅毒筛选试验和梅毒特异性确诊试验有助于明确诊断；喉结核的病变常在杓间区，黏膜常呈贫血现象，多有浅表溃疡和肺结核。经 1% 亚甲蓝声带黏膜染色后接触内镜能清楚地观察到声带表层细胞的形状、异型核、核浆比及细胞排列等情况，动态全程观察浅层细胞变化，有助于鉴别诊断。

（五）治疗

治疗原则同单纯性慢性喉炎。对声带过度增生的组织早期可加用直流电药物离子（碘离子）导入或音频电疗，局部理疗有助于改善血液循环，软化消散增生组织。重者可在手术显微镜下手术或激光烧灼，切除肥厚部分的黏膜组织，但注意勿损伤声带肌。

此外，尚有一类较特殊的反流性喉炎，以往称为酸性喉炎。是因食管下段括约肌短暂松弛，导致含有胃酸的胃液向食管反流到达喉部所致。可能与胃酸的直接刺激和通过迷走神经反射引起慢性咳嗽有关。临床表现有声音嘶哑、干咳、胸骨后烧灼感等，患者常反复清嗓。检查可见喉腔后部黏膜红斑或白斑状改变，重者可见声带溃疡或肉芽肿。治疗可用质子泵抑制剂如奥美拉唑等。如肉芽肿经药物治疗未消散可考虑联合手术切除。

第二节　喉息肉

喉息肉，为位于喉部的良性病变，以发生于声带者最为常见，又称为声带息肉。

一、病因

1. 机械创伤学说

过度、不当发声的机械作用可引起声带血管扩张、通透性增加导致局部水肿，局部水肿在声带振动时又加重创伤而形成息肉。

2. 循环障碍学说

声带振动时黏膜下血流变慢，甚至停止，长时间过度发声可致声带血流量持续下降，局部循环障碍并缺氧，使毛细血管通透性增加，局部水肿及血浆纤维素渗出，严重时血管破裂形成血肿，炎性渗出物最终聚集、沉积在声带边缘形成息肉；若淋巴、静脉回流障碍则息肉基底逐渐增宽，形成广基息肉。

3. 声带黏膜中超氧化物歧化酶（SOD）活性降低

与声带息肉和小结形成有关。

4. 炎症学说

声带息肉是因局部长期慢性炎症造成黏膜充血、水肿而形成。

5. 代偿学说

声门闭合不全过度代偿可引起声带边缘息肉样变，以加强声带闭合，多呈弥漫性息肉样变。

6. 气流动力学柏努利（Bernoulli）效应学说

声带闭合时可将声带边缘黏膜吸入声门，使声带内组织液移向并积聚在 Reinke 层间隙而形成息肉。

7. 自主神经功能紊乱学说

有 A 型性格特征，倾向于副交感神经兴奋性亢进的自主神经功能紊乱性疾病。

8. 变态反应学说

声带息肉的组织学表现有嗜酸及嗜碱性粒细胞增多，认为其发生与变态反应有关。

9. 其他学说

也有人认为声带息肉的发生与局部解剖因素有关，如舌短、舌背拱起及会厌功能差者易发生，可能因这些解剖异常使共鸣及构音功能受影响，需加强喉内肌功能来增强发声力量，导致声带易受损伤。此外还有血管神经障碍学说及先天遗传学说等。

二、病理

病理改变主要显示黏膜固有层（相当于 Reinke 层）的弹力纤维和网状纤维破坏，间质充血水肿、出血，毛细血管增生，血栓形成，纤维蛋白物沉着黏液样变性，玻璃样变性，纤维化等。可有少量炎性细胞浸润，偶见有钙化。黏膜上皮呈继发性改变，大多萎缩、变薄，上皮脚平坦。PAS 染色示上皮内糖原显著减少。根据光镜下的病理变化，声带息肉可分 4 型：出血型、玻璃样变性型、水肿型及纤维型。S-100 蛋白多克隆抗体检测声带息肉上皮中的朗汉斯巨细胞比正常声带黏膜中多 11.5 倍。根据超微结构改变，将声带息肉分为胶质型和毛细血管扩张型：胶质型基质疏松水肿，在无细胞的窦样间隙壁上有内皮细胞，基质有些区域呈泡状或斑状，内有嗜酸性液体；毛细血管扩张型表现为不规则排列的血管间隙中充满均匀的嗜酸性物质。

三、临床表现

主要症状为声嘶，因声带息肉大小、形态和部位的不同，音质的变化、嘶哑的程度也不同。轻者为间歇性声嘶，发声易疲劳，音色粗糙，发高音困难，重者严重沙哑。息肉大小与发音的基频无关，与音质粗糙有关。巨大的息肉位于两侧声带之间者，可完全失声，甚至可导致呼吸困难和喘鸣。息肉垂于声门下者，常因刺激引起咳嗽。

喉镜检查常在声带游离缘前中部见有表面光滑、半透明、带蒂如水滴状的肿物。有时在一侧或双侧声带游离缘见呈基底较宽的梭形息肉样变，也有遍及整个声带呈弥漫性肿胀的息肉样变。息肉多呈灰白或淡红色，偶有紫红色，大小如绿豆、黄豆不等。声带息肉一般单侧多见，也可两侧同时发生。少数病例一侧为息肉，对侧为小结。悬垂于声门下腔的巨大息肉，常带蒂，状如紫色葡萄，可随呼吸气流上下活动，如紧嵌于声门时可导致窒息。

声带息肉位置靠前，基底较大者语图上 1 000 Hz 以上的谐波中混有较多的噪声成分，甚至在 3 000 Hz 以上的谐波成分均被噪声代替。如果息肉位置靠后，比较孤立，其语图表现类似声带小节，或仅于第一、第二共振峰谐波之间或高频端有少量噪音成分，波纹不规律，有断裂现象。电声门图可在不同的部位出现切迹。喉动态镜下见周期性差，对称性、振幅、黏膜波减弱或消失，振动关闭相减弱。当病变从黏膜向深层组织发展时，黏膜波消失逐渐演变至声带振动减弱或消失。

四、治疗

以手术切除为主，辅以糖皮质激素超声雾化等治疗。

声门暴露良好的带蒂息肉，可在间接、纤维或电子喉镜下摘除。局部麻醉不能配合者，可在全身麻醉下经支撑喉镜切除息肉，有条件者可在显微镜下切除，也可行激光切除。年老体弱、颈椎病及全身状况差者，宜在软管喉镜下切除。

对于靠近前连合处的双侧病变，宜分次手术切除，以防两侧相近的创面发生粘连。切除的息肉均应常规送病理检查，以免将早期的声带癌变漏诊。

第三节　声带小结

声带小结发生于儿童者又称喊叫小结，是发生于声带游离缘的微小结节样病变，典型者表现为双侧声带前、中1/3 交界处对称性的结节状隆起。

一、病因

与声带息肉相似，多数学者倾向"机械刺激学说"。

1. 用声不当与用声过度

声带小结多见于声带游离缘前中1/3 交界处，其可能机制如下。①该处是声带发声区膜部的中点，振动时振幅最大而易受损伤，还可产生较强的离心力，发声时此处频繁撞击致使疏松的间质血管扩张，通透性增强，渗出增多，在离心力的作用下渗出液随发声时声带震颤聚集至该处形成突起，继之增生、纤维化。②该处存在振动结节，如振动剧烈可发生血管破裂形成血肿，继发炎性细胞浸润形成小结。③该处血管分布与构造特殊，声带肌上下方向交错，发声时可出现捻转运动，使血供发生极其复杂的变化。声带振动时血流变慢，甚至可以停止。也有学者认为发假声过度者易形成声带小结。

2. 上呼吸道炎症

如感冒、急慢性喉炎、鼻–鼻窦炎等可诱发声带小结。

3. 胃食管咽反流

声带小结发病率高。

4. 内分泌因素

如男孩较女孩多见，至青春期有自愈倾向。成年女性发病率又高于男性，50 岁以上者少见，可能与内分泌因素有关。

二、病理

声带小结外观呈灰白色小隆起。其病理改变主要在上皮层，黏膜上皮局限性棘细胞增生，上皮表层角化过度或不完全角化，继发纤维组织增生、透明样变性，基底细胞生长活跃。电镜观察可见黏膜鳞状上皮层次显著增多，表层细胞扁平，棘层内有角质透明蛋白颗粒；各层细胞排列紧密，张力微丝和桥粒均发育良好，基底层细胞核有丝分裂较多见，周围组织有炎症表现。

三、临床表现

早期主要症状是发声易疲倦和间隙性声嘶，声嘶每当发高音时出现。病情发展时声嘶加重，由间歇性变为持续性，在发较低音调时也出现。

喉镜检查可见声带游离缘前、中 1/3 交界处有小结样突起。小结一般对称，也有一侧较大、对侧较小或仅单侧者。声带小结可呈局限性小突起，也可呈广基梭形增厚，有些儿童的声带小结，当声带松弛时呈广基隆起，声带紧张时呈小结状突起。

四、诊断

根据病史及检查，常易作出诊断。但肉眼不易鉴别声带小结和表皮样囊肿，常需手术切除后病理检查方可确诊。

五、治疗

注意声带休息，发声训练，手术和药物治疗。

1. 声带休息

早期声带小结，经过适当发声休息，常可变小或消失。较大的小结即使不能消失，声音也可改善。若发声休息 2～3 周小结仍未明显变小，应采取其他治疗措施。

2. 发声训练

在语言疾病学家的指导下进行一段时间（约 3 个月）的发声训练，声带小结常可自行消失。发声训练主要是改变错误的发声习惯。此外，应忌吸烟、饮酒和吃辛辣刺激食物等。

3. 手术和药物治疗

对较大且声嘶症状明显的声带小结，若保守治疗无效，可考虑在手术显微镜下切除。术后仍应注意正确的发声方法，否则可复发。除此，可适当局部应用糖皮质激素。儿童的声带小结常不需手术切除，一般至青春期可以自行消失。

第四节　喉阻塞

喉阻塞是喉部或其邻近组织的病变，使喉部通道（特别是声门处）发生狭窄或阻塞，引起呼吸困难者，称喉阻塞。喉阻塞导致的阻塞性呼吸困难，常引起机体缺氧和二氧化碳蓄积。对耗氧量较大，同时也是对缺氧最为敏感的组织——脑和心脏的损伤最为严重和明显。

缺氧和二氧化碳蓄积对机体的危害，除与呼吸困难程度和时间长短有关外，尚与患者年龄和营养有关。年龄小或营养不良者，对缺氧和二氧化碳蓄积的耐受力较差，尤其是幼儿声门狭小，喉软骨尚未钙化，喉黏膜下组织松弛，喉部神经发育不完善易受刺激而引起痉挛，故呼吸困难进展较成人快。

一、临床表现

喉阻塞是一系列疾病的共有症状，其主要临床表现有：吸气期呼吸困难、吸气期喉鸣、吸气期软组织凹陷。

1. 吸气期呼吸困难

是喉阻塞的主要症状。其机制是在吸气时气流将声带斜面向下、向内推压，使声带向中线靠拢，在相关疾病引起的喉黏膜充血肿胀或声带固定时，声带无法做出正常情况下的外展动作来开大声门裂，使本已变狭窄的声门更加狭窄，以致造成吸气时呼吸困难进一步加重。呼气时气流向上推开声带，使声门裂变大，尚能呼出气体，故呼气困难较吸气时为轻。因此表现为以吸气性呼吸困难为主的呼吸困难。

2. 吸气期喉鸣

是喉阻塞的一个重要症状。吸入的气流，挤过狭窄的声门裂，形成气流旋涡反击声带，声带颤动而发出一种尖锐的喉鸣声。

3. 吸气期软组织凹陷

因吸气时空气不易通过声门进入肺部，胸腹辅助呼吸肌均代偿性加强运动，将胸部扩张，以助呼吸进行，但肺叶不能相应地膨胀，造成胸腔内负压增加，将胸壁及其周围的软组织吸入，使颈、胸和腹部出现吸气性凹陷（颈部，胸骨上窝和锁骨上、下窝，胸部、肋间隙、腹部、剑突下和上腹部），称为三凹征或四凹征。凹陷的程度常随呼吸困难的程度而异。儿童的肌张力较弱，凹陷征象更为明显。

对部分病情严重的患者，可以伴随声嘶、缺氧发绀等症状。

4. 呼吸困难分度

为了区别病情的轻重，准确地掌握治疗原则及手术时机，将喉阻塞引起的吸气期呼吸困难分为四度。

一度：安静时无呼吸困难表现，活动或哭闹时，有轻度吸气期呼吸困难。

二度：安静时也有轻度吸气期呼吸困难，吸气期喉鸣和吸气期胸廓周围软组织凹陷，活动时加重，但不影响睡眠和进食。也无烦躁不安等缺氧症状。脉搏尚正常。

三度：吸气期呼吸困难明显，喉鸣声甚响，胸骨上窝、锁骨上、下窝、上腹部、肋间等处软组织吸气期凹陷显著。并因缺氧而出现烦躁不安、不易入睡、不愿进食、脉搏加快等症状。

四度：呼吸极度困难。由于严重缺氧和二氧化碳蓄积增多，患者坐卧不安，手足乱动，出冷汗，面色苍白或发绀，定向力丧失，心律不齐，脉搏细弱，血压下降，大小便失禁等。如不及时抢救，可因窒息、昏迷及心力衰竭而死亡。

二、诊断

根据病史、症状及体征，对喉阻塞的诊断并不困难。一旦明确了喉阻塞的诊断，首先要判断的是喉阻塞的程度。至于查明喉阻塞的病因，则应视病情轻重和发展快慢而定。轻者和发展较慢、病程较长的，可做间接或纤维喉镜检查以查明喉部病变情况及声门裂大小。但做检查时要注意，因咽喉部麻醉后，咳嗽反射减弱，分泌物不易咳出，可使呼吸困难明显加重，且有诱发喉痉挛的可能，故应做好气管切开术的准备。重者和发展较快的，则应首先进行急救处理，解除喉阻塞后再做进一步的检查，明确其病因。

三、治疗

（一）一般治疗

呼吸困难的程度是选择治疗方法的主要依据。同时要结合病因和患者一般情况、耐受缺氧的能力（儿童、老人、孕妇一般对缺氧的耐受能力较差）等全面考虑。

1. 一度

明确病因，一般通过针对病因的积极治疗即可解除喉阻塞，不必做急诊气管切开术。如：积极控制感染和炎性肿胀；取出异物；肿瘤根治手术等手段治疗病因，解除喉阻塞。

控制炎症：及早使用足量、有效的抗生素。如青霉素：肌内注射，一般感染，每次40万~80万U，每日2次；严重感染可增至每日4次，静脉滴注，用生理盐水或5%葡萄糖注射液稀释至1万U（1 mL），每日200万~2 000万U。头孢类：头孢呋辛，肌内注射或静脉注射，成人每次0.75 g，每日3次；儿童30~60 mg/（kg·d），分2~3次注射。辅助治疗：局部雾化吸入，加用庆大霉素8万U+地塞米松10 mg+α-糜蛋白酶4 000 U雾化吸入，每日2次；1：5 000呋喃西林含漱液，每次10 mL，含漱，每日6次；病情较重，充血肿胀显著者，给予激素短期治疗（地塞米松每次10 mg，静脉滴注，每日1次；或泼尼松片每次5~10 mg，口服，每日3次）。

2. 二度

对症治疗及全身治疗（如吸氧等）的同时积极治疗病因。由急性病因引起者，病情通常发展较快，应在治疗病因的同时做好气管切开术的准备，以备缺氧不能耐受。大都可以通过病因治疗解除喉阻塞，避免做气管切开术，如对急性会厌炎、急性喉炎、扁周脓肿等疾病的处理。

3. 三度

在严密观察呼吸变化并做好气管切开术准备的情况下，可先试用对症治疗和病因治疗。若经保守治疗未见好转，应及早手术，以免造成窒息或心力衰竭。因恶性肿瘤引起的喉阻塞，应行气管切开术。

4. 四度

立即行气管切开术。若病情十分紧急，患者颈部手术暴露情况不良，可先行环甲膜切开术、气管插管术。

（二）气管插管术

气管插管术是解除上呼吸道阻塞、保证呼吸道通畅和进行人工呼吸的有效措施，已是临床抢救危重呼吸困难的一个很重要的方法。

1. 适应证

①需紧急解除喉阻塞者，如新生儿呼吸困难、婴幼儿呼吸窘迫综合征、急性感染性喉阻塞、急性喉水肿、颈部肿块或感染肿胀压迫喉气管引起呼吸困难。②下呼吸道分泌物潴留，需及时抽吸。③各种病因引起的呼吸功能衰竭，需进行人工呼吸。④小儿支气管造影和小儿气管切开术，需先行气管插管。

2. 并发症

气管插管术并发症有喉、气管擦伤，溃疡，水肿，肉芽形成，杓状软骨脱位，环杓关节炎，膜性气管炎。严重者可引起喉狭窄，引起并发症的原因是：①操作者技术不熟练或操作不慎；②插管质量不好；③选管不当，用管过粗；④继发感染；⑤插管时间过长。

3. 注意事项

①选用的插管应刺激性小，大小合适和固定好。②无菌操作，避免感染。③操作轻巧准确。④不要插入过浅或过深，儿童以进入声门下2.5~3 cm，成年人以4~5 cm为宜。⑤插管时间，儿童不宜超过72小时，成年人不宜超过48小时，在此时间内经给氧和人工呼吸血氧不见好转者，应行气管切开术。⑥小儿不宜用带套囊插管，成年人套囊不宜充气过多和每小时放气5~10分钟，以防引起局部压迫性坏死。⑦充分补液，给抗生素预防感染。

（三）气管切开术

气管切开术是一种抢救危重患者的急救手术，是切开颈段气管前壁，使患者可以经过新建立的通道进行呼吸的一种手术，主要应用于抢救喉阻塞患者，详见后文相关章节。

（四）环甲膜切开术

对于病情危重、需紧急抢救的喉阻塞患者，来不及做气管切开时可先行环甲膜切开术，待呼吸困难缓解后，再做常规气管切开术。

1. 手术要点

先测定甲状软骨与环状软骨的位置。于甲状软骨与环状软骨间做一长3~4 cm的横行皮肤切口，分离颈前肌，于环甲膜处做约1 cm的横切口，用刀柄或血管钳撑开伤口，使空气进入，随即插入橡皮管或塑料管并固定。

2. 注意事项

①手术时应避免切伤环状软骨，以免术后引起喉狭窄。②环甲膜切开术后的插管时间，以不超过24小时为宜，并避免选用金属套管，以防磨损环状软骨，导致喉狭窄。③情况十分紧急时，用一粗的注射针头，经环甲膜直接刺入声门下区，也可暂时减轻喉阻塞症状。穿刺深度要掌握恰当，防止针头未进入声门下区，或刺入气管后壁。如备有环甲膜穿刺器时，用该穿刺器可迅速缓解呼吸困难。

第五节　喉痉挛

喉痉挛是指喉部肌肉反射性痉挛收缩，使声带内收，声门部分或完全关闭而导致患者出现不同程度的呼吸困难甚至完全性的呼吸道梗阻。

一、临床表现

1. 症状及体征

骤然发作的呼吸困难，吸气粗长伴喘鸣，呼气断续的犬吠声，患者易惊但大多为时甚短，常在做一深吸气后发作终止而呼吸如常。轻者可表现为轻微吸气性喘鸣，重者可出现完全性上呼吸道梗阻。尽管前者不属致命性发作，但是处理不当可迅速发展成后者。完全性上呼吸道梗阻表现为吸气性喘鸣消失，尤为重要的是这种"无声"性梗阻不能误认为临床表现改善。喉痉挛可有痉挛性咳嗽、痉挛性失声、小儿喉痉挛等不同的表现形式。

2. 喉镜检查

吸气时两侧声带接触，极似两侧外展肌瘫痪，但实为内收肌痉挛所致，可使患者不停地发声，必须吸入空气，随着患者的多次深吸气，声带乃向外展。

二、诊断

根据典型症状、检查，诊断一般较易。但应在发作间歇期行颈部、胸部、喉部神经系统检查，以便明确发病原因而予以治疗。

三、治疗

如出现器质性喉痉挛，一般除病因治疗外需行急诊处理。

1. 给氧

给予纯氧吸入，必要时纯氧正压通气，直至患者清醒，喉痉挛消失。

2. 麻醉意外处理

如为麻醉过浅引起，应用静脉或吸入麻醉药加深麻醉，直至喉痉挛及其他反射消失。必要时，可给予短效肌松药，或行气管内插管以及气管切开术以免发生窒息。一般认为，拔管后喉痉挛患者血氧饱和度（SpO_2）＜85%，必须进一步处理。

3. 使用抗胆碱能药物

如阿托品，以减少腺体分泌，使口咽分泌物刺激减小。

4. 精神因素引起者

应向患者说明此病特征，每当发作时须保持镇静，闭口用鼻缓缓呼吸，在发作时慢慢地喝一点热饮料，做喉部冷敷，或吸入亚硝酸异戊酯也可使痉挛停止。

5. 小儿患者

可撬开口，让患儿做深呼吸。给氧，补充钙剂及维生素D、鱼肝油，多晒太阳。腺样体与扁桃体肥大者，及早予以切除。

四、预防

器质性喉痉挛多见于喉部医疗操作不当，应注意：①避免在浅麻醉下行气管插管和手术操作，并应避免缺氧和二氧化碳蓄积；②拔管最好在患者处于完全清醒的状态下进行；③利多卡因可用于防止扁桃体切除术后拔管后的喉痉挛，拔管前1~2分钟，静脉注射1~2 mg/kg，可明显减少咳嗽及小儿喉痉挛发生率。但是此时必须保证存在吞咽动作。

第六节　喉运动神经性疾病

喉麻痹是指喉肌的运动神经损害所引起的声带运动障碍。喉内肌除环甲肌外均由喉返神经支配，当喉返神经受压或损害时，外展肌最早出现麻痹，其次为声带张肌麻痹，内收肌麻痹最晚。喉上神经分布到环甲肌，单独发生麻痹者少见。

一、病因

按病变部位分中枢性、周围性两种，周围性多见，两者比例约为 1 ： 10。由于左侧迷走神经与喉返神经行径长，故左侧发病者较右侧约多一倍。

1. 中枢性

每侧大脑皮质的喉运动中枢有神经束与两侧疑核相联系，故每侧喉部运动接受两侧皮层的冲动，因此皮层引起喉麻痹者极罕见。常见的中枢性病因如脑出血、血栓形成、脑肿瘤、脑脓肿、脑外伤、脑脊髓空洞症、延髓肿瘤、小脑后下动脉血栓栓塞、脊髓结核等。迷走神经颅内段位于颅后窝，可因肿瘤、出血、外伤、炎症等，引起喉麻痹。

2. 周围性

因喉返神经以及迷走神经离开颈静脉孔至分出喉返神经前的部位发生病变，所引起的喉麻痹。按病因性质可分：①外伤，包括颅底骨折、颈部外伤、甲状腺手术等；②肿瘤，鼻咽癌向颅底侵犯时，可压迫颈静脉孔处的迷走神经而致喉麻痹；颈部转移性淋巴结肿大、甲状腺肿瘤、霍奇金淋巴瘤、颈动脉瘤等也可压迫喉返神经而发生喉麻痹；胸腔段喉返神经可由主动脉瘤、肿瘤、肺癌、肺结核、食管癌、心包炎等压迫而发生麻痹；③炎症，白喉、流行性感冒等传染病，铅等化学物的中毒，急性风湿病、麻疹、梅毒等可发生喉返神经周围神经炎而致喉麻痹。

二、临床表现

由于神经受损伤程度不同，可表现 4 型麻痹（图 12-1、图 12-2）。

1. 喉返神经不完全麻痹

单侧者症状不显著，常在体检中发现。曾有短时期的声嘶，随即恢复。除在剧烈运动时才可出现气促外，常无呼吸困难。间接喉镜检查，在吸气时，患侧声带居旁正中位不能外展，而健侧声带外展正常。发音时声门仍能闭合。

双侧喉返神经不完全麻痹，因两侧声带均不能外展，可引起喉阻塞，呼吸困难为其主要症状，如不及时处理，可引起窒息。间接喉镜检查见两侧声带均居旁正中位，其间仅留小裂缝。发音时，声门仍可闭合。

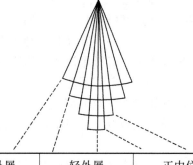

位置	完全外展	轻外展	正中位	旁中位	中间位
功能	深吸气	吸气	发音	耳语	发音困难
作用肌	外展肌	外展肌	内收肌	环甲肌	无
麻痹肌	无	内收肌	外展肌	内收肌 外展肌	全部
声门宽度（mm）	19	13.5		3.5	7

图 12-1 声带运动位置

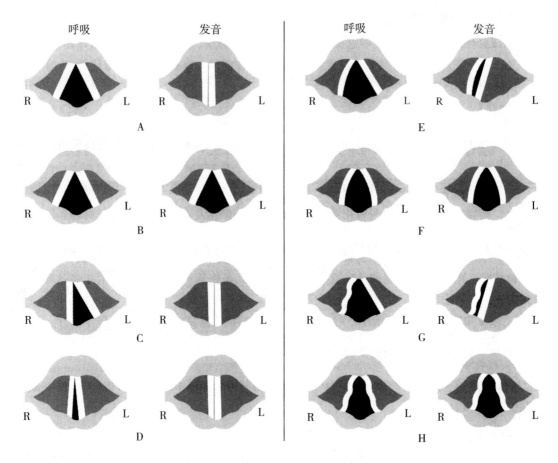

图 12-2　间接喉镜下所见各型声带麻痹

A. 正常喉部；B. 双侧内收肌麻痹；C. 单侧外展肌麻痹；D. 双侧外展肌完全麻痹；E. 单侧喉返神经完全麻痹；F. 双侧喉返神经完全麻痹；G. 单侧喉返神经及喉上神经麻痹；H. 双侧喉返神经及喉上神经麻痹

2. 喉返神经完全麻痹

单侧者发音嘶哑，易疲劳，说话和咳嗽有漏气感。后期有代偿作用，发音好转。间接喉镜检查，因患侧除环甲肌以外的外展肌及内收肌的功能完全丧失，患侧声带固定于旁正中位。即介于中间位（尸位）与正中位（发声位）之间。初期发音时，健侧声带闭合到正中位，两声带间有裂隙，后期出现代偿，健侧声带内收超越中线向患侧靠拢，发音好转。呼吸时因健侧声带运动正常，故无呼吸困难。

双侧喉返神经完全麻痹时，发音嘶哑无力，音频单调，说话费力，犹如耳语声，不能持久。自觉气促，但无呼吸困难。因声门失去正常的保护性反射，不能关闭，易引起误吸和呛咳，气管内常积有分泌物，且排痰困难，呼吸有喘鸣声。间接喉镜检查，双侧声带固定于旁正中位，边缘松弛，不能闭合，也不能外展。起病急者，双侧声带呈正中位，以致发生呼吸困难，但较少见。

3. 喉上神经麻痹

喉上神经麻痹后声带张力丧失，不能发高音，声音粗而弱。间接喉镜检查，声带皱缩，边缘呈波浪形，但外展、内收仍正常。单侧者，对侧喉黏膜的感觉仍存在。双侧者因喉黏膜全麻木，饮食、唾液误吸入下呼吸道，可发生吸入性肺炎。

4. 混合性喉神经麻痹

为喉返神经及喉上神经全部麻痹，单侧者常见于颈部外伤、手术损伤，发音嘶哑更为显著。喉镜检查见患侧声带固定于中间位。以后因健侧声带代偿，发音稍好转。双侧者两侧声带均呈中间位。

三、治疗

1. 病因治疗

对有明确病因者，给予相应的治疗，积极解除病因。

2. 气管切开术

对双侧声带麻痹引起呼吸困难者，要及早行气管切开术，以改善患者呼吸状况。

3. 喉返神经恢复治疗

（1）药物治疗：局部及全身应用神经营养药、糖皮质激素及扩张血管的药物，对神经功能恢复有一定辅助作用。

（2）手术治疗：对有手术适应证的患者可行喉返神经探查，神经吻合术、神经肌蒂移植术、舌下神经喉返神经吻合术、膈神经喉返神经吻合术治疗，是恢复声带自主运动、治疗喉返神经麻痹最为理想的方法。

4. 恢复和改善喉功能的治疗

对半年以上，神经功能无恢复可能性者可行以下治疗。

对双侧喉返神经麻痹的患者，可行一侧杓状软骨切除术或声带外展移位固定术，使声门后部开大，改善呼吸功能。

对单侧喉返神经麻痹的患者，可行声带黏膜下脂肪组织充填术、甲状软骨成形术，使声带向内移位，改善发音。

附【支撑喉镜下 CO_2 激光辅助杓状软骨切除术】

该手术为经口行单侧或双侧杓状软骨切除术，用于扩大声门裂隙，同时，发音时声带前部或近全部仍可接触，发音功能不受损害。手术一般在显微镜下完成，具有显微精细、出血少、无须颈部切口等优势，是目前治疗双侧声带麻痹的理想方法。

1. 适应证

（1）双声带麻痹，无确切病因或病因不能治愈，观察 12 个月以上无恢复者。

（2）杓状软骨良性肿瘤。

（3）环杓关节固定，保守治疗无效者。

2. 手术前准备及麻醉

（1）术前应行纤维喉镜和（或）动态喉镜检查。

（2）术前应行发音功能评估。

（3）全身麻醉术前常规检查及可引起喉返神经麻痹的相关病因学检查，如甲状腺 B 超等。

（4）术前常规行气管切开术。

（5）一般采用经气管造瘘口插管控制呼吸、全身麻醉。

3. 手术方法

（1）置入支撑喉镜，暴露喉后部，术野内包括术侧杓状软骨及声门后部、杓间区、对侧部分杓状软骨。调整聚焦手术显微镜。

（2）切口：以 8~10 W 重复脉冲激光于杓尖表面椭圆形切开杓状软骨黏软骨膜。

（3）分离切除杓状软骨：以上述激光自切口开始，沿杓状软骨表面分离软骨，前至声带突，后端不超越中线，深面至环杓关节；游离软骨并切除。

（4）缝合切口：去除炭化组织，对合杓状软骨黏软骨膜，缝合 2~3 针，消灭创面。此时声门后部气道已建立，声门裂可增宽 3~4 mm。

（5）术中如以激光止血无效，可加用电灼。

4. 并发症

（1）门齿损伤、腭弓裂伤等支撑喉镜手术并发症。

（2）手术创面肉芽生长、杓间瘢痕粘连。

（3）由于瘢痕收缩等原因，声门开大不理想、不能拔除气管套管。

（4）发音质量降低。

5. 术后治疗及预后

（1）术后尽早堵管，鼓励患者经口呼吸、说话、进食。

（2）适量应用抗生素预防感染。

（3）抗生素、糖皮质激素雾化吸入1周。

（4）3个月后复查，决定可否拔管。

（5）一般以建立有效气道、可拔除气管套管、发音无困难为判定手术成功的标准。

（6）部分患者需行双侧手术，一般于术后3个月，根据声门情况决定。

第十三章

角膜病

第一节　细菌性角膜炎

细菌性角膜炎是 20 世纪 60 年代最主要的感染性角膜疾病，70 年代以后病毒性角膜炎、真菌性角膜炎、棘阿米巴性角膜炎迅速增多，但细菌性角膜炎仍是当前发病率和致盲率最高的感染性角膜病。细菌性角膜炎的发展趋势是机会感染、混合感染及耐药菌感染不断增多，给该病的诊断和治疗带来一定困难，必须给予高度警惕和重视。

细菌性角膜炎的发生往往有危险因素，或称为相关因素存在。任何能够破坏泪液、角膜上皮、角膜缘血管及角膜内皮细胞完整性的因素均可为细菌感染提供机会。最常见的相关因素有外伤、角膜接触镜佩戴、眼表疾病、角膜手术、局部（慢性泪囊炎）或全身性疾病等。眼表疾病当中，泪液量、泪液成分的异常及眼睑闭合功能的破坏为常见的与角膜细菌感染相关的因素。另外，所有引起角膜上皮破坏的病变如单疱病毒性角膜上皮病变、长期应用抗生素或抗病毒药物导致的上皮细胞中毒、局部长期使用糖皮质激素、内皮失代偿引起的大泡性角膜病变，以及各种累及角膜上皮的变性与营养不良等，均可能继发细菌感染。

随着时代的变迁，致病细菌也发生了很大变化。20 世纪 50 年代以肺炎链球菌为主；60 年代金葡菌占优势；70 年代则以铜绿假单胞菌为主；80 年代在国外，由于氨基糖苷类抗生素的应用，铜绿假单胞菌相对减少，而耐青霉素葡萄球菌则相对增多，国内铜绿假单胞菌仍占有重要位置。文献统计当前最常见（约占 70% 左右）的致病细菌有四种，即革兰阳性球菌中的肺炎链球菌（Streptococcus pneumoniae，S）和葡萄球菌（Staphylococcus，S）；革兰阴性杆菌中的铜绿假单胞菌（Pseudomonas aeruginosa，P）和莫拉菌（Moraxella，M），简称 SSPM 感染。此外，比较常见的致病菌还有链球菌、不典型分枝杆菌、变形杆菌、黏质沙雷菌等，有增多倾向的致病细菌有厌氧性细菌、不发酵革兰阴性杆菌、放线菌等。

正常菌群在一定条件下能引起感染的称条件致病菌。正常人眼睑、睑缘处常有表皮葡萄球菌、类白喉杆菌、微球菌等寄生。正常结膜囊可无细菌（约 30%）或暂时存在少数正常菌群或条件致病菌如表皮葡萄球菌、甲型链球菌、类白喉杆菌、丙酸杆菌，偶见卡他球菌、金黄色葡萄球菌、肠道细菌等。长期使用广谱抗生素、激素等情况下，正常菌群比例关系发生改变，或耐药菌株转为优势，表现为菌群失调。眼科领域中耐药菌株感染、条件致病细菌感染，特别是革兰阴性杆菌感染已日益突出。

大多数细菌只有在角膜上皮受损伤时方能侵入角膜基质层。细菌一旦进入角膜即发生多核白细胞趋化，释放溶解酶导致基质坏死。在一些毒性特别强的细菌如铜绿假单胞菌感染时，除 PMN 和受损角膜上皮细胞外，细菌繁殖过程中也可产生蛋白溶解酶，因此病情更为严重和迅速。虽然角膜后弹力膜对细菌穿透有一定的抵抗作用，但最终还是发生角膜穿孔。

一、匐行性角膜溃疡

匐行性角膜溃疡也称前房积脓性角膜溃疡，主要为毒力较强的细菌引起。肺炎链球菌、金黄色葡萄球菌、溶血性链球菌、淋球菌、枯草杆菌等均可致病。起病前常有角膜上皮外伤史，如树枝、谷穗、指甲、睫毛等擦伤，或有灰尘、泥土等异物侵入史。长期应用糖皮质激素、慢性泪囊炎和佩戴角膜接触镜也是引起本病的主要因素。发病以夏、秋农忙季节多见，农村患者多于城市。多发生于老年人，婴幼儿或儿童少见。

（一）肺炎链球菌性角膜炎

是最常见的革兰阳性球菌所引起的急性化脓性角膜炎，具有典型革兰阳性球菌所特有的角膜体征，局限性椭圆形溃疡和前房积脓。

1. 致病菌

肺炎链球菌是革兰阳性双球菌，大小为 0.5~1.2 μm，菌体呈弹头或卵圆状、宽端相对、尖端向外成双排列，周围有多糖荚膜（具有抗原性和抗吞噬作用），呈不着染环状半透明区。兼性厌氧，营养要求较高，需含血或血清的培养基才生长。血平板上菌落细小，0.5~1 mm，灰色半透明扁平圆形，周围有草绿色溶血环。细菌发酵菊糖，可被胆盐溶解。其荚膜多糖为特异型抗原，以特异抗血清做荚膜肿胀试验可用于分型。肺炎链球菌抵抗力低，易死亡，52 ℃10 分钟即灭活。本菌致病力较弱，不能侵入完整的黏膜上皮屏障，但微损伤时神经氨酸酶增强，对宿主细胞黏附侵入。

2. 临床表现

起病急，表现为突然发生眼痛及刺激症状。角膜缘混合充血，球结膜水肿。角膜损伤处（多位于中央）出现粟粒大小灰白色微隆起浸润灶，周围角膜浑浊水肿。1~2 天后，病灶扩大至数毫米，表面溃烂形成溃疡，向周围及深部发展。其进行缘（溃疡的浸润越过溃疡边缘）多潜行于基质中，呈穿凿状，向中央匐行性进展，另一侧比较整齐，炎症浸润较静止。有时浸润灶表面不发生溃疡，而向基质内形成致密的黄白色脓肿病灶，伴有放射状后弹力膜皱褶形成。当溃疡继续向深部发展，坏死组织不断脱落，可导致后弹力膜膨出或穿孔。一经穿孔，前房积脓将失去原先的无菌性，造成眼内感染，最终导致眼球萎缩。严重的虹膜睫状体炎反应也是本病特征之一，由于细菌毒素不断渗入前房，刺激虹膜睫状体，可出现瞳孔缩小、角膜后壁沉着物、房水浑浊及前房积脓（占前房 1/3~1/2 容积）。

3. 诊断

（1）发病前有角膜外伤、慢性泪囊炎或局部长期应用糖皮质激素病史。

（2）起病急，角膜中央部出现灰白色局限性溃疡呈椭圆形匐行性进展，很快向深基质层发展，甚至穿孔。常伴有前房积脓，病灶区后弹力层皱褶。

4. 检查

（1）取角膜病变处分泌物或组织的沉淀物涂片，经革兰染色或荚膜染色后，查细菌形态、染色性、排列及有无荚膜，可初步诊断。

（2）荚膜肿胀试验：此为肺炎链球菌的快速诊断。取标本少许置玻片上，加少量未稀释的肺炎链球菌多价抗血清混匀，再加少量亚甲蓝溶液混合，加盖玻片。以油镜检查：如为肺炎链球菌，荚膜显著肿大，菌体周围有一无色而宽的环状物（即荚膜与抗体形成的复合物），菌体本身无变化，且染成蓝色。此即荚膜肿胀试验阳性。

（3）分离培养：血琼脂平板肺炎链球菌呈细小、圆形、灰白色、半透明，有光泽的扁平菌落，周围有狭窄绿色溶血环，很易死亡。为进一步与甲型链球菌鉴别，可用菊糖发酵试验和胆汁溶解试验。5% 血清肉汤培养基18~24 小时培养后，肺炎链球菌呈均匀浑浊生长。

5. 治疗

首选青霉素类抗生素（1%磺苄西林）、头孢菌素类（0.5%头孢氨噻肟唑）等滴眼液频繁滴眼。如存在慢性泪囊炎，应及时给予清洁处置或摘除。药物治疗不能控制病情发展或角膜穿孔者，应施行治疗性角膜移植术。

（二）葡萄球菌性角膜炎

临床表现多样，分为金黄色葡萄球菌性角膜炎、表皮葡萄球菌性角膜炎、耐药金黄色葡萄球菌性角膜炎、耐药表皮葡萄球菌性角膜炎及葡萄球菌性边缘性角膜炎等。

1. 致病菌

葡萄球菌广泛分布于自然界，如空气、水、土壤以及人和动物的皮肤与外界相通的腔道中，菌体呈球形，直径为 $0.8 \sim 1 \mu m$，细菌排列呈葡萄串状，革兰染色阳性。细菌无鞭毛，缺乏运动能力，不形成芽孢。兼性厌氧，营养要求不高，普通培养基上可生长。按产生血浆凝固酶与否分为凝固酶阳性的金黄色葡萄球菌和以表皮葡萄球菌为代表的凝固酶阴性葡萄球菌。前者可产生毒素及血浆凝固酶，故其毒力最强；后者毒性较少，不产生血浆凝固酶，一般不致病，但近来也已成为眼科感染的重要条件致病菌之一。葡萄球菌最易产生耐药性，原对青霉素 G、红霉素、林可霉素、利福平、庆大霉素、杆菌肽、磺胺剂等敏感。近年来，耐药菌株明显增加，如产生 β-内酰胺酶使青霉素水解失活，产生耐甲氧西林菌株。宜选用耐青霉素酶的青霉素，第一、第二代头孢菌素，第三代氟喹诺酮治疗。耐甲氧西林的金黄色葡萄球菌和表皮葡萄球菌对万古霉素高度敏感。

2. 临床表现

（1）金黄色葡萄球菌性角膜炎：是一种急性化脓性角膜溃疡，临床上与肺炎链球菌所引起的匐行性角膜溃疡非常相似。具有革兰阳性球菌典型的局限性圆形灰白色溃疡，边缘清楚，偶尔周围有小的卫星灶形成，一般溃疡比较表浅，很少波及全角膜及伴有前房积脓。进展较肺炎链球菌性角膜炎缓慢。

（2）表皮葡萄球菌性角膜炎：又称凝固酶阴性葡萄球菌性角膜炎，是一种医源性角膜感染病，多发生于眼局部免疫功能障碍的个体，如糖尿病、变应性皮肤炎、长期滴用糖皮质激素及眼科手术后的患者。发病缓慢，临床表现轻微，病变一般较局限，溃疡范围小而表浅，与金黄色葡萄球菌性角膜炎相比，前房反应较轻。很少引起严重角膜溃疡及穿孔。

（3）耐甲氧西林金黄色葡萄球菌性角膜炎（MRSAK）和耐甲氧西林表皮葡萄球菌性角膜炎（MRSEK）：近年来，由于广泛使用抗生素，耐甲氧西林金黄色葡萄球菌和耐甲氧西林表皮葡萄球菌逐年增多，因此给治疗带来很大困难。MRSA 或 MRSE 角膜炎其临床表现与金黄色葡萄球菌所致的角膜炎相同，多为机会感染，常发生于免疫功能低下的患者，如早产儿或全身应用化疗者；眼部免疫功能低下者，如眼内手术（角膜移植术、白内障等）后、眼外伤、干眼症、佩戴角膜接触镜等。

（4）葡萄球菌边缘性角膜炎：又叫葡萄球菌边缘性角膜浸润，多发生于葡萄球菌性眼睑结膜炎患者，是葡萄球菌外毒素引起的一种Ⅲ型变态反应（免疫复合物型）。中年女性较多见，时重、时轻，反复发作，常伴有结膜充血及异物感。浸润病灶多位于边缘部2、4、8、10点处（即眼睑与角膜交叉处，该处免疫复合体容易沉积），呈灰白色孤立的圆形、串珠形或弧形浸润，位于上皮下及浅基质层。病灶与角膜缘之间有一透明区。反复发作后，周边部可有浅层血管翳长入浸润灶。很少引起角膜溃疡发生。

3. 检查

（1）直接刮取角膜溃疡处组织涂片，革兰染色后镜检。革兰染色为阳性球菌，且细菌形态符合葡萄球菌者，可报告"找到革兰阳性球菌（疑为葡萄球菌）"。致病性葡萄球菌一般较非致病性小，直径为 $0.4 \sim 1.2 \mu m$，菌体排列大小也较整齐。涂片染色检查中只能作初步诊断，属于何种葡萄球菌尚需做培养检查。

（2）分离培养与鉴定：血琼脂平板，一般于涂片前先行接种于血平板，或含硫酸镁对氨苯甲酸血平板，经 37 ℃/24 小时培养后，形成菌落较大、湿润、有光泽、圆而凸出。菌落周围形成透明溶血环（此为多数致病性葡萄球菌产生溶血毒素，使菌落周围红细胞溶解所致。非致病性菌无此现象）。此外菌落内因菌种不同，产生不同脂溶性色素，如金黄色、白色及柠檬色三类。

（3）血浆凝固酶试验：测定此菌致病性，通常以能否产生血浆凝固酶为准，产生者为致病株，不产生者为非致病株。

（4）甘露醇发酵试验：致病性葡萄球菌大多能分解甘露醇产酸。非致病性葡萄球菌无此作用。

（5）溶血试验：应为阳性。一般根据血平板上情况即可代替。

上述试验如符合致病性葡萄球菌特征即可报告"有金黄色葡萄球菌生长"。

4. 治疗

（1）葡萄球菌性角膜炎：一般采用头孢菌素类0.5%头孢甲肟、青霉素类（1%磺苄西林）或氟喹诺酮类（0.3%氧氟沙星）滴眼液频繁滴眼。特别注意表皮葡萄球菌性角膜炎，对于氨基糖苷类药物治疗效果较差。

（2）MRSAK 或 MRSEK：可采用米诺环素和头孢美唑进行治疗。近年来，文献推荐的方法采用 5%万古霉素溶于磷酸盐作缓冲的人工泪液中频繁滴眼，或 25 mg 结膜下注射，每日 1 次。同时每日 2 次口服，每次 1 g，对早期病例有较好疗效。

（3）葡萄球菌边缘性角膜炎：主要采用糖皮质激素 0.1%氟米龙和 1%磺苄西林或 0.3%氧氟沙星滴眼液交替滴眼，一般 1 周左右即可明显好转；重度患者除清洁眼睑缘外，还应联合结膜下注射或口服糖皮质激素。

（4）药物治疗不能控制病情发展或病变迁延不愈，有穿孔倾向者，应早期施行治疗性角膜移植术。

（三）链球菌性角膜炎

临床上多表现为匐行性角膜溃疡，现在还可表现为感染性结晶样角膜病变。

1. 致病菌

链球菌为圆或卵圆形的革兰阳性球菌，直径为 0.6 ~ 1.0 μm，在液态培养基内呈链状排列。无鞭毛，无芽孢。多数菌株在幼龄（约 2 ~ 4 小时的培养物）时期，可形成荚膜，继续培养则荚膜消失。此菌营养要求较高，在普通培养基中生长不良，在有血液、血清、腹腔积液、葡萄糖等的培养基中则生长较好。兼性厌氧，在 37 ℃、pH 为 7.4 ~ 7.6 的环境生长最为适宜。链球菌根据在血平板上的菌落有不同的溶血表现，分为三型：甲型，α 溶血；乙型，β 溶血；丙型，不溶血。化脓性链球菌大体指的是乙型 β 型溶血性链球菌，即致病力最强的一种，该菌也常被称为乙型溶血性链球菌。链球菌的致病因素除有各种毒素和酶外，菌体本身的一些成分，在致病过程中也起重要作用，如荚膜物质及菌体表面的 M 蛋白均有抗吞噬作用。甲型溶血性链球菌又称为草绿色链球菌可引起以下两种角膜感染。

2. 临床表现

（1）匐行性角膜溃疡：临床表现与肺炎链球菌所引起的匐行性角膜溃疡相似，但无向一个方向性进行的特征。曾经是 20 世纪 50 年代最常见的急性化脓性角膜炎，现已逐渐减少。最近报道常与单纯疱疹病毒性角膜炎（HSK）和流行性角膜结膜炎（EKC）混合感染。

（2）感染性结晶性角膜病变：单眼发病，既往有外伤、佩戴软性角膜接触镜及局部使用糖皮质激素史。角膜浅基质层有颗粒状、针状结晶物沉着，角膜上皮完整，荧光素染色阴性，病灶区常伴有基质浸润；角膜刮片和细菌培养可见革兰阳性链球菌。其结晶性角膜病变是由细菌在角膜基质内形成慢性菌落所致。

3. 检查

（1）涂片与镜检：取角膜化脓感染处的脓性分泌物或组织，直接涂片，革兰染色后镜检。如发现有革兰染色阳性，呈典型链状排列长短不一的球菌即可作出"检出链球菌（革兰阳性）"的初步诊断。其型号必须通过培养方可确定。

（2）分离培养：所取标本接种于血平板上两份。分别置于有氧及厌氧环境下培养，置 37 ℃ 24 ~ 48 小时，观察菌落特征、溶血情况。

甲型：菌落似针尖状，周围有狭窄草绿色溶血环。

乙型：灰白色小菌落，周围溶血环宽而透明。

丙型：灰白色干燥小菌落，周围无溶血环。

如为甲型溶血性链球菌，需与肺炎链球菌鉴别。如为乙型溶血性链球菌，需与葡萄球菌区别。

（3）鉴定试验：杆菌肽敏感试验，用每片含 0.02 单位杆菌肽的滤纸片来测定细菌敏感性，抑菌圈大于 15 mm 者，大多为乙型链球菌。胆汁溶解试验与菊糖发酵试验：甲型链球菌不被胆汁溶解，一般不分解菊糖。

4. 治疗

链球菌性角膜炎对氟喹诺酮类和氨基糖苷类抗生素耐药，当细菌性角膜炎应用上述两类药物治疗无效时，应考虑到链球菌感染的可能。本病应首选青霉素 G，次选红霉素、林可霉素或万古霉素，全身和局部应用。对于药物治疗无效的严重角膜溃疡或结晶性病变浸润较深者，考虑穿透性角膜移植或在角膜板层切除的同时行部分或全板层角膜移植术。

二、铜绿假单胞菌性角膜炎

铜绿假单胞菌性角膜炎是一种极为严重的急性化脓性角膜炎，具有典型革兰阴性杆菌所引起的环形脓肿的体征，常在极短时间内席卷整个角膜而导致毁灭性的破坏，后果极其严重。一旦发生，必须立即抢救。

1. 病因

（1）致病菌：铜绿假单胞菌属假单胞菌属，革兰阴性杆菌，大小为（0.5~1.0）μm×（1.5~3.0）μm的直或微弯杆菌，有产生色素的性能，引起蓝绿色脓性分泌物，故称为铜绿假单胞菌。该菌广泛存在于自然界土壤和水中，也可寄生于正常人皮肤和结膜囊，有时还可存在于污染的滴眼液中，如荧光素、丁卡因、阿托品、毛果芸香碱等。有时甚至可在一般抗生素滴眼液（如磺胺）中存活。专性需氧，在普通琼脂培养基上发育良好，18~24小时形成较大圆形扁平菌落。细菌除产生水溶性蓝绿色吩嗪类色素（绿脓素）外，还可产生荧光素。铜绿假单胞菌具有很强的致病性，主要致病物质是内毒素（菌细胞壁脂多糖）和外毒素（弹力性蛋白酶、碱性蛋白酶及外毒素A）。

（2）危险因素：铜绿假单胞菌毒性很强，但侵袭力很弱，只有在角膜上皮损伤时才能侵犯角膜组织引起感染，最常见的发病危险因素如下。

1）角膜异物剔除，或各种原因引起的角膜损伤（如角膜炎、角膜软化、角膜化学烧伤及热烧伤、暴露性角膜炎等）。

2）佩戴角膜接触镜时间过长，或使用被铜绿假单胞菌污染的清洁液或消毒液。

3）使用被污染的滴眼液和手术器械。

2. 临床表现

（1）症状发病急，病情发展快，潜伏期短（6~24小时）。患者感觉眼部剧烈疼痛、畏光、流泪、视力急剧减退，检查可见眼睑红肿，球结膜混合充血、水肿。

（2）体征：病变初起时，在角膜外伤处出现灰白色浸润，并迅速向外扩大形成环形或半环形灰黄色浸润（脓肿），病灶面和结膜囊有黄绿色黏脓性分泌物，且有特殊臭味。前房可出现黄白色积脓，有时充满前房。由于环形脓肿区使角膜中央与角膜周围血管隔绝，阻断营养供给，加上铜绿假单胞菌和炎症反应使上皮细胞释放胶原酶，溃疡迅速扩大和加深，约1天左右即可波及全角膜，形成全角膜脓肿，甚至波及巩膜。

（3）预后：如未能得到及时和有效治疗，大部分角膜将坏死、脱落，导致穿孔，进一步引起眼内炎，甚至全眼球炎。即使溃疡治愈，也可形成粘连性角膜白斑或角膜葡萄肿而导致失明。部分病例经积极抢救而保存眼球，以后通过角膜移植术，可保存部分视力。

3. 诊断

（1）发病前有角膜外伤（包括佩戴角膜接触镜）或角膜异物剔除史。

（2）起病急、来势猛、溃疡发生快。

（3）典型的环形浸润或环形溃疡形态及前房积脓。

（4）大量的黄绿色黏脓性分泌物。

（5）实验室检查。①涂片革兰染色，为阴性细长杆菌，长短不一，或如丝状，常互相连接成双或成短链。菌体末端有鞭毛1~3根，运动活泼。此法不能与其他革兰阴性杆菌相区别，只可做初步估计。②培养及生化反应鉴定，采用普通琼脂平板，菌落形态呈大而软的菌落，表面光滑滋润，形态不规则，呈点滴状。本菌所产生的水溶性色素渗入培养基内使其变成黄绿色、蓝绿色、棕色或紫色。8小时后色素逐渐变深，菌落的表面放出一种金属光泽，有特殊生姜味。生化反应：本菌能产生绿脓素、荧光素及其他色素。③噬菌体试验，敏感性极高但非铜绿假单胞菌所特异。④疑有污染的眼用药品包括荧光素液、表面麻醉剂、各种滴眼液、洗液及接触镜佩戴者使用的镜用系列物品等培养出本菌对临床诊断有一定意义。

4. 治疗

（1）局部首选氨基糖苷类抗生素（庆大霉素、妥布霉素、阿米卡星）或氟喹诺酮类抗生素（氧氟沙星、环丙沙星）频繁滴眼，也可采用第三代头孢菌类抗生素（头孢甲肟、头孢磺啶、头孢哌酮）频繁或交替滴眼。白天每 30 ~ 60 分钟 1 次滴眼。晚上改用氧氟沙星眼膏每 3 ~ 4 小时 1 次涂眼。

（2）重症患者可采用结膜下注射或全身用药。待获得药敏试验的结果后，应及时修正，使用敏感的抗生素进行治疗。

（3）糖皮质激素的应用：在大量有效抗生素控制炎症的情况下，适当应用糖皮质激素可以减轻炎症反应和瘢痕形成。口服泼尼松 10 mg，每日 3 次或地塞米松 15 mg 加入抗生素及葡萄糖注射液中静脉点滴。但溃疡未愈合，荧光素染色阳性时局部忌用糖皮质激素治疗。

（4）其他治疗：用 1% 阿托品散瞳，用胶原酶抑制剂、大量维生素和对症治疗。病情重者在药物治疗 24 ~ 48 小时后，有条件则彻底清除病灶进行板层角膜移植。术后每天结膜下注射敏感抗生素可缩短疗程，挽救眼球。后遗角膜白斑者，则做穿透性角膜移植。

三、莫拉菌性角膜炎

莫拉菌性角膜炎是最常见的革兰阴性细菌性角膜炎之一，因其临床症状轻微，预后较好，常被眼科医生所忽视。

1. 病因

（1）致病菌：莫拉菌是一种大型的革兰阴性双杆菌，长 2.0 ~ 3.0 μm，宽 1.0 ~ 1.5 μm，菌体端端相连，成双排列，常存在于人的呼吸道，是眼部特有的细菌，一般致病力不强。引起角膜炎的主要是结膜炎莫拉杆菌又称莫-阿双杆菌。专性需氧，需要在含血、血清或鸡蛋培养基上生长，高 CO_2 较湿环境下 32 ~ 35 ℃ 培养可提高分离率。除引起角膜炎外，也常引起睑缘炎、结膜炎及泪道的炎症。

（2）危险因素：多发生于抵抗力低的老年人和嗜酒者。

2. 临床表现

（1）症状：自觉症状较轻，多并发眦部睑缘结膜炎。

（2）体征：一般呈局灶性、灰白色浅层溃疡，多发生于中央偏下方，较小，形态不规则，边界较清楚，发展缓慢，很少发生穿孔。但也有迅速形成角膜深部溃疡、前房积脓，甚至穿孔的病例发生。

3. 治疗

现在多主张采用青霉素类、头孢菌素类、β-内酰胺类、氨基糖苷类及氟喹诺酮类抗生素滴眼液滴眼。

四、非典型分枝杆菌性角膜炎

非典型分枝杆菌性角膜炎为革兰阴性杆菌性角膜炎，是一种典型的机会感染，是以角膜基质多灶性浸润为主的慢性炎症。近年来，由于角膜屈光手术的普及和眼部激素的广泛使用，该感染有集中发生的趋势。

1. 病因

（1）致病菌：非典型分枝杆菌又称非结核分枝杆菌（NTM），是指人型、牛型结核杆菌与麻风杆菌以外的分枝杆菌，属于需氧杆菌，广泛分布于自然环境中，由于具有抗酸染色阳性的特性，故又称抗酸杆菌。根据 NTM 的生物学特性（主要是菌落色素及生长速度）将其分为四组，引起角膜感染的 NTM 均属于第Ⅳ组（快速生长 NTM），其中以偶发分枝杆菌及龟分枝杆菌最常见。由于非结核分枝杆菌可污染医院中的试剂和冲洗液，已成为院内感染中常见的细菌之一。大多数 NTM 角膜炎都与角膜手术、外伤及佩戴角膜接触镜有关。

NTM 细胞壁上的脂肪酸和糖脂可使其逃避吞噬细胞清除而在组织内长期生存，角膜基质的相对缺氧又使 NTM 处于休眠状态而不致病。但是当机体抵抗力下降或局部使用激素时，休眠状态的 NTM 可随时转入增殖期。研究发现，NTM 的增殖周期长，生长缓慢，一般约 20 小时左右，所以临床上 NTM 性角膜炎潜伏期长，发病过程缓慢，并可呈持续带菌状态。现代免疫学的观点认为，NTM 性角膜炎是一种免疫紊乱状态下的疾病，细菌使角膜的免疫平衡失调，向病理性免疫反应方向发展。

（2）危险因素：偶发分枝杆菌感染 50% 以上是由角膜异物所致（包括佩戴角膜接触镜），龟分枝杆菌感染 90% 是眼部手术引起。近来还有获得性免疫缺陷综合征（AIDS）、重症免疫功能低下引起本病的报道。

2. 临床表现

（1）本病的特征是病程长及无痛性角膜炎。

（2）典型的体征为角膜基质多灶性点状浸润、无痛性角膜溃疡及基质脓肿，严重时出现前房积脓，常常可以并发病毒、真菌和其他细菌感染。

（3）有些患者在感染早期可表现为角膜基质内细小线样浑浊（"毛玻璃样"外观），逐渐发展成为基质环形浸润、钱币形角膜炎以及感染性结晶样角膜病变等。当角膜病变呈线状或树枝状，并伴有上皮性角膜溃疡时应注意与单纯疱疹性角膜炎相鉴别；对于无痛性角膜溃疡以及角膜脓肿应与厌氧菌性以及真菌性角膜溃疡相鉴别。

（4）临床症状变异性很大，有的病例不痛，有的很痛，有的很快自愈，有的治疗非常困难。

3. 诊断

确定诊断需行如下实验室检查。

（1）病灶区刮片、革兰染色、齐-内抗酸染色检菌：准分子激光原地角膜消除术（LASIK）术后瓣下浸润的患者则应掀开角膜瓣取材进行涂片和培养。

（2）罗氏培养基培养：NTM 培养时间比普通细菌长，判定结果一般需 7～60 天。

（3）分子生物学技术（主要是 PCR 技术）：可快速、敏感、特异地对 NTM 作出诊断。

4. 治疗

NTM 性角膜炎的治疗原则为：局部治疗与全身治疗相结合，药物治疗与手术治疗相结合，急性期禁用激素。

（1）偶发分枝杆菌性角膜炎应首选 1%～2% 阿米卡星滴眼液，每 30 分钟至 60 分钟 1 次，持续使用 48 小时之后酌情减量。对于中重度患者可同时给予结膜下注射 4% 阿米卡星 0.5 mL，口服多西环素 100 mg，每日 2 次，或口服磺胺类药物。

（2）龟分枝杆菌性角膜炎首选头孢西丁、红霉素及妥布霉素进行治疗。

（3）氟喹诺酮类抗生素对 NTM 有较强的抗菌活性，以新一代氟喹诺酮类中的加替沙星效果最好，其滴眼液浓度为 0.3%，且对角膜的毒性较氨基糖苷类抗生素低。

（4）重症病例可采用手术清创术，晚期大多需要进行角膜移植术。术后局部使用阿米卡星或加替沙星滴眼液可防止病情复发。

五、变形杆菌性角膜炎

变形杆菌性角膜炎是一种急性化脓性角膜感染，临床表现酷似铜绿假单胞菌性角膜炎，发病迅猛，预后差。

1. 病因

（1）致病菌：变形杆菌为革兰阴性杆菌，两端钝圆，有明显多形性，呈球状或丝状，自然界分布很广，人和动物肠道也存在，是医源性感染的重要条件致病菌。引起角膜炎的致病菌有奇异变形杆菌、莫根变形杆菌和普通变形杆菌。

（2）危险因素：变形杆菌不能穿通正常的角膜上皮，故角膜在细菌感染之前一般均有角膜外伤或异物剔除的病史。

2. 临床表现

角膜损伤后，48 小时内灰白色隆起的小浸润灶，迅速扩大加深并形成环形角膜浸润，与铜绿假单胞菌性角膜炎极为相似，2~3天后病灶波及全角膜，大量前房积脓，角膜穿孔，发生全眼球炎甚至眶蜂窝织炎。

3. 诊断

本病仅根据临床症状、体征很难与铜绿假单胞菌或黏质沙雷菌引起的急性化脓性角膜炎相鉴别，必须通过细菌培养才能确定诊断。

4. 治疗

首选氨基糖苷类（妥布霉素、阿米卡星、庆大霉素）或氟喹诺酮类（氧氟沙星、诺氟沙星）抗生素滴眼。

六、黏质沙雷菌性角膜炎

黏质沙雷菌性角膜炎为革兰阴性小杆菌引起的机会感染，近年来逐渐增多，严重者临床表现与铜绿假单胞菌性角膜炎酷似，需加以警惕。

1. 病因

（1）致病菌：黏质沙雷菌又名灵杆菌，为革兰阴性小杆菌，有周鞭毛，无芽孢。存在于土壤、水、空气和食物中，曾被认为是非致病菌，现已明确为条件致病菌。根据是否产生红色色素又分为产生色素菌株和不产生色素菌株。后者近年来增多，该菌株菌体外可产生多种溶蛋白酶（如56KP蛋白酶），可致角膜溶解、坏死、后弹力膜膨出及角膜穿孔。

（2）危险因素：①佩戴角膜接触镜、角膜外伤及长期用糖皮质激素滴眼；②老年人和糖尿病患者；③通过污染的医疗器械或物品造成院内医源性感染。

2. 临床表现

不同菌株所引起的角膜炎，临床上有较大差别。

（1）轻症者表现为局限性灰白色浅层浸润，溃疡小，病程短，一般预后较好。

（2）重症者可致环形角膜脓肿和前房积脓（有些菌株可产生红色色素，使前房积脓呈红色或粉红色），病程发展迅速，预后差。

3. 治疗

（1）与铜绿假单胞菌性角膜炎相同，采用氟喹诺酮类抗生素（0.3%氧氟沙星）或氨基糖苷类（0.3%妥布霉素），单独或联合第三代头孢菌素（0.5%头孢甲肟）交替频繁滴眼。待获得药敏试验的结果后，应及时修正，使用敏感抗生素治疗。

（2）重症者应联合使用胶原酶抑制剂（2%乙酰半胱氨酸）或自家血清滴眼。

七、厌氧菌性角膜炎

厌氧菌性角膜炎是一种机会感染性角膜病，以往报道较少见，近年来有增多趋势，常与需氧菌和兼性厌氧菌混合感染致病。

1. 病因

（1）厌氧菌普遍存在于眼结膜囊穹隆皱襞处，其感染为内源性。氧化作用减少和黏膜表面破损（创伤、手术）可导致感染。

（2）该菌种类繁多，可引起多种眼病，以往报道较多的是产气荚膜杆菌引起的气性坏疽性全眼球炎、泪囊炎及眼眶感染等。

（3）近年来引起厌氧菌性角膜炎的报道逐渐增多，分离出的致病性厌氧菌有消化链球菌、痤疮丙酸杆菌、梭杆菌、类杆菌等。

2. 临床表现

多为角膜局灶性浸润，不易与一般细菌性角膜炎相区别。如果与需氧菌同时感染，则表现为典型的化脓性角膜炎伴前房积脓。目前，尚未见有厌氧菌性角膜炎的典型角膜体征性改变的报道，仅有产气荚膜杆菌所致的角膜炎，常在眼伤后发生，初起为角膜浅层小溃疡，以后急速发展、扩大，数小时后，基质浅层出现小气泡，有破裂倾向。

3. 治疗

各种厌氧菌对氨基糖苷类抗生素均有抗药性。首选治疗药物有林可霉素和克林霉素。克林霉素是林可霉素的脱氧衍生物，有更大的抗菌活性，但易形成耐药株，使用中必须注意。次选药物有第二、第三代头孢菌素及氟喹诺酮类抗生素。

八、不发酵革兰阴性杆菌性角膜炎

不发酵革兰阴性杆菌性角膜炎多发生于医院内的年老体弱患者，是典型的机会感染，近年来有增多趋势，需加以警惕。

1. 病因

（1）不发酵革兰阴性杆菌为革兰阴性无芽孢需氧菌，不分解葡萄糖，依靠呼吸进行代谢和发育，自然界分布极广，以医院内检出率为最高。角膜接触镜保存液更易受其污染。

（2）引起角膜炎报道较多的有葱头假单胞菌、嗜麦芽假单胞菌、施氏假单胞菌等。

2. 临床表现

（1）症状：局部刺激症状重，睁不开眼，高度睫状充血及球结膜水肿。

（2）体征：病情较缓慢，角膜中央有浓密的黄白色浸润灶，伴有前房积脓及虹膜红变等。典型体征有待进一步观察。

3. 治疗

铜绿假单胞菌以外的非发酵革兰阴性杆菌对合成青霉素、头孢菌素类、氨基糖苷类及林可霉素均不敏感。治疗时可选用米诺环素（MINO）和多西环素（DOXY）或氯霉素（CP）。一般采用 0.5% MINO 溶液及 0.5% CP 溶液滴眼，重症者可联合 MINO 和 DOXY 全身应用，口服每日 200 mg，静滴每日 100 mg，或结膜下注射。

4. 预防

该菌对医院常用的消毒药氯己定具有较强的抗药性，实验证明在 0.02% 氯己定液中该菌仍能增殖。因此必须注意防止院内交叉感染。

九、放线菌性角膜炎

放线菌性角膜炎又称角膜放线菌病，是由放线菌引起的一种非常罕见的感染性角膜病。其发病诱因及临床特征与真菌性角膜炎相似，常被误诊，需引起足够的警惕。

1. 病因

（1）致病菌：放线菌广泛分布于土壤、草木、水、谷物等自然界，可发育出细长的菌丝，断裂后呈短杆状或球状，革兰染色阳性。过去曾认为它是介于真菌和细菌之间的一种微生物，现已证实属于真性细菌。其中厌氧衣氏放线菌和需氧星形诺卡菌可引起泪小管炎和角膜炎。厌氧衣氏放线菌对氨苄西林、青霉素、四环素、红霉素、林可霉素等敏感。需氧星形诺卡菌对复方磺胺甲噁唑、磺胺嘧啶、青霉素、多西环素、阿米卡星等药物较敏感。

（2）危险因素：与真菌性角膜炎的发病诱因非常相似，有植物性外伤、佩戴角膜接触镜及长期滴用糖皮质激素等病史。

2. 临床特征

（1）星形诺卡菌引起的角膜炎起病相对缓慢，病程迁延，早期表现为点状上皮浸润，逐渐形成基质浸润。典型角膜体征：①溃疡边缘不规则呈硫黄颗粒样线状浑浊；②溃疡微隆起，表面粗糙不平，呈污灰白色；③常伴有环形浸润或前房积脓。

（2）衣氏放线菌引起的角膜溃疡特征为溃疡表面较干燥，周边有沟状溶解，常伴有卫星灶和前房积脓，严重时可形成后弹力层膨出或角膜穿孔。

3. 诊断

（1）仅依靠临床特征很难与真菌相鉴别，最后必须依靠角膜刮片及细菌培养才能确诊。

（2）放线菌丝革兰染色阴性，直径≤1 μm，比真菌菌丝还要细，此点可与真菌相区别。

4. 治疗

（1）一般可采用青霉素类、四环素类、氨基糖苷类抗生素进行治疗。

（2）近年来，有人采用10%～30%磺胺类药物滴眼或磺胺甲噁唑–甲氧苄啶（ST）合剂（按1∶5比例混合）滴眼或口服治疗本病，获得较好效果。

第二节　单疱病毒性角膜炎

单疱病毒性角膜炎是由单纯疱疹病毒引起的一种严重的感染性疾病，是角膜盲的主要致病原因。单疱病毒分为两种类型：单疱病毒-1、单疱病毒-2。通常情况下单疱病毒-1主要侵犯口腔黏膜而单疱病毒-2主要侵犯生殖器，但两种类型可以出现交叉感染的情况，眼部感染主要是单疱病毒-1所致，但近年来也有单疱病毒-2感染的报道。单疱病毒角膜炎可分为原发感染和复发感染，原发感染主要发生在新生儿或儿童，主要表现为隐匿感染或严重的急性感染，如单疱病毒性眼睑炎和结膜炎。在成人发生的单疱病毒性角膜炎多为单疱病毒-1引起的复发性感染。单疱病毒性角膜炎对于临床医生来说是一种具有挑战性的疾病，因为它既是感染性疾病又是免疫性疾病，可影响到角膜的各个层次，部分患者双眼发病，因此对这类疾病全面深入地了解是非常重要的。

一、分类

按病毒侵犯的部位不同，单疱病毒性角膜炎分为4种类型，每种类型又分不同的亚型。

（1）感染性角膜上皮炎：①角膜上皮疱疹；②树枝状角膜溃疡；③地图状角膜溃疡；④边缘性角膜溃疡。

（2）神经营养不良性角膜病变。

（3）角膜基质炎：①坏死性角膜基质炎；②免疫性角膜基质炎。

（4）角膜内皮炎：①盘状角膜内皮炎；②弥漫性角膜内皮炎；③线状角膜内皮炎。

二、临床表现

（一）感染性角膜上皮炎

所有类型的复发性角膜上皮炎都是由活性病毒复制所致，临床上最常见的类型是树枝状和地图状角膜溃疡，角膜上皮疱疹和边缘性角膜溃疡比较少见，因此在临床很容易被忽视。这类患者的主要症状为畏光、疼痛和水样分泌物，如果病变位于角膜中央区，就会出现视力下降。

病毒侵入角膜上皮最早期的表现是上皮疱疹，过去通常被描述为点状上皮病变，仔细检查会发现这些部位是细小的、凸起的、边界清楚的疱疹，与身体其他部位皮肤和黏膜的疱疹相一致。角膜疱疹在病毒感染的早期出现，一般在发病的24小时内，然后这些小泡很快融合成串，表面破溃形成临床上典型的树枝状或地图状溃疡。然而在免疫缺陷的患者，角膜上皮疱疹存在的时间会延长，有时形成隆起的树枝状的疱疹串，但荧光素染色是阴性的。

树枝状角膜溃疡为单疱病毒性角膜上皮炎在临床上最常见的表现，其特点表现为分枝状，呈线形走行，伴有膨大的末端和周围肿胀的上皮（图13-1A），在这些肿胀的上皮细胞内含有活性病毒。这些病变的区域代表着真正的溃疡，沿着基底膜扩散，荧光素染色阳性，溃疡边缘的上皮高出邻近正常的角膜上皮，荧光素染色阴性。在临床上应该注意的问题是单疱病毒树枝状角膜溃疡可以导致不正常的角膜上皮病变，这种病变可持续数周，表现为树枝状的形态，是感染的上皮愈合后留下的痕迹，称为树枝状角膜上皮病变（图13-1B），但并不是真正的溃疡，荧光素染色为阴性。

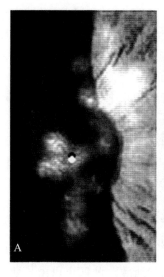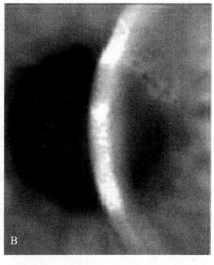

图 13-1 树枝状角膜溃疡

A. 可见角膜呈树枝样的外观，角膜水肿不明显；B. 可见荧光素染色后角膜上皮光滑，荧光素染
色阴性，树枝状浑浊位于角膜上皮下，此时的病变为树枝状角膜病变

当树枝状角膜溃疡没有得到及时的控制，病变进一步扩大，即形成地图状角膜溃疡，可以认为是树枝状角膜溃疡的加宽，它也是真正的上皮型的角膜溃疡，有穿透基底膜向深层扩散的可能，病变边缘像树枝状角膜溃疡一样也是富含病毒的肿胀的上皮。地图状角膜溃疡病变持续的时间和治疗的时间均长于树枝状角膜溃疡。也有研究认为，地图状角膜溃疡与早期应用糖皮质激素有关。

单疱病毒角膜上皮炎的另一种表现是边缘性角膜溃疡。病变也是起源于真正的病毒感染，然而由于病变位于富含血管的角膜缘部位，因此具有独特的表现。病变区域早期就出现白细胞的浸润，周围的角膜缘充血，溃疡下面的前基质浸润，部分患者可表现为树枝状溃疡伴有角膜基质的浸润，但大部分患者缺乏典型的树枝状形态，因此临床很容易出现误诊。边缘性角膜溃疡的临床症状较中央部病变更剧烈，因为靠近角膜缘，故炎症反应更加强烈。

单疱病毒边缘性角膜溃疡（图 13-2）并不常见，因此临床上常与葡萄球菌性的边缘性角膜病变相混淆。如果误诊后不恰当地应用抗生素和糖皮质激素而没有应用局部抗病毒药物，就会导致溃疡进一步向中央部扩散和上皮浸润的加重。当病变向中央扩散后可能会形成典型的树枝状溃疡，这就会使诊断变得明确。鉴别单疱病毒边缘性角膜溃疡和葡萄球菌性的边缘性角膜病变有以下几个方面。

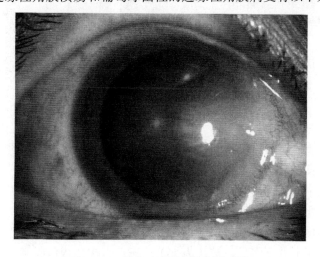

图 13-2 单疱病毒边缘性角膜病变

溃疡位于角膜周边部，周围的角膜缘充血，溃疡下面的基质浸润，溃疡向角膜中央部扩散

第一，单疱病毒角膜溃疡在开始时就是角膜溃疡伴有基质的浸润，而葡萄球菌性的边缘性角膜病变早期有完整的上皮，仅表现为角膜基质的浸润，但随着炎症的加重可导致继发的角膜溃疡。

第二，单疱病毒角膜溃疡伴有角膜缘的充血，通常在早期就出现新生血管的侵入；葡萄球菌性的边缘性角膜病变在病变区和角膜缘之间有一正常角膜的透明带。

第三，如果不治疗的话，单疱病毒角膜溃疡会进一步向角膜中央扩散，而葡萄球菌性的边缘性角膜病变会呈环形浸润而不是向心性的。

第四，单疱病毒角膜溃疡通常不伴有眼睑的炎症，而葡萄球菌性的边缘性角膜病变常常伴有眼睑的炎症。

第五，单疱病毒角膜溃疡可以发生在任何部位，而葡萄球菌性的边缘性角膜病变通常发生在2、4、8、10点钟方位，与眼睑的位置相对应。

（二）神经营养不良性角膜病变

单疱病毒角膜上皮炎很容易发展成为神经营养不良性角膜病变。这种疾病的临床特点既不是免疫反应也不是病毒感染，而是由角膜知觉的减退和泪液分泌减少所致。此病也可由长期应用滴眼液，尤其是抗病毒滴眼液所致。神经营养不良性角膜病变的早期表现为角膜失去正常的光泽、表面不规则、点状上皮侵蚀，进而发展成持续性、进行性的角膜上皮缺损，这种缺损不同于地图状角膜溃疡之处在于边界光滑的椭圆形缺损，上皮的缺损持续可以导致基质溃疡，称为神经营养不良性角膜溃疡，这种溃疡同样为圆形和椭圆形、边界光滑（图13-3A），但基底部表现为灰白色浑浊。神经营养不良性角膜溃疡有一个厚的边缘，为堆积的上皮所致（图13-3B）。并发症包括角膜基质瘢痕、新生血管形成、角膜坏死、穿孔和继发细菌感染等。

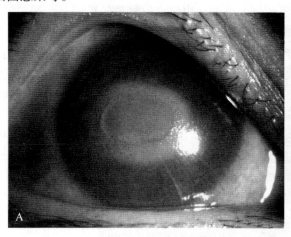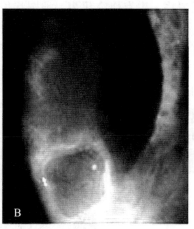

图13-3　角膜上皮缺损

A. 椭圆形角膜上皮缺损，缺损边界光滑，无炎症浸润，荧光素染色阳性；B. 角膜上皮缺损区厚的边缘，隆起

（三）角膜基质炎

单疱病毒感染角膜基质可以通过不同的机制，可以是原发或继发。继发性角膜基质炎可以是感染性角膜上皮炎、神经营养不良性角膜病变和角膜内皮炎的后遗症。因为上述三种疾病均可导致角膜基质的炎症、水肿和瘢痕，因此早期确定诊断是非常重要的。本文介绍的角膜基质炎是指单疱病毒原发于角膜基质引发的炎症，包括坏死性角膜基质炎和免疫性角膜基质炎。坏死性角膜基质炎是病毒直接攻击角膜基质所致的炎症；免疫性角膜基质炎是单疱病毒引起的基质免疫反应所致。

坏死型角膜基质炎临床上并不多见，被认为是单疱病毒直接侵袭角膜基质所致。临床表现为角膜的坏死、溃疡，致密的角膜基质浸润和角膜上皮的缺损。病毒的大量复制和宿主对病毒所产生的严重的炎症反应导致了破坏性的基质内炎症。严重的炎症在短时间内就可导致角膜基质变薄、溶解和穿孔

（图 13-4）。在临床上坏死性角膜基质炎与感染性角膜上皮炎并发细菌或真菌的感染很相似，因此在确诊为坏死性角膜基质炎前细菌和真菌的检查是必要的。对于这种疾病，大量抗病毒和抗炎症反应药物要同时使用，糖皮质激素要谨慎应用。

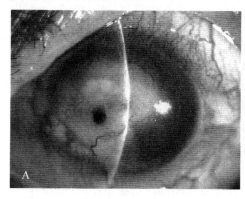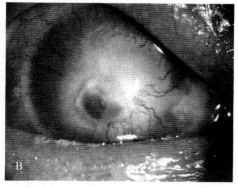

图 13-4　角膜基质炎

A. 角膜的坏死、溃疡，致密的角膜基质浸润，角膜基质变薄，溶解和穿孔，前方消失；

B. 角膜溶解，坏死范围 >3mm，虹膜脱出

　　免疫性角膜基质炎（或称间质性角膜炎），是单疱病毒慢性复发性的表现，在临床较为常见。有报道认为感染性角膜上皮炎 2 年后有 21% 的病例，7 年后有 26% ~48% 的病例发展为免疫性角膜基质炎。炎症的机制被认为是病毒被限制在角膜的基质内，触发了机体的抗原抗体反应导致了基质的炎症。免疫性角膜基质炎的共同表现是角膜上皮完整，但有明显的角膜基质浸润（图 13-5A），在急性期，角膜基质的浑浊伴有炎性浸润，这种炎症可以是灶性、多灶性或弥漫性。角膜基质的浸润常伴有前房的炎症反应和角膜的水肿，这种基质的水肿为角膜的炎症所致而非内皮功能障碍所引起。严重的基质炎症导致致密的浸润最终引起视力严重下降。免疫性角膜基质炎另一个重要的表现是基质内新生血管的形成（图 13-5B）。新生血管可以发生在角膜的各个层次，从早期局部的新生血管逐渐发展为象限性再扩展到全角膜，然而积极有效的治疗可以使新生血管完全消退，仅留有血管的支架。这些血管支架是空的血管壁，其内没有血液流动，也不会增加穿透性角膜移植术后排斥反应的风险。但这种血管支架的存在可伴有角膜瘢痕的存在和角膜基质的变薄。免疫性角膜基质炎可以发生在感染性角膜上皮炎后的几天或几年，在某些病例中可能没有感染性角膜上皮炎的病史，在急性期就发生在角膜基质，但详细询问病史和仔细检查发现既往病毒感染的痕迹对明确诊断是非常重要的。免疫性角膜基质炎的病程多为慢性、复发性的，可持续几年的时间，表现为持续性的轻度的炎症伴偶发加重；还可表现为炎症完全消退但时有反复。没有得到及时的治疗可导致角膜基质的瘢痕、角膜变薄、持续性的新生血管、脂质沉积和严重的视力丧失。

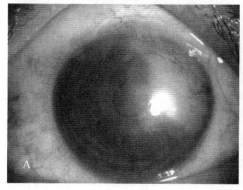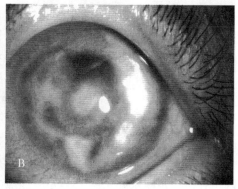

图 13-5　免疫性角膜基质炎

A. 免疫性角膜基质炎，角膜上皮完整，但有明显的角膜基质浸润；B. 多灶性或弥漫性，基质内新生血管的形成

（四）角膜内皮炎

一些单疱病毒角膜炎的患者表现为角膜基质的水肿，但没有角膜的浸润。这些患者共同的表现是：角膜后沉着物（KP），KP所在位置的角膜基质和上皮水肿，伴有虹膜炎的存在。这些证据足以证明角膜炎症发生的部位是在角膜的内皮层而不是在角膜的基质层。目前认为疾病的本质是角膜内皮炎而非基质炎的理由是：KP仅出现在角膜水肿的位置，非水肿区无KP存在，说明角膜水肿的出现是由于内皮功能失调所致；病变区角膜有明显的水肿，但不伴有基质的浸润和层间的新生血管，而基质的浸润和层间的新生血管恰是角膜基质炎的临床表现，水肿消退后角膜完全恢复透明。但对于反复发作和长期治疗不愈的患者，因严重的角膜水肿可继发引起角膜的新生血管和角膜的瘢痕，故晚期很难鉴别病毒侵袭的原发部位。

盘状角膜内皮炎：以往临床上常常将盘状角膜内皮炎称为盘状角膜水肿或盘状角膜基质炎，主要是因为病变表现为基质的水肿，但这两个命名均不能反映疾病的本质，现随着单疱病毒角膜炎的重新分类，应对盘状角膜炎有新的认知，称之为盘状角膜内皮炎更加贴切。盘状角膜内皮炎的症状有畏光、轻度和中度的眼部不适，眼部充血可伴有虹膜炎，视力的情况与病变的部位有关，位于中央部的病变对视力影响大。裂隙灯显微镜下见病变部位的角膜呈圆形和椭圆形的水肿，位于角膜的中央区和旁中央区，水肿累及角膜的全层基质，角膜上皮水肿呈毛玻璃样的外观（图13-6），严重者可有上皮水疱观，类似于角膜内皮失代偿的改变。水肿区与正常角膜之间界限清楚，在急性期时基质没有浸润和新生血管的存在。所有盘状角膜内皮炎的患者均有KP的存在位于水肿区的后面，而在非水肿区没有KP的存在，基质严重水肿时KP很难发现，有时将裂隙灯的光带在水肿边缘斜行打入角膜时方可发现，但大多数情况待基质水肿消退时方能发现躲在其后的KP，因为KP的吸收要晚于角膜水肿的消退。轻度和中度的虹膜炎可伴随盘状角膜内皮炎的存在，目前虹膜炎的病因尚不十分清楚，但有一点是明确的：即免疫反应是直接发生在角膜内皮，因为表现有角膜内皮功能障碍所致的基质水肿的存在。这一点可以与虹膜炎进行鉴别，虽然同样有KP，但虹膜炎的KP是因为炎性细胞沉积在角膜内皮层所致，而非内皮细胞的免疫反应因此没有角膜水肿的存在。除上述症状外，还可表现为眼内压升高，这可能是炎性细胞阻塞房角或原发性单疱病毒小梁网炎导致。盘状角膜内皮炎对激素敏感，早期用药可使角膜水肿和KP完全吸收，不遗留任何痕迹，也不影响视力。部分盘状角膜内皮炎的患者是自限性，即使没有治疗也可痊愈，但严重的病例如果不治疗可导致持续的角膜水肿、瘢痕和新生血管的形成。

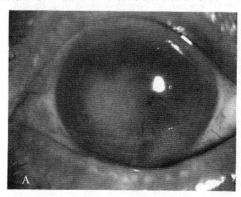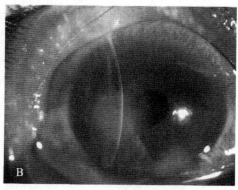

图13-6　盘状角膜内皮炎

A. 角膜呈圆形和椭圆形的水肿，位于角膜的旁中央区，水肿累及角膜的全层基质，角膜上皮水肿呈毛玻璃样的外观；B. 裂隙灯显微镜下见病变水肿、增厚

弥漫性角膜内皮炎在临床上比较少见，像盘状角膜内皮炎一样，这些患者可表现为眼痛、畏光、眼红和视力下降。弥漫性角膜水肿（图13-7A），角膜后大量的KP分布于全角膜，这些KP可以散在分布也可聚集成团，像内皮斑一样贴附于内皮面，严重患者可伴有前房积脓。当角膜水肿严重时会妨碍KP的观察。待水肿消退后会发现KP的存在（图13-7B）。弥漫性角膜内皮炎也可伴有虹膜炎和眼压高的存在，其发生率要高于盘状角膜内皮炎。其临床病程类似于盘状角膜内皮炎，对局部激素敏感，预后较

好，及时应用激素会使炎症和水肿彻底消退，但延误治疗会导致角膜瘢痕、新生血管和视力丧失。

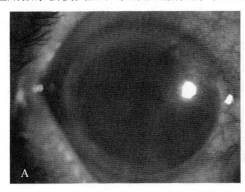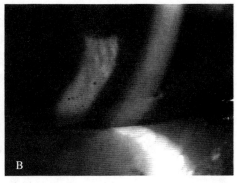

图 13-7　弥漫性角膜内皮炎

A. 弥漫性角膜内皮炎表现为弥漫性角膜水肿，水肿累及角膜的全层基质，角膜上皮水肿呈
毛玻璃样的外观，KP 显示不清；B. 为治疗后角膜水肿消退，KP 明显显示

线状角膜内皮炎症状与前两种类型相同，眼部表现为角膜内皮面 KP 呈线状排列，由周边向中央区扩展，KP 线可以是局部性也可是环形，以 KP 线为界 KP 移行过的区域角膜水肿，而非累及区域角膜透明，之间的界限清楚（图 13-8）。其形态如同穿透性角膜移植之后的内皮排斥线。线状角膜内皮炎的病程与盘状角膜内皮炎和弥漫性角膜内皮炎不同，治疗非常困难，病程漫长，如果诊断不及时或治疗不当会导致角膜内皮失代偿，对于这类疾病局部激素与抗病毒药物应该联合应用，所有这种类型的患者均被推荐口服阿昔洛韦。

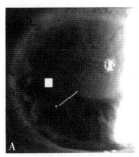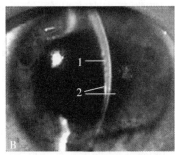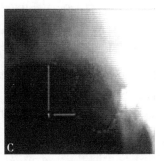

图 13-8　线状角膜内皮炎

线状角膜内皮炎，角膜内皮面 KP 呈线状排列，由周边向中央区扩展，KP 移行过的区域角
膜水肿。A. 裂隙灯弥散光下见病变角膜水肿，呈毛玻璃样外观；B. 裂隙灯显微镜下，病
变角膜基质层明显增厚；C. 角膜内皮面 KP 呈线状排列

三、实验室检查

虽然原发和复发型单疱病毒角膜炎的诊断主要依赖于病史、症状和眼部检查。但单疱病毒的分离和培养等实验室检查是确定诊断的重要依据。

（一）单疱病毒的分离和培养

病毒的分离一般应在发病的早期做，培养的时间约 1 周。病毒分离可以确定亚型是单疱病毒-1 或单疱病毒-2。一般情况下，皮肤和角膜的疱疹含有高浓度的病毒，90% 可查到病毒的存在；皮肤和角膜溃疡的取材培养有 70% ~80% 的阳性率，如果患者既往应用抗病毒药物治疗，会大大降低检测阳性率。

（二）细胞学检查

取材标本通过吉姆萨和瑞特染色进行细胞学检查可以提供快速的诊断线索，可发现多核巨细胞，但一般缺乏特异性，因带状疱疹病毒和单疱病毒均可导致多核巨细胞的存在。有些病例可发现由单疱病毒所致的核内包涵体的存在。这种检测方法快捷、简单，但准确性不如病毒的分离和培养，阴性结果也不能排除单疱病毒的感染。

（三）细胞培养

在大多数标本中细胞培养可以揭示细胞病理学的特征，包括早期的细胞质内的颗粒状改变，细胞变圆、变大，最终脱落形成空斑。但这些检查需要在发病 18～72 小时内完成，观察结果需要 5～10 天的时间，可能延误诊断，因此需要更加快捷、准确的检测方法。

（四）PCR 检查

应用 PCR 方法诊断单疱病毒已经在临床发展和应用，它通过扩增病毒的 DNA 聚合酶，确定病毒的胸腺嘧啶脱氧核苷酸酶。PCR 方法比细胞培养更加特异和敏感，但因需要特殊的设备、专业的技术和昂贵的费用，因此在临床并没有广泛开展。

其他的检测技术包括电镜下直接观察病毒颗粒、DNA 杂交技术用于 DNA 核酸探针的研制等虽然有更高的特异性和敏感性，但因技术上更高的要求和高额的费用，因此目前很难应用于临床。

四、治疗

成功治疗单疱病毒角膜炎的关键在于医生必须清楚地知道治疗疾病的病毒感染和免疫反应必须兼顾。抗病毒和抗炎症药物应用的目的是根除活性病毒，减少进一步复发的机会，避免因炎症引起的瘢痕形成。

（一）单疱病毒感染性角膜上皮炎

尽可能快地清楚角膜上皮活病毒的存在，可采用无菌棉签擦除病损的上皮。局部应用抗病毒药物，一般应用 10～14 天。目前临床常用的为 1% 阿昔洛韦滴眼液，每小时 1 次点眼，或更昔洛韦眼用凝胶每日 5 次，在治疗 1 周后要减少药物的用量，2 周时评价疗效。大部分患者 2 周后角膜上皮已经修复，但仍留有树枝状的形态，即树枝状角膜上皮病变，这种形态变化要持续很长的时间，此时已无活动性病毒的存在，无须再用抗病毒药物。但临床上常将这部分患者误诊为病毒炎症仍然存在，而延长抗病毒药物的应用时间，导致继发的眼部疾病。如果 2 周后角膜溃疡仍然存在，必须鉴别是神经营养不良性角膜上皮病变还是真正的感染性角膜上皮炎未愈。如果是后者，应考虑对应用的抗病毒药物的耐药，要更换作用不同环节的抗病毒药物。然而真正由于耐药所致的角膜溃疡未愈是很少的，多为药物的过度应用所致。对于角膜上皮炎的患者，不推荐应用激素，除非并发有严重的免疫性角膜基质炎。

（二）神经营养不良性角膜病变

一旦诊断为神经营养不良性角膜病变要停用一切不必要的眼部用药，尤其是抗病毒类药物。应用无防腐剂的人工泪液促进角膜上皮的修复，如果有角膜溃疡应用少量无防腐剂的抗生素滴眼液。当角膜溃疡的边缘有增厚、隆起的角膜上皮妨碍了新上皮的长入，要将溃疡周围不正常的上皮刮除以促进新上皮的长入。如果持续性角膜溃疡的基底部并发有继发、轻度的炎症反应可应用低浓度小量的激素治疗。持续不愈的角膜溃疡可短时间内应用治疗性软性角膜接触镜，同时应用广谱抗生素滴眼液点眼，这种方法主要适用于短期应用，因为长期配戴角膜接触镜还是有细菌感染的风险。对于长期持续不愈严重的患者，应考虑结膜覆盖或睑缘缝合。

（三）角膜基质炎和角膜内皮炎

激素的眼局部应用是治疗单疱病毒角膜基质和内皮炎非常重要的手段。已往的研究证明，局部激素的合理应用可减低基质的炎症反应、缩短免疫基质炎症的病程。在激素应用前一定要权衡利弊，激素的应用无疑会迅速有效地减低角膜基质和眼前节的炎症反应，减少角膜瘢痕和新生血管的形成，减低单疱病毒角膜炎引起的并发症如继发青光眼、虹膜后粘连、并发白内障等；但激素的应用又有潜在增加病毒的扩散、穿透角膜基质和延长角膜炎症反应时间的危险。激素用于治疗单疱病毒角膜炎的类型包括：边缘性角膜溃疡、免疫性角膜基质炎、各种类型的角膜内皮炎、单疱病毒虹膜睫状体炎和单疱病毒小梁网炎。对于轻度的炎症反应，如早期的免疫基质炎和轻度的盘状角膜内皮炎，既往没有应用激素的病史，可以考虑暂时不应用激素治疗；对于中度或重度的炎症反应，角膜基质的炎症或水肿影响了视力，患者有畏光、眼部不适的症状就应该应用激素。对于每一个角膜基质和内皮炎的患者，激素的应用浓度和剂量是不同的，要根据患者的病情、炎症反应的强度和分类而有所不同，应该有一个个体化的治疗方案，在治疗的过程中不应快速减量、突然停药或过早停药。在治疗单疱病毒角膜基质炎和内皮炎时，激素治疗的靶剂量是非常重要的，即当激素的应用低于这个剂量时就会引起炎症的复发，这个剂量称为激素的靶剂量，有些患者需要长期、低浓度的局部靶剂量激素来抑制炎症反应和并发症的发生。每个患者的靶剂量是不同的，如0.1%的氟米龙每日1次或隔日1次。口服激素在某些患者是必要的，如部分重症免疫性角膜基质炎、盘状角膜内皮炎、弥漫性角膜内皮炎和全部的线状角膜内皮炎的患者，对于持续性角膜上皮缺损的患者，口服激素比眼局部应用更有益。

局部抗病毒药物在这类患者中的应用同样重要，目前推荐的用量为局部抗病毒药物和激素应用相同的频度，即每天应用相同的次数。随着激素的减量，抗病毒药物也逐渐减量，但局部抗病毒药物不建议长期应用，因为长期应用会导致药物毒性的结角膜上皮病变、过敏性结膜炎和点状角膜上皮病变等。因此，当激素的用量减到靶剂量时，局部的抗病毒药物可以停药。研究证明，在靶剂量的激素应用时很少引起单疱病毒感染性角膜上皮炎的复发。如果担心停用抗病毒药物后单疱病毒角膜炎的复发，可以考虑口服抗病毒药物，如阿昔洛韦。研究表明，口服抗病毒药物较局部应用更能防止病毒的复发。

（四）虹膜睫状体炎和小梁网炎

单疱病毒角膜内皮炎常伴发虹膜睫状体炎和（或）小梁网炎，这两种病变也可独立于角膜炎存在，临床诊断上比较困难。这类患者激素的应用很重要，一般白天用激素滴眼液，晚上用眼药膏，重症的患者可考虑激素口服。一些患者长期、慢性的虹膜睫状体炎应用大剂量的局部激素并没有明显的效果，而阿昔洛韦0.2 g，每日5次，口服后炎症得到了控制，说明病因是由于单疱病毒的感染所致。当伴有小梁网炎时表现为急性的眼压升高，局部降眼压的药物要应用激素，因为引起眼压升高的真正原因是单疱病毒引起的小梁网部位的免疫反应。在应用激素和对症治疗的同时，局部抗病毒药物同样要应用。

（五）口服抗病毒药物的适应证

口服抗病毒常用的药物为阿昔洛韦，其应用的目的为治疗急性的病毒感染或预防复发。部分患者局部应用抗病毒药物效果并不明显，如原发性单疱病毒感染、免疫缺陷的患者、婴幼儿或并发有虹膜睫状体炎的患者。对于原发单疱病毒感染的患者应用口服阿昔洛韦可以缩短病程、降低角膜受累的机会、减少复发的可能性。

免疫缺陷的患者如AIDS，由于缺乏全身性的免疫反应，因此对于病毒的侵入不能调动机体的免疫机制抑制其进一步的发展和扩散，在这种状态下局部应用抗病毒药不能控制疾病的发展，口服阿昔洛韦是非常重要的。婴幼儿口服阿昔洛韦要优于眼局部的应用。伴有虹膜睫状体炎的患者局部抗病毒药物很难穿透角膜进入前房，而口服阿昔洛韦无论在泪液还是在前房均能达到有效的药物浓度。有两类患者需长期口服阿昔洛韦以控制疾病的复发：一是频繁发作的单疱病毒感染性角膜上皮炎每年发作3次以上；二是单疱病毒角膜炎行穿透性角膜移植后。

（六）外科治疗

1. 角膜接触镜

对于长期不愈的角膜上皮缺损可考虑应用治疗性角膜接触镜，但不推荐广泛使用，因为有潜在微生物感染的危险。

2. 结膜覆盖

药物治疗无效的长期角膜溃疡，可以考虑行结膜覆盖促进角膜的修复，待病变稳定后择期行角膜移植。

3. 角膜胶的应用

对于角膜穿孔的患者，如果穿孔口比较小，可以考虑应用角膜生物胶，促进角膜的修复。

4. 角膜移植

如果角膜穿孔较大，应考虑行角膜移植手术，但此时手术并不是最好的时机，因为手术后的免疫排斥反应会较病变稳定患者的发生率高，局部抗免疫排斥药物的应用会增加病毒复发的机会。

第十四章

青光眼

第一节 原发性青光眼

原发性青光眼是主要的青光眼类型，一般为双侧性，但两眼可先后发病，严重程度也常不相同。依据前房角解剖结构的差异和发病机制不同，一般将原发性青光眼分为闭角型青光眼和开角型青光眼两类，虽然最终都表现为典型的青光眼性视神经病变，但其临床表现过程、早期筛查及治疗原则明显不同。

一、原发性闭角型青光眼

原发性闭角型青光眼是因原先就存在的虹膜构型而发生的前房角被周边虹膜组织机械性阻塞，导致房水流出受阻，造成眼压升高的一类青光眼。原发性闭角型青光眼的发病有地域、种族、性别、年龄的差异：主要分布在亚洲地区，尤其是在我国；黄种人最多见，黑种人次之，白种人最少；女性多见，男女发病比约为 1 ：3，与正常女性前房角的解剖结构较窄有关；多发生在 40 岁以上，50～70 岁者最多，30 岁以下很少发病。我国目前原发性闭角型青光眼的患病率为 1.79%，40 岁以上人群中为 2.5%，是我国最常见的青光眼类型。

西方国家对原发性闭角型青光眼的认识与我国现有的概念不同，主要在于青光眼的诊断标准有差异。他们认为诊断青光眼必须有视神经和（或）视野的损害，将原发性闭角型青光眼急性大发作但通过药物及时控制而无视神经和视野损害的患眼称为急性房角关闭，将已有房角粘连而尚未发生视神经损害的称为慢性房角关闭，将临床前期眼称为有可能发生房角关闭眼，但如果没有视神经和（或）视野的损害，则均不属于青光眼。因此，西方国家流行病学资料中所得到的我国原发性闭角型青光眼患病率与国内资料有差异。2008 年我国原发性青光眼诊断和治疗专家对原发性闭角型青光眼定义的共识是：原发性房角关闭所导致的急性或慢性眼压升高，伴有或不伴有青光眼性视盘改变和视野损害。

目前，我国尚未有青光眼的发病率资料，亟待开展这方面的流行病学研究。自 20 世纪 60 年代起，我国就已对原发性闭角型青光眼的临床表现进行了系统的观察，总结了其临床病程的演变规律，归纳出原发性闭角型青光眼的临床分期，并提出根据不同分期进行不同方式的干预治疗。国内大量临床文献报道了遵照这些原则对临床前期和间歇缓解期的原发性急性闭角型青光眼进行的预防性虹膜周边切除（开）术，能有效地阻止青光眼的发作和视神经视野损害的发生。目前正进行全国多中心、随机对照的前瞻性临床研究来获取进一步的科学评价。

（一）发病机制

瞳孔与晶状体的相对位置称为"生理性瞳孔阻滞"。如果虹膜括约肌与晶状体前囊膜密切接触，有可能形成病理性瞳孔阻滞，使得房水从后房经由瞳孔流向前房的阻力增加，造成虹膜后面压力增高，在易感个体顶推相对组织薄弱的周边虹膜向前膨隆，关闭房角，阻塞小梁网，导致眼压升高。原发性闭角型青光眼的发生须具备两个因素：眼球解剖结构的异常以及促发机制的存在。

1. 眼球解剖结构的异常

原发性闭角型青光眼的眼球有着其特征性的解剖结构，即前房较浅（尤其是周边前房）、角膜（相对）较小、晶状体相对较大较厚（随着年龄的增长尤其明显）、房角入口狭窄；加之眼球轴长较短，形成晶状体位置相对偏前，使得相对狭小的眼前段更为拥挤。晶状体的前表面与虹膜紧贴的面积增大，增加了瞳孔阻滞力，因此容易使已狭窄的房角发生关闭、堵塞。

此外，少数病例存在高褶虹膜、睫状突前旋、晶状体韧带松弛等因素（见特殊类型青光眼）。

2. 促发机制的存在

原发性闭角型青光眼的发生往往有内在或外在的促发因素，包括眼局部的、全身性的、生理性的或病理性的。临床上最多见的是情绪波动，也见于过度疲劳、近距离用眼过度、暗室环境、全身疾病等。可能机制是这些刺激直接或通过内分泌系统引起眼部自主神经功能紊乱，交感-副交感系统失去平衡，使得瞳孔散大并加重瞳孔阻滞；或睫状肌调节痉挛，顶推根部虹膜向前；或因瞳孔大小变化使周边虹膜触碰、摩擦小梁组织，加之眼局部血管舒缩功能失调，共同导致了狭窄的房角关闭、堵塞，促使青光眼发病。

原发性闭角型青光眼的解剖结构因素已被越来越精确的众多研究手段如光学相干断层成像术（前节 OCT）、超声波、超声生物显微镜（UBM）等生物测量所证实；在促发因素方面，也有越来越多的关于神经血管调节功能、内分泌因子乃至精神心理因素的定量分析等研究。随着更广泛、深入的探索，其分子生物学的发病机制将会逐步被揭示。

（二）临床表现

原发性闭角型青光眼的临床表现比较复杂，分为急性和慢性两种临床表现型。

1. 急性闭角型青光眼

临床上多见于虹膜明显膨隆型的窄房角眼，相对性瞳孔阻滞较重，房角呈"全"或"无"的方式关闭，可伴有程度上的不同。由于房角突然关闭且范围较大，因此一般有眼压明显升高的表现。根据其临床发展规律，可分为 4 个阶段。

（1）临床前期：指具有闭角型青光眼的解剖结构特征，浅前房、窄房角等，但尚未发生青光眼的患眼。此期有两种情况：一种是具有明确的另一眼急性闭角型青光眼发作病史，而该眼却从未发作过。临床资料表明两眼发作间隔多在 1~2 年，最长者可达数十年。另一种是没有闭角型青光眼发作史，但有明确的急性闭角型青光眼家族史，眼部检查显示具备一定的急性闭角型青光眼的解剖特征，暗室激发试验可呈阳性。这两种情况均被认为处于临床前期，存在着急性发作的潜在危险。

（2）发作期：一旦周边虹膜堵塞房角，房水不能外引流，眼压就立即上升，随之出现一系列临床症状，即为闭角型青光眼的发作期。开始时，患者有轻微的眼胀和头痛，或者恶心，白天视物呈蒙雾状（雾视），夜晚看灯光则有虹视。根据发作的临床表现，可分为两类。

1）先兆期：也称小发作、不典型发作。临床特点是患者自觉症状轻微，仅有轻度眼部酸胀、头痛。视力影响不明显，但有雾视、虹视现象。眼前部没有明显充血，角膜透明度稍有减退，只有在裂隙灯检查下，才可能看到轻度角膜上皮水肿。瞳孔形态正常，反应略显迟钝，虹膜则大多呈膨隆现象，前房较浅。眼底可见视盘正常，偶可见到视网膜中央动脉搏动。眼压一般在 30~50 mmHg。发作时间短暂，经休息后可能自行缓解。

由于眼内组织，特别是虹膜没有因这种发作而发生明显的充血水肿，虹膜与小梁网组织虽然紧贴，但不会很快形成永久性的粘连，只要及时缩小瞳孔，房角仍可重新开放，眼压比较容易控制。但如不解除瞳孔阻滞因素，则再度发作仍难避免，而每次发作可产生部分房角损伤和（或）永久性粘连。在大部分房角形成粘连以后，就进入了慢性进展期。

2）急性大发作期：即所谓典型的大发作。起病急和明显的眼部症状体征是其特点。多为一眼，也可双眼同时发作。由于房角突然大部分或全部关闭，眼压急剧上升，出现明显的眼痛、头痛，甚至恶心、呕吐等症状；视力可高度减退，可仅存光感。眼部检查可见球结膜水肿、睫状充血或混合充血，角膜水肿，呈雾状浑浊，瞳孔散大，多呈竖椭圆形或偏向一侧，对光反射消失，前房很浅，以及眼部刺激征等，眼底则常因角膜水肿而难以窥见。眼球坚硬如石，测量眼压多在50 mmHg以上，可超过80 mm-Hg。进一步的裂隙灯检查可见角膜上皮水肿，角膜后可有虹膜色素沉着、房水闪辉、虹膜水肿、隐窝消失。发病时间略久的青光眼，尚可见虹膜色素脱落和（或）扇形萎缩。晶状体前囊下可呈现灰白色斑点状、粥斑样的浑浊，称为青光眼斑。这些征象一般出现在眼压急剧升高而持续时间较长的情况下，即使眼压下降也不会消失，作为急性大发作的标志而遗留下来。

在药物控制眼压、角膜恢复透明后，应行房角检查。房角有可能重新开放，或有局部粘连，小梁网上有色素黏着，甚至纤维素性渗出等。如房角大部分已粘连，则眼压必将回升。角膜水肿消退后的眼底检查可见到静脉轻度充盈，视网膜上偶尔可见到出血斑点。如高眼压持续时间较短，则视盘可正常或略充血；如高眼压持续时间较长，可见视盘充血、视网膜轻度水肿（回流障碍）；如高眼压持续时间过久，则可出现视盘苍白（缺血）或视网膜中央静脉阻塞性出血。

急性发作如持续时间短、眼压控制及时，一般视力可以逐渐恢复，视野也保持正常。如未能及时得到控制，眼压水平过高，可在短期甚至数日内导致失明。但多数患者可或多或少得到缓解，从而转入慢性进展期。

上述两种不同的临床表现与房角关闭的速度和范围、眼压升高的程度和持续时间，以及可能的个体易感性、血管神经反应性等因素有关。

（3）间歇缓解期：闭角型青光眼的发作，特别是小发作，如果通过及时治疗（也有自行缓解者）使关闭的房角又重新开放，眼压下降，则病情可得到暂时的缓解或在一个相当长的时期内保持稳定，这个阶段称为间歇缓解期。此期的时间可长可短，长者可达1~2年或更长，短者1~2个月即可再次发作，个别甚至数日内再发作。反复的小发作，可以形成局部小范围的房角粘连，但并不影响其余大部分重新开放房角的房水引流功能，因而临床上眼压仍正常，房水流畅系数（C值）也正常。只是当这种粘连的范围逐渐扩展到一定程度时，才表现出眼压的升高，从而进入慢性进展期。但如果是药物控制的眼压下降而房水C值未改善，房角大部分仍粘连、关闭，不能算是间歇缓解期。

（4）慢性进展期：房角关闭过久，周边部虹膜与小梁网组织产生永久性粘连，眼压就会持续升高，病程于是转入慢性期而继续发展，这种状况称为慢性进展期。

如果是发生在急性发作未能控制的基础上，则在早期仍保留急性期的症状和体征，但程度减轻。到后期则仅留下虹膜、瞳孔以及晶状体方面的体征。如果是通过小发作而来，则除了房角大部分粘连或全部粘连外，也可无其他症状或体征。另一种情况也可进入慢性进展期，即在一些间歇缓解期，甚至临床前期的患者，因不愿手术治疗而长期滴用缩瞳剂，虽然避免了急性的发作，但房角粘连却在逐步缓慢地进行着，当达到一定程度时则表现出眼压的持续升高。

慢性进展期的早期，眼压虽然持续升高，但视盘尚正常。到一定阶段时，视盘就逐渐凹陷和萎缩，视野也开始受损并逐渐缩小，最后完全失明（即绝对期）。确定病程已进入慢性进展期的主要依据是眼压升高、相应范围的房角粘连、房水C值低于正常。如果视盘已有凹陷、扩大，慢性进展期的诊断更可确定。

急性闭角型青光眼的慢性进展期与慢性闭角型青光眼是两个不同的概念，虽然在处理原则上基本相同，但有必要对其有所认识和区别。

2. 慢性闭角型青光眼

这类青光眼的眼压升高，同样也是由于周边虹膜与小梁网发生粘连所致。但其房角粘连是由点到面逐步发展的，眼压水平也随着房角粘连范围的缓慢扩展而逐步上升。所以临床上没有眼压急剧升高的相应症状，眼前段组织也没有虹膜萎缩、瞳孔变形等急性闭角型青光眼的表现，而视盘则在高眼压的持续作用下，逐渐形成凹陷性萎缩，视野也随之发生进行性损害。该病往往不易引起患者的警觉，只是在做常规眼科检查时或于病程晚期患者感觉到有视野缺损时才被发现，因此更具有潜在的危害性。慢性闭角型青光眼多见于50岁左右的男性，临床表现类似于原发性开角型青光眼，但其周边前房浅，中央前房深度可以正常或接近正常，虹膜膨隆现象不明显，房角为中等狭窄，可呈多中心地发生点状周边虹膜前粘连。由于其病程的慢性特征，临床难以做出像急性闭角型青光眼那样的明确分期，通常分为早期、进展期和晚期。在病程的早期，尽管眼压、眼底和视野均正常，但存在房角狭窄，或可见到局限性的周边虹膜前粘连。随着房角粘连的扩展，眼压升高多为中等程度，可达 40～50 mmHg。处于进展期、晚期的病例眼底有典型的青光眼性视盘损害征象，相应地伴有程度不等的青光眼性视野损害。

为什么慢性闭角型青光眼的表现与急性闭角型青光眼的表现不同？这是因为慢性闭角型青光眼的眼球虽然也有前房较浅、房角较窄、晶状体较厚等解剖变异，但其眼轴不短，而且眼前段的解剖变异程度也比急性闭角型青光眼的要轻，所以瞳孔阻滞因素不明显。临床观察到其房角的粘连最早出现在虹膜周边部的表面突起处（称嵴突），慢性闭角型青光眼的虹膜根部常可见到较多的嵴突，可能与该处较靠近小梁网，更容易与小梁网接触有关。粘连以点状开始，逐渐向两侧延伸、扩展，房角逐渐被损害，眼压也逐渐升高。在这样一个漫长的过程中，患者可以逐渐适应高眼压的病理状况，因此可以表现得非常"安静"而无自觉症状。导致周边虹膜逐步与小梁网发生粘连的因素可能是多方面的，但房角狭窄是最基本的条件。

（三）诊断及鉴别诊断

根据急性闭角型青光眼发作时的典型症状，一般诊断并不困难。但如果症状不够典型，检查又不仔细，有时也会将急性青光眼发作误诊为急性虹膜睫状体炎，尤其是伴有前房纤维素性渗出并且眼压已降低时，通过相反的扩瞳治疗而使病情恶化。这时的诊断检查有几点很重要：闭角型青光眼发作后瞳孔常常扩大，前房浅、房角窄，还可以从另一眼也存在的闭角型青光眼解剖特征来协助诊断；如原发病为急性虹膜睫状体炎，则瞳孔常是缩小的，前房深度和房角均正常，对侧眼的正常解剖结构也有利于鉴别诊断。此外，急性发作患者因剧烈的头痛、恶心、呕吐等全身症状而忽视了眼部的表现和检查，以致将青光眼误诊为脑血管意外、偏头痛、急性胃肠炎等疾病，甚至给予解痉药如山莨菪碱（654-2）、阿托品等治疗反而加剧病情的情况，也偶有发生。

慢性闭角型青光眼除了视物模糊、视野缺损外，常缺乏自觉症状，如果检查不细致，可能漏诊或被误诊为老年性白内障、开角型青光眼等而贻误治疗。强调细致认真的眼部检查，尤其是前房角检查非常必要。

处在间歇缓解期的闭角型青光眼，诊断也较困难，主要依靠病史。凡是年龄在 40 岁以上，特别是女性患者，具有浅前房、房角窄的解剖特点，并有发作性的虹视、雾视、头痛或鼻根部酸胀等病史，均应怀疑其可能，进行细致的检查和严密的随访，必要时可考虑进行激发试验以明确诊断。临床前期眼主要根据另一眼的发作史和房角狭窄的特征，以及激发试验的阳性来诊断。推荐临床应用暗室激发试验，该试验比较安全，阳性率约为 30%。方法是测量眼压后嘱患者在暗室内保持清醒不入睡且睁眼 1 小时，然后在暗室内弱光下再测眼压一次。若前后眼压相差 9 mmHg 以上则为阳性。眼压升高的机制与瞳孔散大，加重瞳孔阻滞、引起房角关闭有关。改良的暗室激发试验是令患者俯卧或反坐在椅子上，将头低俯在椅背上 1 小时，利用体位加重瞳孔阻滞等促发房角关闭，可提高阳性率到 90%。激发试验是协助诊断的手段，但试验阴性结果并不一定就能排除闭角型青光眼的诊断。

对闭角型青光眼应详细询问病史，并进行全面细致的检查，尤其强调房角检查，才能作出准确的诊断和分期，以利于治疗。前房角的检查方法有坐位的前房角镜、前节相干光断层扫描（OCT）检查以及仰卧位的超声生物显微镜（UBM）检查。前房角镜检查是最基本的，也是最直观的，可以观察到房角内的各种细节如功能小梁网、小梁网色素沉着、施勒姆（Schlemm）管充血、周边虹膜前粘连的程度等，但技术要求高。前节 OCT 检查是非接触式光学扫描，患者易于配合，能够观察到扫描层面房角的宽窄和虹膜的形态、轮廓，但分辨不清小梁网等细节。UBM 检查具有与前节 OCT 检查同样的作用，而且还能够观察到虹膜后的后房、睫状体、晶状体甚至前部玻璃体，以及它们之间的关系，但操作要求较高且较麻烦。

（四）治疗

闭角型青光眼一旦确诊，就应根据其所处的不同阶段及时给予相应的治疗。

1. 急性闭角型青光眼

（1）临床前期眼：治疗目的是预防发作，主张及时做周边虹膜切除术或激光周边虹膜切开术解除瞳孔阻滞。对于暂时不愿手术者应预防性滴用缩瞳剂，常用的是 1% 的毛果芸香碱，每日 2～3 次，并定期随访。

（2）急性发作眼：挽救视功能和保护房角功能是治疗的两个主要目的。应急诊全力抢救，以期在最短的时间内控制高眼压，减少视功能的损害并防止房角形成永久性粘连。挽救视功能方面，首先是降低眼压，常常是促进房水引流、减少房水生成和高渗脱水三种手段联合应用；其次是及时应用保护视神经的药物。保护房角功能方面，常用缩瞳剂和抗炎药物。对急性发作患者的处理，首先是眼局部频滴缩瞳剂，常用 1% 毛果芸香碱，可每 15 分钟 1 次，眼压下降后或瞳孔恢复正常大小时逐步减少用药次数，最后维持在每日 3 次。缩瞳剂能够拉开与房角接触的根部虹膜，开放房角，既促进了房水引流又保护了房角免于粘连、损坏。如果急性发作眼充血明显，甚至有前房纤维素性渗出，可局部或全身应用皮质类固醇制剂，一则有利于患眼炎症反应消退，二则减轻房角组织的炎症水肿，有利于房水引流和减少永久性粘连的发生。对于高眼压状况，同时合并应用高渗脱水剂和抑制房水生成的药物。高渗脱水剂有甘油、山梨醇、甘露醇等，常用 20% 甘露醇溶液，1.0～1.5 g/（kg·d），快速静脉滴注。临床使用时应注意老年患者，尤其是有高血压和心功能不全、肾功能不全，以及电解质紊乱的患者的全身状况，以免发生意外。有时脱水太多可加重头痛症状，应引起注意。房水生成抑制剂有眼局部用和全身用两类。全身用药主要是碳酸酐酶抑制剂，如乙酰唑胺，250mg/次，或醋甲唑胺，25mg/次，每日 2 次口服，眼压控制后可停用。眼局部用药主要有碳酸酐酶抑制剂和 β 肾上腺素受体（β 受体）阻滞剂，前者为 2% 多佐胺（杜塞酰胺）、1% 布林佐胺滴眼液，每日 3 次，后者有 0.5% 噻吗洛尔、0.25% 倍他洛尔、2% 卡替洛尔、0.3% 美替洛尔及 0.5% 左布诺洛尔等滴眼液，可选用一种，每日 2 次，能有效地协助高眼压的控制。

急性发作的患眼，如果采取上述治疗措施后 3 天内眼压仍持续在 50～60 mmHg，则应考虑及时手术治疗。这时由于房角多已粘连、丧失功能，只能做眼外引流术，但在眼部组织水肿、充血剧烈的情况下施行手术，组织炎症反应大，易发生手术并发症，滤过泡也容易纤维瘢痕化，往往效果较差。对于虹膜萎缩和瞳孔固定散大的急性发作眼，滤过性手术以虹膜嵌顿术为好。术前、术后加强皮质类固醇的应用，可减少手术的失败。如果药物治疗能控制眼压，则可参照小发作控制后的处理原则，选做眼内或眼外引流手术。

对于眼压升高的青光眼，尤其是急性发作的青光眼，及时全身应用自由基清除剂、抗氧化剂如维生素 E、维生素 C 等，可对受损的视网膜视神经组织起到一定的保护作用。

急性闭角型青光眼的小发作，一般能较快控制，常联合应用缩瞳剂、β 受体阻滞剂、碳酸酐酶抑制剂。眼压下降后，可逐步减少至停用 β 受体阻滞剂和碳酸酐酶抑制剂。如眼压不再升高，房角大部分开放或完全开放，则说明具备眼内引流条件，可做周边虹膜切除术/切开术。另一方面，如果眼压再度回升，则表示房角的房水引流功能明显受损，只能选做眼外引流手术，如小梁切除术等滤过性手术。

（3）间歇缓解期眼：治疗目的是阻止病程进展。因房角完全开放或大部分开放，眼压正常，施行周边虹膜切除术/切开术，解除瞳孔阻滞，防止房角的再关闭。暂时不愿手术者，则应在滴用缩瞳剂的情况下加强随访。

（4）慢性进展期眼：治疗目的是控制眼压。因房角已大部分粘连或全部粘连，房水引流功能严重受损或已丧失，眼压升高，只能选择眼外引流术，通常选做小梁切除术或巩膜咬切术。眼外引流术术前眼压应尽可能用药物控制到正常范围，如果控制在 30 mmHg 以下施行青光眼滤过性手术比较安全。

2. 慢性闭角型青光眼

早期病例及相对"正常"的眼，处理原则上同急性闭角型青光眼的间歇缓解期眼和临床前期眼。根据其特殊的房角解剖特征——较多嵴突，对这些患眼施行周边虹膜切除术/切开术的同时进行激光周边虹膜成形术可能效果更好。对于进展期和晚期的病例，因房角大多数失去正常房水引流功能，眼压已升高，则只适合于做小梁切除术等滤过性手术；同时因为已存在高眼压对视网膜视神经的损害，应给予神经保护治疗。

3. 伴有白内障的闭角型青光眼

原发性闭角型青光眼常因晶状体较大造成眼前部拥挤，伴有明显白内障的病例可行白内障摘除手术。在急性闭角型青光眼的临床前期眼、间歇缓解期眼以及慢性闭角型青光眼的早期眼仅需做白内障摘除术和人工晶状体植入术就可完全解除其病理解剖结构的异常，达到加深前房、开放房角的青光眼治疗效果。在慢性进展期的早期病例眼也可单独行白内障摘除术和人工晶状体植入术，并在术中施行房角周边虹膜前粘连机械分离术，以期开放房角。部分病例可以获得较为满意的效果，但对于房角粘连已久的病例术后往往需要加用局部降眼压药，或联合青光眼滤过性手术才能较好地控制眼压。

4. 绝对期青光眼

治疗目的仅在于解除症状，多需手术治疗，应尽量避免眼球摘除给患者带来的精神痛苦。如果仅仅是大泡性角膜病变引起的症状，佩戴软性角膜接触镜即可。

二、原发性开角型青光眼

原发性开角型青光眼，又称慢性开角型青光眼、慢性单纯性青光眼等。这一类青光眼有以下特征：①两眼中至少一只眼的眼压持续 >21 mmHg；②房角是开放的，具有正常外观；③眼底存在青光眼特征性视网膜视神经损害和（或）视野损害；④没有与眼压升高相关的病因性眼部或全身其他异常。这类青光眼的病程进展较为缓慢，而且多数没有明显症状，因此不易早期发现，具有更大的危险性。

目前，对原发性开角型青光眼的定义依然在发展之中。出于对病理性眼压的界定和发生视神经损害及视野缺损的考虑，原发性开角型青光眼包括了"正常眼压性青光眼"和"高眼压性青光眼"，可能是各自独立的病理生理过程的最后共同阶段。

（一）发病机制

不同于闭角型青光眼房水引流受阻于瞳孔和（或）小梁前的房角处［机械性相贴和（或）病理性粘连］，开角型青光眼的前房角外观正常并且是开放的，其眼压升高是小梁途径的房水外流排出系统发生病变、房水流出阻力增加所致。主要学说有：①小梁组织局部的病变，小梁内皮细胞活性改变，细胞密度降低，小梁束的胶原变性，小梁板片增厚、融合，小梁内间隙尤其是近小管组织的细胞外基质异常积蓄，施勒姆管壁的内皮细胞吞饮泡减少；②小梁后阻滞，即房水流经小梁组织后的施勒姆管到集液管和房水静脉部位的病变，包括巩膜内集液管周围细胞外基质异常和表层巩膜静脉压升高等；③血管-神经-内分泌或大脑中枢对眼压的调节失控所引起。目前，大多数的临床和基础研究表明，小梁组织，尤其是近施勒姆管区的组织（近小管部）是主要病变所在部位。分子生物学研究表明开角型青光眼具有多基因或多因素的基因致病倾向性，确切的发病机制尚未阐明。

（二）临床表现

1. 症状

开角型青光眼在早期几乎没有症状。只有在病变进展到一定程度时，患者方有视力模糊、眼胀和头痛等感觉。而眼压波动较大或眼压水平较高时，也可出现眼胀、鼻根部疼痛，甚至出现与闭角型青光眼类似的虹视和雾视。到了晚期，双眼视野都缩小时，则可有行动不便和夜盲等现象出现。多数病例中心视力在短期内可不受影响，甚至在晚期管状视野病例也可保持良好。部分患者的病史回顾存在早期进行性近视加深表现，常有视疲劳。

2. 眼部体征

早期病例眼前部可无任何改变。前房深度正常或较深，虹膜平坦，眼前部表现很"安静"，前房角开放，房角的形态并不会随着眼压的升降而有所改变。房角镜检查一般看不到房角结构包括小梁网的明显异常，有时可见较多的虹膜突（梳状韧带）、虹膜根部附着偏前、小梁网色素较多等，施勒姆管血液充盈现象较少见。晚期病例眼压较高时可有角膜水肿，在患眼视神经损害较重时可有瞳孔轻度散大，对光反射迟钝（相对性传入性瞳孔反应缺陷）。

眼底特征性视神经损害是诊断开角型青光眼必需的指标。典型表现为视盘凹陷的进行性扩大和加深，这是所有青光眼发展到一定阶段后的共同特征。在开角型青光眼的早期，眼底特征性的形态改变有视网膜神经纤维层缺损（RNFLD），无赤光检眼镜检查或黑白眼底照相表现为尖端朝向或与视盘边缘接触的暗色楔形缺损、局限性的盘沿（rim）变窄以及视盘杯凹的切迹（视杯内缘的局限性小缺损）。有些可表现为视盘表面或其附近小线状或片状的出血。病程的继续进展，视盘的杯凹逐步扩展，最终导致杯/盘比（C/D 比）的增加。开角型青光眼的晚期，视盘呈盂状凹陷，整个视盘色泽淡白，凹陷直达视盘的边缘，视网膜中央血管在越过视盘边缘处呈屈膝状或爬坡状，类似"中断"。

3. 眼压

开角型青光眼的最早期表现为眼压的不稳定性，眼压波动幅度增大。眼压可有昼夜波动和季节波动，其规律性可以不同于生理性的眼压波动。季节中冬天的眼压比夏天的要高些。随着病程发展，眼压水平逐步稳定地升高，多在中等水平，很少有超过 60 mmHg 的。

4. 视功能

青光眼的视功能改变主要表现为视野损害和缺损。一般说来，视野改变与视盘凹陷等体征的严重程度相对应，但目前临床上检测到功能的变化往往要迟于形态的变化。视野检测是评价青光眼病变的严重程度和治疗效果的重要指标。典型的青光眼视野损害如下。

（1）中心视野的损害：早期改变最常见的是旁中心暗点，出现率可高达80%，在注视点周围10°范围以内，以鼻上方为最多见，可单独或与其他早期损害伴存。鼻侧阶梯也是一种视野损害的早期表现，出现率可高达70%，是指鼻侧视野水平分界线附近等视线的上、下错位或压陷。随着病程进展，旁中心暗点逐渐扩大，多个暗点相互融合形成典型的弓形暗点（比耶鲁姆暗点）。这种视野损害可以延伸至鼻侧的中央水平分界线，形成大的鼻侧阶梯，如有上方和下方的弓形暗点相接则形成环形暗点。

（2）周边视野的损害：在中心视野出现暗点损害的同时或稍后，周边视野可开始出现变化。通常先是鼻侧周边缩小，且常在鼻上方开始，然后是鼻下方，最后是颞侧。颞侧视野的改变，可表现为周边部的楔形或扇形的等视线压陷缺损。随后，开始进行性缩小，与鼻侧缺损共同形成向心性缩小，最后可仅剩中央部5°～10°的一小块视野，称管状视野。管状视野可保留较好的中心视力。视野损害在鼻侧进展速度较快，可最终在颞侧留下一小片岛状视野，称颞侧视岛。这些残存视野的进一步缩小或丧失，就导致完全失明。

早期视野损害的概念，随着视野检查手段的不断发展而改变。Goldmann 视野计动态视野检查完全正常的青光眼，其病理解剖学上已有 48% 的视神经纤维丧失。即使是电子计算机辅助的静态阈值视野检查，临床病理和实验证据显示，其可检测到的最早视野缺损也相当于有 40% 的神经节细胞丢失。因此，真正意义上的早期视野损害是光阈值的增高，是发生在局部暗点出现之前的可逆性变化。临床上青光眼的视野检查策略是早期病例以做静态阈值视野为主，而晚期病例由于视功能损害严重，对静态光标不敏感，以做动态视野检测为佳。

（三）诊断及鉴别诊断

具有眼压升高、视盘的青光眼性特征改变和相应的视野损害，加之房角开放，则开角型青光眼的诊断明确。但在疾病的早期往往特征不明显，诊断要基于上述指标综合分析、判断。

1. 眼压

开角型青光眼的早期眼压可呈波动性升高，随着病情的进展，眼压会逐渐稳定上升。应根据具体情况进行细致的阶段性观察，必要时做 24 小时眼压测量。如果最高眼压水平超过 30 mmHg，波动又大于 10 mmHg，则基本可以作出诊断。如果波动大于 6 mmHg，最高水平略超过正常，则疑为青光眼，要定期随访观察，并结合其他指标来分析、判断。这里要区别高眼压症，即眼压超过正常水平，但长期随访观察并不出现视神经和视野的损害，通常眼压在 21～30 mmHg。如果疑为高眼压症，应做中央角膜厚度测量，以明确是否为厚角膜造成的高眼压假象。当实际角膜厚度高于标准眼压测量的设定值 520 μm 时，最多可高估眼压 7～10 mmHg。也有将高眼压症视为可疑青光眼的，尤其是在同时伴有青光眼高危因素时，如青光眼家族史、高度近视眼、代谢性疾病等。长期随访（5 年）提示少部分（5%～10%）

高眼压症最终发展为开角型青光眼。

眼压的正常范围是95%的正常人生理眼压数值：11~21 mmHg，不能机械地将超出这一统计学正常值的眼压都视作病理值，要综合分析、判断。此外，眼压测量方法的差异，也会造成测量值与实际眼压值的偏差，压陷式Schiotz眼压计、非接触眼压计（NCT）都不如Goldmann压平式眼压计准确、可靠，但后者技术操作要求较高。对可疑病例的眼压判断应该做Goldmann压平式眼压计测量。

过去比较强调眼压描记测定房水流畅系数（C值）以及压畅比（眼压和房水流畅系数的比值，P_0/C）来分析、判断小梁途径房水外流阻力的变化，辅助开角型青光眼的诊断。目前不再强调其作为临床诊断的指标，多用于基础研究。临床上没有公认的开角型青光眼激发试验，也不推荐以激发试验辅助诊断开角型青光眼。

2. 眼底

主要是视盘及其旁周的形态学改变。视盘的大小对于评价青光眼性视神经病变非常重要。视盘大小与视杯、盘沿大小相关，视盘越大，视杯和盘沿就越大。大的视杯伴有大视盘可以是正常的，而小的视杯伴有更小的视盘有可能是病理性的。正常眼底的杯/盘比值（C/D）大多不超过0.4，两眼的C/D差值也不超过0.2。注意盘沿的形态改变，正常视盘的盘沿宽度一般遵循"ISNT"规律，即下方（Inferior）最宽，上方（Superior）、鼻侧（Nasal）次之，颞侧（Temporal）最窄。定期随访，发现视盘盘沿选择性丢失更有早期诊断意义。在视盘凹陷明显改变之前，细致的检查如发现有视网膜神经纤维层缺损，相应处的视盘盘沿变窄，特别是颞上、颞下象限处，视杯凹陷也在相对应处出现切迹，均是青光眼视神经损害的特征。这些形态学的改变可以早于比较敏感的阈值视野检测出现异常，具有早期诊断价值。更早期的表现可以是视盘表面或其周围的小线状、片状出血灶。除了检眼镜下直接观察外，有条件者可以借助视盘立体照相或计算机辅助的眼底视盘影像分析仪器如偏振光或激光共聚焦扫描以及OCT等定量分析，判断细微的形态结构变化，更早期地作出正确诊断。

临床上，易于混淆的眼底体征是生理性大杯凹和近视眼性视盘改变。人群中视盘的生理性大杯凹比例为5%~10%，约50%的患者可以有家族性的生理性大杯凹倾向。通常是两眼对称的，盘沿宽窄符合"ISNT"规律，没有视盘出血、杯凹切迹和视网膜神经纤维层缺损改变，其眼压和视野均正常，随访也无进行性改变，均有助于鉴别诊断。近视眼性眼底改变，尤其在高度近视/病理性近视，其视盘形态变异，色泽较淡，加之视盘周围的脉络膜萎缩斑，视野检查常伴有生理盲点扩大和（或）中心暗点（黄斑变性），易于误诊为青光眼。当高度近视眼伴有青光眼时，也易于被上述征象所掩盖，误诊为仅仅是近视眼的改变。临床上对高度近视眼发生青光眼的病例常常难以在早期作出较明确的判断。

3. 视功能

目前临床应用的各种视野检查（包括阈值定量检测）尚不够敏感，需视神经纤维受损达到一定程度后方能检测出。另外，视野检查属于一种主观检查，即心理物理学检查，反映了整个视觉通路和视觉认知的状况，可受多种因素的干扰，有时可靠性欠佳。因此，分析结果时应加以考虑，并综合眼压、眼底的状况来作出判断。视野损害也可见于其他眼病和神经系统疾病、血管系统疾病等。当一时难以判断视野损害时，可做定期的随访检查，对比分析视野变化。因此，不要单独依据一次视野检查就排除或确定早期青光眼的诊断。

青光眼除了视野损害以外，也有其他视功能的异常，包括：①空间/时间对比敏感度下降；②辨色力下降，尤其是蓝黄色受累较早、较重；③电生理中图像ERG振幅下降、图像VEP峰潜时延迟等。针对这些视功能的检测仪器、设备正逐步地开发，投入临床运用，如多焦电生理（mfERG和mfVEP），期望能够更早地发现特征性的青光眼性视功能损害。

4. 房角

开角型青光眼的房角大多较宽，当眼压升高时，房角仍开放，即使到了病程晚期，也无粘连。少部分病例，房角入口可以较窄，眼压升高时并不关闭，也不会发生房角粘连，这是一类窄角性的开角型青光眼。房角的宽窄和开放是两个不同的概念。开角型青光眼的前房角中可以见到残留的中胚叶组织（梳状韧带）附着在睫状带、巩膜突，甚至小梁网上，易将其误诊为虹膜周边前粘连，其特点是呈丝状突起，表面光滑、边界清晰。而真正的粘连则多是呈小片状前粘连，边界模糊、表面纹理不清，结合虹膜根部膨隆与否也有助于区别。与慢性闭角型青光眼鉴别的关键在于前房角镜检查是否有房角粘连、关闭。

开角型青光眼的诊断是一个综合眼压、眼底、视野、房角等多因素的分析、判断过程，有时还需要经过一段时间的随访观察对比，才能得出结论。原发性开角型青光眼的高危因素如青光眼阳性家族史、近视眼、代谢性疾病、视网膜静脉阻塞等，对其早期诊断也有一定的参考价值。

（四）治疗

治疗的目的是尽可能阻止青光眼的病程进展，减少视网膜神经节细胞的丧失，以保持视觉功能（视野）的生理需要。治疗策略的制订应以青光眼患者全面检查为基础，包括准确掌握眼压高低波动的规律、视野的定量阈值变化、视盘形态的细致改变以及视网膜视神经血供状况的异常与否，并且结合全身心血管系统、呼吸系统等是否有疾病，患者的经济状况和期望寿命等因素来综合考虑、选择。治疗的手段为降低眼压达到靶眼压、改善视网膜视神经血液循环以及直接视网膜神经节细胞保护，主要方法有药物治疗、激光治疗和手术治疗，可以联合采用。对已有明显视神经和视野损害的病例多主张积极的手术治疗，并给予相应的神经保护治疗。

1. 药物降眼压治疗

若局部滴用 1~2 种药物即可使眼压控制在安全水平，视野和眼底改变不再进展，患者能耐受，并配合定期复查，则可长期选用药物治疗。

（1）眼局部应用的降眼压药物：目前应用的眼局部降眼压药物的作用机制有三方面：增加小梁网途径、葡萄膜巩膜途径的房水引流，以及减少睫状体的房水产生。

1）拟胆碱作用药物：常用毛果芸香碱，其降眼压机制是增加小梁网途径的房水外流，多用于 β 受体阻滞剂不能较好控制眼压时的一种联合用药。

2）β 肾上腺素受体激动剂：常用肾上腺素及其前体药地匹福林，利用其 $β_2$ 肾上腺素受体兴奋作用使小梁网房水流出阻力降低以及增加葡萄膜巩膜途径的房水外流，可单独使用和联合用药。

3）β 肾上腺素受体阻滞剂：是最常用的降眼压滴眼液，有噻吗洛尔、倍他洛尔、美替洛尔、左布诺洛尔、卡替洛尔等滴眼液，通过阻断位于睫状体非色素上皮细胞上的 $β_2$ 受体来减少房水生成。主要有心血管系统和呼吸系统的不良反应，因此，对有较重心血管疾病如心力衰竭、窦性心动过缓、Ⅱ度或Ⅲ度房室传导阻滞，较重的呼吸系统疾病如支气管哮喘、严重阻塞性呼吸道疾病者，应避免使用。

4）碳酸酐酶抑制剂：通过抑制睫状体非色素上皮细胞内的碳酸酐酶来减少房水生成，有多佐胺和布林佐胺，避免了全身应用碳酸酐酶抑制剂的众多不良反应。

5）α 肾上腺素受体激动剂：常用选择性 $α_2$ 受体激动剂溴莫尼定，其降眼压作用除了直接抑制房水生成外，还可能与其作用于球结膜和表层巩膜血流、静脉压，增加葡萄膜巩膜途径的房水外流有关。

6）前列腺素衍生物：主要是通过增加葡萄膜巩膜途径房水引流降眼压，常用拉坦前列素、曲伏前列素和比马前列素，是目前最有效的眼局部降眼压药。

应用于开角型青光眼降眼压治疗最早的是增加小梁网途径房水引流药物，如拟胆碱作用药、肾上腺素受体激动剂等，最广泛的是减少房水生成的药物，如 β 肾上腺素受体阻滞剂，最新的是增加葡萄膜巩膜途径房水引流药物，如前列腺素衍生物。目前还有各种复方（两种不同的降眼压药）制剂，方便了临床的联合用药。

（2）全身应用的降眼压药：多作为局部用药不能良好控制眼压时的补充，或手术治疗前用药，剂量不宜过大、时间不宜过长，以免引起全身更多的不良反应。目前主要有两大类。

1）碳酸酐酶抑制剂：以乙酰唑胺为代表，口服，每次 125~250 mg，每日 1~3 次。该药为磺胺类制剂，过敏者禁用。常见的不良反应有唇、面部及手指、脚趾麻木感，胃肠道刺激症状、尿液浑浊等，如果长期服用，有诱发尿路结石、肾绞痛、代谢性酸中毒、低钾血症等不良反应。因此，临床上常在服用乙酰唑胺的同时，给予氯化钾和碳酸氢钠，以减少不良反应的发生。对伴有肝、肾功能不全，呼吸性酸中毒者应谨慎使用，最好不用。个别病例服用该药后可产生再生障碍性贫血，认为是与剂量无关的特异性反应。醋甲唑胺的不良反应较少。

2）高渗脱水剂：以甘露醇为代表，常用量为 1 g／（kg·d）。通过提高血浆渗透压来降低眼压，以每天 20% 甘露醇 250 mL（快速静脉滴注）为宜，降眼压作用起效快，但维持时间短（6 小时）。在高血压、心功能不全、肾功能不全的患者，要注意全身状况，以防意外。过多地应用或应用较长时间易引起全身脱水、电解质紊乱，颅内脱水严重可引起头痛，血液脱水严重可引起血栓形成，儿童和老年人更应注意。

2. 激光降眼压治疗

目前推荐选择性激光小梁成形术（SLT），是利用激光在房角小梁网上产生的生物效应改善房水流出易度，降低眼压。可以延缓手术时间和减少抗青光眼药物的使用。尤其是不适合或不能耐受药物治疗又不愿意手术治疗的患者，也可以作为手术后眼压控制不理想时的补充措施，在某些地区也有将 SLT 作为首选替代药物治疗的。

3. 手术降眼压治疗

最常用的手术方式是滤过性手术，包括小梁切除术、巩膜咬切术、非穿透性小梁手术等，即人为地开创一条滤过通道，将房水引流到巩膜瓣和结膜瓣下，以缓解升高的眼压。非穿透性小梁手术是眼球壁的手术，不进入前房，术中、术后并发症（主要是浅前房或前房消失）明显减少。年轻患者，为防止滤过通道的纤维瘢痕化，可在术中或术后恰当地应用抗代谢药，常选丝裂霉素（MMC）和氟尿嘧啶（5-FU），但要特别注意防止该类药物的不良反应和可能的并发症。眼局部使用干扰素对减轻滤过泡的血管瘢痕化也有一定的作用，相对安全。对于多次滤过性手术失败的患眼，可以采用人工植入物引流术，常选青光眼减压阀手术。

4. 视神经保护治疗

神经保护概念的提出，主要是基于对青光眼视神经损伤机制和病理生理过程的深入研究及认识。除了降眼压这一最有效的视神经保护措施外，目前强调更直接的神经保护治疗，尤其是针对原发性开角型青光眼。因为原发性开角型青光眼一旦明确诊断，就已经存在神经损害了。由于青光眼疾病的慢性、进行性临床特征，在组织病理上存在已经损失（死亡）、正在损害（受伤）和受到威胁（尚正常）的不同视神经（轴突）和（或）神经元（神经节细胞等）。对于已经死亡的神经，我们无能为力。但这种死亡的及濒临死亡的神经组织形成的病理微环境将对其周围受损的神经组织和正常的神经组织造成继续损害，唯有及时采取恰当的治疗措施，才能保护和拯救邻近的正常神经组织及受损神经组织。临床和基础研究的一些现象提示，青光眼视神经损害的原发因素不仅仅是眼压，如前所述的神经营养因子缺乏、代谢障碍、毒性产物、自身免疫损伤等也可能直接或间接作用于视网膜视神经。因此，青光眼的神经保护治疗就显得更加重要。目前，临床上已应用的主要是钙离子通道阻滞剂如倍他洛尔、尼莫地平、硝苯地平，抗氧化剂如维生素 C 和维生素 E，α_2 受体激动剂如溴莫尼定，植物药如银杏叶提取物，中药如葛根素、当归素、黄芩苷及灯盏细辛方剂等；正在研究的有兴奋毒性神经递质谷氨酸的 N-甲基-D-天冬氨酸（NMDA）受体拮抗剂、脑源性神经营养因子（BDNF）、神经保护因子热休克蛋白、神经免疫 Cop-1 疫苗、神经干细胞移植及视神经再生等。上述神经保护治疗措施还需要随机、双盲、大样本、多中心、长期临床研究证据来加以证实。

完善的青光眼治疗应该是将达到靶眼压的降眼压治疗与阻止视网膜神经节细胞凋亡的神经保护治疗相结合，才能使更多的神经节细胞从受创的病理困境中解脱出来并得到恢复。

三、特殊类型青光眼

这类独特的青光眼仍属原发性，但与前述的闭角型青光眼和开角型青光眼不同。

（一）高褶虹膜性青光眼

高褶虹膜结构是指虹膜根部前插在睫状体上，虹膜周边部呈角状高褶向前再转向瞳孔区的解剖结构，其特征是形成的房角窄、浅，但虹膜平坦，前房并不浅。该病较少见，女性患者较多，常有闭角型青光眼家族史，发病年龄也较瞳孔阻滞性闭角型青光眼患者小，多在 30～50 岁。其房角可自发关闭，或瞳孔散大后关闭，尤其是周边虹膜切除术后瞳孔散大仍会发生房角关闭，有时呈急性闭角型青光眼样发作。说明相对瞳孔阻滞因素在发病（房角关闭）机制中所起的作用远较在虹膜膨隆型的浅前房闭角型青光眼中的要小。依据虹膜褶的高度可分完全性和不完全性两种。完全性即虹膜褶较高并且全周房角圆周均有，多为急性表现；不完全性的则虹膜褶较低并且不完整，多为慢性过程。

高褶虹膜引起的眼压升高，可用虹膜周边切除术后的暗室试验阳性结果来明确诊断，房角检查在暗光下呈关闭状，亮光下呈开放状。

高褶虹膜性青光眼的治疗需用缩瞳剂，也可施行激光周边虹膜成形术来拉平虹膜、加宽房角。如果已发生粘连，房角功能破坏，则只能进行滤过性手术治疗。

（二）正常眼压性青光眼

具有与其他类型青光眼类似的视盘凹陷扩大和视野缺损但缺乏明显眼压升高的证据，一般认为与高眼压性开角型青光眼是属于同一类原发性青光眼的不同表现型，又称低压性青光眼，但眼压实际上是在统计学正常值范围内，所以用正常眼压性青光眼更为确切。国外报道约占开角型青光眼的 20%～50%，尤以亚洲，特别是日本、韩国最多。流行病学调查以 40～60 岁年龄组最多，女性患者明显多于男性。

临床特征：就诊主诉为视力减退和视物模糊、视界缺损，早期往往由于无症状和中心视力尚好而延误，主要是眼底视盘的改变。与高眼压性青光眼比较，正常眼压性青光眼的杯凹较浅、较陡，颞侧、颞下象限的盘沿更窄，视盘周围的晕轮和萎缩征较多，视盘出血发生率较高。视盘杯凹与视野损害不成比例，即同样的视野缺损，正常眼压性青光眼的 C/D 比值较高，眼压性青光眼的 C/D 比值要大。正常眼压性青光眼的视野损害具有以下特征：视野缺损靠近固视点的比例较大，上半缺损较多，局限性缺损较多，且损害较深，边界较陡。虽然这类青光眼的眼压在正常范围内，但部分患者存在日夜波动，平均眼压偏于正常范围的高限一侧（18～20 mmHg），说明这类青光眼的视神经损害阈值降低，不能承受相对"正常"的眼压。研究认为可能与视网膜和脉络膜血管自身调节异常所致的缺血缺氧、视神经和视网膜神经节细胞的自身免疫损伤等有关。

正常眼压性青光眼的易患危险因素有：近视眼、血压异常（低血压或高血压）、血流动力学危象（如失血、休克）、血液流变学改变（如高血黏度等）、自身免疫性疾病、心血管疾病尤其是周围血管痉挛（如雷诺征、偏头痛）等。

正常眼压性青光眼的诊断需综合眼部和全身检查以及完整细致的病史，一般认为峰值眼压不应超过 21 mmHg，但要除外因角膜较薄所致眼压较低的影响，可通过角膜厚度测量来识别。需与下列情况鉴别：①具有较大日夜眼压波动的高眼压性开角型青光眼，可进行 24 小时眼压监测，尤其是夜间眼压的监测；②已经缓解的高眼压性青光眼遗留有扩大的视盘杯凹和视野损害；③非青光眼性视神经病变，如各类视神经萎缩、缺血性视神经病变等。

正常眼压性青光眼一般进展较慢，视野损害常以年计，影响其预后的因素有：在正常范围内相对较高的眼压；较深的局部性视杯切迹；视盘出血；全身低血压和血液循环不足、血液流变学异常、自身免疫疾病等。治疗主要是降低眼压和改善循环，保护视神经。通常以降低原先基础眼压水平的 1/3 幅度为目标，药物宜选择不影响血管收缩的降眼压药如碳酸酐酶抑制剂、α_2 受体激动剂、前列腺素类衍生物和有扩张血管作用的降眼压药。一般来说，药物难以控制眼压或病情仍在进展，才考虑手术治疗。可采用较薄（1/4～1/3 厚）的巩膜瓣的小梁切除术或非穿透小梁术来获得较低的眼压。在降眼压的基础上积极进行改善眼局部血供的治疗，常选用钙离子通道阻滞剂、5-羟色胺拮抗剂和活血化瘀的中药等，有利于病情的控制。同时应用视神经保护剂如抗自由基药物和阻断谷氨酸神经毒性药物，是较为理想的治疗，但这方面的有效药物尚待临床评价。

（三）色素性青光眼

色素性青光眼是以色素颗粒沉积于房角为特征的一种青光眼，有色素播散综合征与色素性青光眼之分。色素播散综合征的发病机制是反向瞳孔阻滞：中周边部虹膜后凹，与晶状体悬韧带接触、摩擦，导致虹膜色素上皮的色素释放。色素性青光眼的小梁网房水外流受阻并非色素颗粒的单纯性阻塞，还与小梁内皮细胞吞噬功能异常等有关。

临床特征：色素性青光眼在西方国家占青光眼的 1%～1.5%，我国少见。不伴有眼压升高的色素播散综合征占人群的 2.45%（白种人），男女相同，而色素性青光眼多见于年轻男性，近视眼是危险因素。

裂隙灯下可见到库肯勃（Krukenberg）梭，位于角膜后中下部的角膜内皮上，呈垂直向梭形色素沉着，下端稍宽。虹膜的前表面也可有色素沉着，多在轮沟内，周边虹膜透光缺损早期较少，随着病程进展可逐步增加，呈整个环状的散在分布，有 80～90 个，与后面的晶状体悬韧带数目一致。整个前房角，尤其是功能性小梁网有明显的深棕色、黑色色素沉着，小梁网色素沉着的程度通常为 3～4 级。色素播散过程有活动期（多与震动性运动有关）和静止期。如果眼压 <21 mmHg，称色素播散综合征；如果眼压 >21 mmHg，则称色素性青光眼，整个色素播散综合征中约 1/3 发生青光眼。

色素性青光眼的治疗有：①药物治疗，降眼压选用 β 受体阻滞剂、碳酸酐酶抑制剂等，缩瞳剂作用尚待评价；②激光治疗，小梁成形术针对升高的眼压进行治疗，周边虹膜切开术同时做周边虹膜成形术可以解除其反向瞳孔阻滞；③手术治疗，周边虹膜切除术术后可见虹膜变得平坦，其效果需长期随访验证；滤过性手术适用于眼压不能控制且已有明显视神经或视功能损害的患眼。

（四）剥脱性青光眼

剥脱综合征为一类常伴发青光眼的系统性、特发性疾病。在剥脱性青光眼患眼内见到灰色斑片样物质，曾有青光眼囊片和假性剥脱等名称。剥脱综合征多见于北欧、50 岁以上患者，我国新疆维吾尔族人较多见，无明显遗传性，发病率为 0.4%～38%，与白内障成正相关。剥脱综合征患者中青光眼的发病率为 7%～63%。剥脱综合征男女发病比例为 1∶3，但男性患者发生青光眼的约比女性多一倍。欧洲地区多累及双眼，美洲地区多累及单眼。剥脱综合征的发生机制目前尚未明了，普遍认为是一种与细胞表面相关物质过多产生或异常破损相关的细胞外间质疾病。

临床特征：灰白色物质沉积在晶状体前表面是重要的诊断体征。典型者分为 3 个区带：相对均质的中央盘区；周边的颗粒层带；分隔两者的洁净区。剥脱物质可呈现于虹膜、瞳孔缘、角膜内皮、前房角、晶状体悬韧带和睫状体，白内障摘除术后可见于晶状体后囊膜、人工晶状体、玻璃体前界面以及玻璃体条索上。此外，剥脱物质也存在于眼球外的眼部组织以及眶外组织器官中，主要局限在结缔组织或筋膜部分。晶状体表面的剥脱物质也引起虹膜色素上皮的破损和释放色素颗粒。

剥脱性青光眼典型的表现为开角型青光眼，为剥脱物质和色素颗粒共同阻塞小梁网，以及小梁网内皮细胞功能异常所致。25% 可呈急性眼压升高，部分病例可伴发闭角型青光眼。

需鉴别的有色素播散综合征和囊膜剥离疾病（也称真性剥脱），后者见于高温作业者，伴白内障但很少有青光眼，为热源性白内障中卷起的透明膜。另外，虹膜睫状体炎或铜等异物等引起的毒性剥脱、外伤所致的损伤性剥脱，依据有关病史和体征可加以鉴别。

剥脱性青光眼平均眼压较高，视功能损害进展较快，对药物治疗的反应也差。药物治疗降眼压可选用 β 受体阻滞剂、碳酸酐酶抑制剂等。缩瞳剂能减少瞳孔运动，减少剥脱物质和色素播散，又能改善房水引流，但易于形成后粘连，有的病例可使病情加重。激光小梁成形术用于开角型青光眼，周边虹膜切开术适用于瞳孔阻滞的解除。如果上述治疗无效，则只能施行小梁切除术。

第二节　继发性青光眼

继发性青光眼是由其他眼病引起的青光眼，占全部青光眼的 20%～40%，多为单眼。由于原发眼病的不同，临床表现也各异。应针对原发病进行治疗，同时用药物控制眼压，必要时进行手术治疗。

一、继发于角膜病

角膜溃疡或角膜炎有时并发急性虹膜睫状体炎而继发青光眼，角膜粘连性白斑、虹膜周边前粘连及瞳孔后粘连等都能影响房水的排出而引起继发性青光眼。

二、继发于虹膜睫状体炎

（一）病因

目前尚不十分明了。近年来，实验研究证明本病是由于房水生成增多和房水流畅系数下降所致。发作时房水中前列腺素的含量显著增加，使葡萄膜血管扩张，血-房水屏障的通透性增加，导致房水生成增加；同时由于前列腺素增加还可抑制交感神经末梢释放去甲肾上腺素或直接拮抗去甲肾上腺素的生物效应，而去甲肾上腺素是调节房水排出的重要介质，小梁失去正常的调节而导致房水流畅系数下降和眼压升高。

本病可同时并发双侧单纯性青光眼。在急性发作后，高眼压持续时间较长，药物治疗不易缓解。对于反复发作者，应于发作间歇期做排除原发性青光眼的检查，以免延误治疗。

（二）临床表现

本病多发生于青壮年，常为单眼反复发作，偶有双眼发作者。本病发病急，多有闭角型青光眼症状，但前房不浅，房角开放，结膜有轻微睫状充血，角膜上皮水肿，有少量大小不等的灰白色沉着物，大的常呈油脂状，房水中偶见浮游物，闪光弱阳性，瞳孔轻度开大、对光反射仍存在，眼压中度升高。每次发作一般持续 3~5 天，偶有延续数月者，常可自行缓解。由于每次发作持续时间不长，对视功能影响不大，视盘及视野一般不受侵犯。但有些病例长期反复发作后，也会产生视盘和视野损害。

（三）治疗

局部滴用或结膜下注射地塞米松或泼尼松龙，可抑制前列腺素的释放，降低血-房水屏障的通透性。滴 1% 肾上腺素液、0.25%~0.5% 噻吗洛尔或 1%~2% 美特朗、0.5% 贝他根、0.25% 倍他舒或 1% 普萘洛尔液可降低眼压。因缩瞳剂可使血管扩张，增加血-房水屏障的通透性，应尽量少用或不用。

口服吲哚美辛（25~50 mg，每日 3 次），或氟芬那酸（200~400 mg，每日 3 次），可以抑制前列腺素的生物合成，后者还能直接拮抗前列腺素的生物效应。还可服用碳酸酐酶抑制剂降低眼压。

如并发原发性开角型青光眼，在急性发作时可集中使用皮质激素或非皮质激素类消炎药欧可芬以控制炎症，但用药时间不宜过长，前者可能引起眼压升高。病情缓解后，可用降压药物控制原发性青光眼。此病不宜手术，因术后仍有复发，但在药物不能控制并存的单纯性青光眼时，于发作缓解期做抗青光眼手术则可控制原发性青光眼。

三、继发于晶状体改变

1. 晶状体脱位

晶状体半脱位压迫房角或刺激睫状体而使眼压升高。本病常伴有房角后退，眼压升高可能与此有关。一般可用药物治疗，必要时可摘出晶状体。晶状体完全脱入前房可使眼压骤升，应立即将其摘出。晶状体脱入玻璃状体很少引起青光眼，可暂不处理，但有可能引起晶状体溶解或过敏性葡萄膜炎。

2. 晶状体肿胀

白内障的肿胀期，晶状体肿胀、变厚可引起瞳孔阻滞而继发青光眼，尤其是易发生于小眼球浅前房的患者。摘除晶状体可解除瞳孔阻滞治愈青光眼。如果已有周边前粘连，则应做白内障和抗青光眼联合手术。

3. 晶状体溶解性青光眼

发生于过熟期白内障，由于晶状体囊皮变薄或自发破裂，液化的晶状体皮质漏到前房，被吞噬细胞吞噬，这些细胞和晶状体皮质堵塞小梁间隙而引起急性或亚急性青光眼。其特征为前房深，房角开敞，在角膜后壁、房水、房角、虹膜及晶状体表面有多量灰白色具有彩色反光的碎片，为含有蛋白颗粒的肿胀的吞噬细胞及晶状体皮质。最有效的疗法是用药物控制眼压后立即做晶状体摘出术。术后眼压一般可恢复正常，甚至术前视力很差者，术后也可获得较好视力。

4. 晶状体颗粒性青光眼

又称晶状体皮质残留性青光眼，见于白内障囊外摘出或偶尔见于白内障肿胀期囊膜自发破裂后。前房内有松软或颗粒样晶状体皮质，常伴有不同程度的虹膜炎症，故常有相应的虹膜后粘连或前粘连，房角开放，有较多晶状体皮质或有周边前粘连。可用皮质激素和抗青光眼药物，不用缩瞳剂。如眼压不能控制，可做手术冲吸前房内晶状体皮质。

5. 晶状体过敏性眼内膜炎继发青光眼

这是由于对晶状体物质过敏而引起的眼内膜炎，可发生于晶状体囊皮完整或自发破裂以及囊外摘出后有晶状体皮质残留者。前房炎性反应明显，有大量白细胞渗出，角膜后壁有成团的沉着物。在急性反应时眼压多偏低，当小梁和房角发生损害后则产生青光眼，其治疗措施是摘除晶状体或取出残留皮质。

四、外伤性青光眼

1. 钝挫伤

引起前房积血或房角后退时可导致继发性青光眼。前房少量积血，一般在数天内即可吸收；当出血量多，尤其是反复继发出血时，常引起继发性青光眼，可并发角膜血染（参阅角膜病）。房角后退继发青光眼早期发生者多在伤后数周内发病，由于小梁受损伤，使房水流出受阻，但伤后同时伴有房水分泌减少，所以眼压可不升高。当房水分泌正常后眼压即升高，常可持续数月至数年，但多在一年内外流管道修复，眼压也恢复正常。晚期发生者可发生在伤后10年或更晚，是由于外伤后角膜内皮细胞形成玻璃样膜覆盖了房角，或继发了虹膜周边前粘连。这种晚期青光眼是顽固的。

房角后退或称前房角劈裂是睫状体表面的外伤性撕裂。为睫状体的环行肌和纵行肌之间发生撕裂和分离，因环行肌与虹膜相连，环行肌挛缩将引起虹膜根部后移，而纵行肌仍附着在原位的巩膜突，因而房角变深。房角后退分为浅、中、深三度。①浅层撕裂，为葡萄膜网部的破裂，睫状体带及巩膜突暴露，睫状体带较健眼明显加宽，巩膜突色较白，有时可有色素沉着。睫状体表面没有真正的外伤裂隙。②中层撕裂，睫状肌纤维间出现肯定裂隙，虹膜根部与睫状体前面后移，较健眼房角加宽而深，睫状体带的宽度可为正常眼的数倍，后退的范围常超过180°。③深层撕裂，睫状体有深层裂隙，而裂隙的尖端前房角镜检查看不见，有时可有广泛的睫状体解离（睫状体解离是睫状体与巩膜突分离，使前房与睫状体上腔相通，眼压为降低）。

房角后退的患者对于局部激素试验多呈高度反应，说明具有青光眼遗传基因的人，在外伤后更容易发生继发性青光眼。治疗与开角型青光眼相同。

2. 穿通伤

由于眼内组织嵌入伤口，或由于晶状体囊膜破裂，皮质肿胀而引起。如眼内有异物存留，可由于炎症、铁锈或铜锈沉着使小梁发生改变而致眼压升高。

对眼球穿通伤，应妥善做好初步处理，使伤口内不嵌顿眼内组织。白内障所致的青光眼应摘出晶状体。总之应根据引起青光眼的病因酌情处理。

五、继发于血液异常、眼内出血和血管疾患

1. 血液异常继发性青光眼

巨球蛋白血症、高蛋白血症和红细胞增多症等由于血清中有大分子量的球蛋白或增多的红细胞而使血液黏稠度增加、血流缓慢，容易形成血栓。视网膜中央静脉血栓形成患者中，有10%～20%可发生继发性青光眼。有时施勒姆管内也可有血栓形成而引起急性青光眼。房角是开放的，可用药物治疗，但效果差。

患急性白血病时，葡萄膜有白细胞浸润，常并发眼压升高。虹膜明显充血，纹理消失，表面有新生血管，常伴有前房积脓或积血。眼局部对放疗敏感。

2. 前房积血

眼压升高与积血量有关，出血超过前房1/2者易引起继发性青光眼。并发症为角膜血染和视神经损

害，其发生与眼压升高有关，角膜血染是在前房积血持续时间较长，前房积血量大，眼压升高及直接附着在角膜内皮上的血液毒素，使角膜内皮功能失代偿，角膜内皮的渗透性发生改变，红细胞渗入角膜实质而引起。早期血染在后部角膜基质中，表现为黄色颗粒状改变，或呈半透明红色，角膜透明度下降，此过程可迅速发展，有时在24小时内整个角膜被血细胞浸润，随着血小板的降解作用，角膜逐渐显得发亮，呈不透明的绿色，可持续数年。角膜血染的消退过程是从角膜周边部开始逐渐向中央部变透明。在角膜内皮有损害时，眼压正常情况下也可致角膜血染。

无并发症的前房积血可采用非手术治疗，一般所有减少再出血或促进血液吸收的药物治疗效果不肯定。减少房水生成药物和高渗剂可预防角膜血染和视神经损害。如药物治疗不能控制眼压，可手术冲洗前房积血或取出血块。

3. 溶血性青光眼

眼内出血，尤其是玻璃体积血后，红细胞的破坏产物和含有血色素的巨噬细胞，有时可阻塞小梁引起急性眼压升高。其治疗与单纯性青光眼相同，但也可将红细胞碎屑冲出，使眼压下降。

4. 血影细胞性青光眼

各种原因所致的玻璃体积血，红细胞发生变性，从红色、双凹、柔韧的细胞变为土黄色、圆形不柔韧的血影细胞，通过破损的玻璃体前界膜进入前房，进入前房的血影细胞可机械性阻塞小梁网，可引起急性眼压升高的开角型青光眼。患者症状取决于眼压的高度。角膜后壁可有土黄色细胞沉着，房水中有棕黄色细胞浮游，可有假性前房积脓，如有新鲜红细胞则位于土黄色血影细胞下方。前房角为开角，覆以薄层土黄色细胞，使小梁网呈棕黄色或完全遮盖房角结构，下方尤为明显。玻璃体呈典型土黄色，在前玻璃体中可见多数细小黄褐色颗粒。抽取房水或玻璃体用相差显微镜可直接查到血影细胞，或染色后用普通显微镜检查。

有学者认为用普通光学显微镜，能清晰准确地识别血影细胞。当血红蛋白发生不可逆的变性，形成变性株蛋白小体而沉淀时，可用结晶紫将细胞染色后进行观察。有报道用1%甲紫染色，在光学显微镜下检查血影细胞的胞膜呈紫红色斑点状，而正常红细胞不被甲紫染色。因甲紫是一种碱性染料，沉积在血影细胞膜上的变性株蛋白为酸性物质，故能使血影细胞着色。检查时如轻击载玻片，可见染色的不能变形的血影细胞在悬浮的标本内漂动。

血影细胞性青光眼为一过性，可持续数月，未有报道引起小梁永久性损害者。开始用抗青光眼药物治疗；如不能控制眼压则彻底冲洗前房，必要时可重复做，很少需做玻璃体切除。

5. 血铁质沉着性青光眼

为一种慢性继发性开角型青光眼，多有长期反复眼内出血史。小梁内皮细胞吞噬溶解变性的血红蛋白，血红蛋白的铁离子氧化成氧化铁，它与组织蛋白或含巯基类蛋白质结合成铁蛋白质化合物沉着于角膜、视网膜、小梁网等眼内组织，可使小梁变性、硬化和间隙闭塞而致眼压升高。可根据出血病史、眼组织的铁锈样沉着物、小梁网呈棕红色、房水中查不出粗影细胞等作出诊断。

治疗用抗青光眼药物控制眼压。

6. 新生血管性青光眼

是指虹膜和小梁表面有新生的纤维血管膜，使虹膜与小梁和角膜后壁粘连所造成的青光眼。虹膜上的新生血管形成典型的虹膜新生血管丛或称虹膜红变，使虹膜组织模糊不清，呈黯红色，瞳孔开大，对光反射消失，由于血管膜收缩而使瞳孔缘色素上皮外翻。因虹膜新生血管丛容易破裂，反复发生前房积血。本病极顽固，患者异常疼痛，常导致失明。

虹膜新生血管丛易发生于一些引起视网膜缺氧的疾病，如视网膜中央静脉阻塞、糖尿病性视网膜病变、视网膜中央动脉阻塞、恶性黑色素瘤和视网膜脱离等，尤以前两种病比较多见。由糖尿病引起者常发生于有增殖性视网膜病变及反复出血者。由于视网膜缺氧而产生血管形成因子，引起虹膜表面和小梁网的纤维血管膜增殖。初期它们覆盖开敞的房角，后期纤维血管膜收缩形成房角周边前粘连，均可导致顽固的眼压升高。其临床过程可分为三期。

（1）青光眼前期：瞳孔缘周围虹膜有毛细血管丛扩张和细小新生血管，逐渐向虹膜根部进展。前房角正常或有少量新生血管。此期眼压正常。

（2）开角型青光眼期：虹膜新生血管融合，前房有炎症反应。房角开放但有多量新生血管，眼压突然升高。

（3）闭角型青光眼期：纤维血管膜收缩，虹膜变平，瞳孔开大，瞳孔缘色素层外翻，虹膜与晶状体间距离加大，房角广泛周边前粘连或完全关闭。眼压升高。

完全性视网膜中央静脉阻塞在发病后 3 个月内约有 20% 发生继发性青光眼，而单纯性青光眼又常容易发生视网膜中央静脉阻塞。这两种疾病常相继发生的机制目前尚不清楚。

视网膜中央动脉阻塞后发生继发性青光眼者仅占 1%，眼压升高大多发生在动脉阻塞后 5～9 周，较静脉阻塞继发青光眼所间隔的时间要短得多。

对本病的治疗，分泌抑制剂或手术治疗效果均不满意。用缩瞳剂可使充血及疼痛加重。局部应用皮质激素和阿托品能缓解症状，但不能降低眼压。由于视网膜血管病变及继发性青光眼而已失明者，为解除痛苦可摘除眼球。如尚残存有用视力，可做引流阀置入术，效果较其他引流手术好，术前应降低眼压，术中穿刺前房时动作要慢，以尽可能减少前房积血。也可试行小梁切除术。强化的冷凝治疗可使虹膜血管暂时消退。

近年来，应用全视网膜激光凝固治疗新生血管性青光眼取得了一定的疗效。全视网膜光凝可使视网膜萎缩，使其不至于缺氧，消除了产生血管新生的因素，并可使虹膜和房角的新生血管萎缩。此疗法适用于早期病例，在房角被纤维血管膜封闭以前，可使房角的血管消退，并能使部分粘连拉开。如同时加用药物，眼压可能被控制。

青光眼前期做全视网膜光凝是预防虹膜红变和新生血管性青光眼最有效的治疗方法。视网膜中央静脉阻塞，在虹膜红变前期，即视网膜有广泛毛细血管非灌注区或虹膜有异常血管荧光渗漏，也适于做预防性全视网膜光凝。屈光间质浑浊时可做全视网膜冷凝或房角新生血管直接光凝。所有新生血管性青光眼病例，除做降眼压手术外，均应做全视网膜光凝或冷凝术，以解除其产生视网膜或虹膜新生血管的病因，可根据具体情况，选择在降眼压手术之前或手术后做。

7. 上巩膜静脉压升高引起的继发性青光眼

上腔静脉阻塞、纵隔肿物、颈动脉-海绵窦瘘、球后占位性病变等可使上巩膜静脉压升高，房水排出因而受阻而导致眼压升高。此时 C 值正常，房角也无异常，但施勒姆管内可有血液，常伴有球结膜水肿和血管迂曲扩张、眼球突出以及视盘水肿。卧位时眼压明显升高。动静脉瘘患者，偶尔并发新生血管性青光眼，应针对原发病治疗。

六、继发于眼部退行性变

1. 虹膜角膜内皮综合征

为一组原发性角膜内皮异常疾病，其特点是单侧角膜、虹膜、房角异常和继发性青光眼。多见于年轻人和女性。临床改变可分以下 3 种类型。

（1）原发性进行性虹膜萎缩：本病是虹膜的慢性进行性萎缩，常可形成虹膜穿孔房角粘连，房角有内皮细胞增殖，从而导致青光眼。随着病程的进展，房角粘连范围也逐渐扩大，严重时可累及房角全周，当房角粘连达一定程度时即可引起眼压升高。在病变过程中并无炎症现象，不发生后粘连。病变进展缓慢，继发青光眼也较晚，最后常导致失明。

其治疗措施是用缩瞳剂、肾上腺素和碳酸酐酶抑制剂控制眼压。如前粘连有所发展，则应及早手术，但手术效果并不肯定。

（2）森德（Chandler）综合征：本病是上述疾病的一种变异，也是单侧发病。虹膜萎缩较轻且不形成穿孔，但伴有角膜内皮营养不良。继发青光眼时，其程度也较轻。当眼压轻度升高甚至正常时，即可引起角膜实质和上皮的水肿，甚至发生大泡性角膜病变。随着时间的进展，角膜内皮的耐受性下降，更易产生角膜水肿。角膜后壁无沉着物，前房闪光阴性。

治疗措施是用药物将眼压降至最低水平，以防止角膜发生永久性损害。必要时可做滤过手术，也可试用软接触镜治疗大泡性角膜病变。

（3）虹膜色素痣综合征或科-李（Cogan Reese）综合征：病因不明，其临床表现与森德综合征相似，有持续性角膜水肿，虹膜很少穿孔，但虹膜上有弥漫性结节，最初为细小黄色隆起，晚期形成黯棕色有蒂的结节。瞳孔缘色素外翻，眼压正常或稍高。

治疗与前者相同。

2. 剥脱综合征

剥脱综合征是由于脱屑阻塞房角而引起的一种继发性青光眼，见于老年人。在瞳孔缘、虹膜两面、房角、晶状体囊膜及其悬韧带上均有蓝白色或灰色脱屑及少量色素沉着。在开大瞳孔时，可见云雾状的色素微粒经瞳孔流向前房，晶状体前碎屑的沉着分布成3个区域，中央为半透明的圆盘，周边部有散在的疏密不等的沉着物，二者之间为透明区。

关于这些碎屑的来源，目前的看法还不一致，以往误认为是由晶状体的囊膜剥脱而来。有学者认为是碎屑沉着于晶状体之上，而不是由囊膜脱下来的，所以称为假性剥脱。近年来，用电镜观察发现，在晶状体囊内和囊下也有类似的沉着物，证明后一种看法是正确的。最近还发现，在虹膜、结膜血管周围和小梁的基底膜上均有一种原纤维性物质，因而认为这是一种广泛的眼基底膜疾患。因为剥脱物质广泛分布于眼的不同部位，故称为剥脱综合征。

在有脱屑的患者中，30%～80%继发青光眼。剥脱综合征患者的对侧眼的青光眼发生率为15%，较原发性青光眼者明显少，这种病例的皮质激素高度反应者，也较原发性开角型青光眼者少，这都说明此病是继发性的。既往认为我国此类患者较少，近年来随着对该病的认识，临床仔细观察及我国人口的老龄化，本病并不少见。

本病的临床过程及治疗原则与单纯性青光眼相同。晶状体摘除并不能使病变减轻或停止进展。

3. 色素播散综合征

是虹膜中周边部后面的色素脱失沉着在眼内各部分，如角膜后面、晶状体表面、晶状体韧带和小梁等处。色素播散综合征可并发或不并发色素性青光眼，而色素性青光眼几乎均有色素播散综合征的表现。

（1）临床表现。

1）角膜后壁纺锤形色素沉着：中央部角膜后壁有垂直的呈纺锤样的色素沉着，宽0.5～3.0 mm，长2～6 mm，中央部色素致密，周边部较稀疏，不典型者可偏于一侧或呈斜行。有些病例为散在性不规则色素沉着。

2）虹膜中周边部色素脱失：用后部反光照射法检查可见斑片状虹膜色素缺失，病情重者可呈车辐状，该处可透见从眼底反射出的红光。

3）虹膜和晶状体表面、晶状体韧带、玻璃体前面及小梁网有色素沉着：前房角有大量色素沉着，自Schwalbe线至睫状体带全房角有色素沉着，对应施勒姆管处小梁网内色素最浓厚，呈环形色素带。房角处常有中胚叶组织残存。

4）色素性青光眼：多发生于年轻男性，常伴有近视，我国少见。房角为开角，症状与开角型青光眼相似，病因尚不清楚。有人认为是虹膜色素上皮层的色素不断脱落，阻塞房角而引起房水排出障碍。因小梁内皮有吞噬作用，可以吞噬及运走色素，所以本病有时可自发缓解。但有时色素突然增多，而使眼压骤然升高。有研究发现原发性青光眼家族中有患色素性青光眼者，有纺锤状色素沉着者其皮质类固醇试验呈高度反应者也较多，这些似乎说明色素性青光眼与开角型青光眼之间有某种基因关系，可能是开角型青光眼的一种变异。

（2）治疗：与开角型青光眼相同，用药物控制眼压，但治疗较困难。有研究用毛果芸香碱，加多次数以维持瞳孔不动以免与小带摩擦。如药物不能控制则做滤过手术。

4. 视网膜色素变性合并青光眼

本病少见。在视网膜色素变性中约3%并发青光眼，常发生于晚期。因视网膜色素变性患者的视野有环形暗点或向心性收缩，故不易由视野改变发现青光眼。治疗与单纯性青光眼相同，因并发白内障，缩瞳剂可使视力明显减退。

七、继发于眼内肿瘤

由于眼内肿瘤使眼内容量增加，或压迫、阻塞房角而引起青光眼。但是眼压升高的程度和青光眼发病的早晚，并不一定与肿瘤的大小和增长速度一致，而是与肿瘤的部位有密切的关系。房角附近的肿物因直接侵犯房角，或肿物反复出血、机化而破坏了房角结构，可在早期就并发青光眼。眼球赤道部的肿物容易压迫涡静脉，影响脉络膜血液的回流，因此比位于后极部的肿物容易引起青光眼。有时肿物虽然很大，但伴有继发性视网膜脱离，眼压反可正常或较低，而不并发青光眼。

治疗时应针对肿物的不同性质选择手术方式。

八、医源性青光眼

1. 糖皮质激素青光眼（简称激素性青光眼）

局部或全身长期应用皮质激素可引起眼压升高。正常人局部滴用皮质激素后可引起低度、中度及高度眼压反应（其升高幅度分别为：≤5 mmHg、6～15 mmHg 和≥16 mmHg）。正常人的子女中上述 3 度不同反应百分比的分布情况与遗传规律所应出现的百分比完全一致，说明皮质激素所引起的眼压升高幅度是由遗传基因决定的。开角型青光眼患者局部滴皮质激素后所引起的高度及中度眼压反应较正常人明显增多。

皮质激素引起的眼压升高是可逆的，停药后可恢复正常，约20%可出现青光眼性视野改变，停药后可消失。地塞米松、倍他米松、泼尼松龙局部应用较易引起眼压升高，而可的松则较少发生。四氢氟羟泼尼松龙和羟甲基孕酮等较少引起眼压升高。局部用药较全身用药引起反应的多见。单眼用药眼压升高明显者，其不用药的对侧眼也可有轻度眼压升高。开角型青光眼患者在用降眼压药物的同时如果应用皮质激素仍可引起眼压升高，其幅度与是否应用降压药物无关。

糖皮质激素试验呈明显高眼压反应者，将来发展为开角型青光眼的可能性较大，可利用皮质激素试验作为一种激发试验。

糖皮质激素引起的高眼压如被忽视而造成永久性的视盘和视野损害，则称为糖皮质激素性青光眼。其临床表现与开角型青光眼相似，但有自愈倾向。

糖皮质激素性青光眼的诊断要点为：有明确的眼局部或全身使用糖皮质激素的历史；眼压升高时间、幅度及视功能损害程度和糖皮质激素用量一致；停用糖皮质激素后数天或数周眼压恢复正常；眼局部可出现糖皮质激素所致的其他损害，如后囊下型白内障；排除了其他继发性开角型青光眼，如葡萄膜炎性继发性青光眼等。

糖皮质激素性青光眼停用糖皮质激素后，眼压可恢复正常，有些眼压下降但未达正常水平，有些眼压不下降，应进一步鉴别是否并发原发性开角型青光眼，并对其进行治疗。

防治：首先应注意勿滥用皮质激素。必要时应密切观察眼压，如眼压升高，应及时停药或改用仅有抗炎作用而引起眼压升高作用轻的糖皮质激素。

经药物控制满意的开角型青光眼，在使用皮质激素的过程中而眼压升高时，切勿轻易决定手术，应考虑到皮质激素的作用，首先停用皮质激素，调整和增加抗青光眼药物，一般多能控制眼压。

2. α 糜蛋白酶引起的青光眼

有些患者在用 α 糜蛋白酶做白内障摘出术后 1 周内发生一过性急性眼压升高。电镜扫描检查发现是由于晶状体韧带的碎屑阻塞了小梁间隙。动物实验也可产生同样改变。若仅用 1 mL 低浓度的 α 糜蛋白酶（1∶10 000），只注射到后房，并在 1 分钟后冲洗，可不产生继发性青光眼。

3. 散瞳剂诱发的青光眼

窄房角眼或高褶虹膜者，周身或局部应用阿托品类药物后，可能引起青光眼。可用毒扁豆碱液缩瞳，同时用碳酸酐酶抑制剂及高渗剂治疗。

4. 缩瞳剂所致青光眼

有些病例在用强缩瞳剂（如碘依可酯）一段时间后，前房进行性变浅，房角变窄，眼压升高。这是由于晶状体韧带松弛、瞳孔阻滞增加以及睫状体充血水肿使虹膜根部与小梁相贴而引起的。这种情况易发生于晶状体较厚，尤其是球形晶状体的患者。用散瞳剂可使眼压下降，故又称为逆药性青光眼。

九、继发于视网膜脱离

视网膜脱离并发青光眼的发生率为 12%～17%，可由以下几种情况引起：巩膜缩短术后眼球容积变小，使虹膜晶状体隔前移，或因巩膜缩短部位太靠前而引起房角闭塞。视网膜长期脱离患者的巩膜和睫状体发生水肿，使房角关闭。此病常伴有慢性睫状体炎，其炎性产物可阻塞小梁间隙，但由于房水分泌减少而眼压偏低，当视网膜复位后，房水分泌恢复正常，遂发生急性青光眼。有破孔的视网膜脱离，视网膜色素上皮脱落下来的色素经破孔沉积于小梁网上而引起眼压升高，封闭破孔有助于控制眼压。

第三节　新生血管性青光眼

新生血管性青光眼总是伴随其他眼部异常而发生，最多见于眼部缺血性疾病，如视网膜静脉阻塞、糖尿病性视网膜病变、视网膜血管炎等。另外，在一些较晚期的眼病，如眼内肿瘤、晚期青光眼、视网膜脱离、葡萄膜炎等也较为常见。其特征为虹膜和房角表面的纤维血管膜收缩，形成周边前粘连导致眼压升高。新生血管性青光眼这一名称更符合此病的病理生理过程，文献中曾出现不同的术语，如出血性青光眼、血栓性青光眼、充血性青光眼、红变性青光眼、糖尿病性青光眼等。虹膜红变这一名称现多被虹膜新生血管出现所代替。

一、组织病理特征

各种原因引起的新生血管性青光眼的眼前段组织病理学是一样的。组织病理学检查发现其新生血管均起源于虹膜和睫状体的微血管床。新生血管的形成是以瞳孔缘小动脉环的毛细血管内皮细胞芽开始的，然后内皮细胞芽可以出现在虹膜的任何部位。这些内皮细胞芽可发展为小球样的血管丛，由于血管内皮细胞壁非常薄，这些血管丛可渗漏荧光。

随后出现临床可见的纤维血管膜，这种膜包含具有收缩功能的肌成纤维细胞。它的收缩使虹膜上皮的后色素层前移，导致葡萄膜外翻，持续膜收缩也将导致周边虹膜前粘连，最终导致房角永久性粘连闭合。纤维化的、无反应的虹膜及固定散大的瞳孔常见于晚期的新生血管性青光眼。

二、发病机制

关于新生血管性青光眼的发病机制，普遍接受的理论为缺血的视网膜释放出血管生成因子，这些因子向前扩散引起虹膜和房角的新生血管形成。毛细血管阻塞或缺血是起因，实体肿瘤产生的血管生成因子进入眼内也可引起视网膜或虹膜的新生血管。已经有研究发现许多血管生成因子，包括成纤维细胞生长因子（FGF）、血管内皮生长因子（VEGF）、血小板源性内皮细胞生长因子、转移因子 α、转移因子 β、肿瘤坏死因子 α。其中 VEGF 是最重要的因子之一，研究表明 VEGF 在新生血管性青光眼患者的房水内的浓度是正常人的 40～100 倍。已经从新生血管性青光眼患者的房水中分离出许多抗血管生成因子，但是各种因子是如何调节的，现在仍不十分清楚。在正常状态下，许多抑制剂可以控制新生血管的形成，然而当缺氧（如外伤、炎症、血管阻塞或肿瘤刺激）时，视网膜微血管内皮细胞、周细胞、视网膜色素上皮细胞均产生 VEGF，促进眼内新生血管的产生，房角出现新生血管膜，新生血管膜牵拉导致周边虹膜前粘连，最终导致房角永久性粘连闭合。在此过程中，由于房水流出受阻，引起眼压升高。

三、伴随新生血管性青光眼的常见眼病

伴随新生血管性青光眼的眼病有很多种，但是多数与视网膜缺血、眼缺血或慢性炎症有关。最近的

研究表明，新生血管性青光眼中有 1/3 为视网膜中央静脉阻塞，1/3 为糖尿病视网膜疾病，1/3 为其他疾病，其中颈动脉阻塞性疾病占多数。Gartner 等根据病因将其分为以下四大类。

（一）视网膜缺血性疾病

（1）糖尿病性视网膜病变：糖尿病性视网膜病变是最常见的新生血管性青光眼的起因之一。新生血管性青光眼通常出现于增殖性糖尿病性视网膜病变眼，但也可见于有大面积毛细血管无灌注区的非增殖性糖尿病性视网膜病变眼。新生血管性青光眼的发生与糖尿病的患病时间长短有关，同时也受是否并发其他疾病如高血压的影响。糖尿病患者玻切术后 6 个月内容易出现新生血管性青光眼，尤其是在无晶体眼，在增殖性糖尿病性视网膜病变眼，以及在术前存在虹膜新生血管的眼。囊内白内障摘除术后，很容易出现新生血管性青光眼，而囊外白内障摘除术后发生新生血管青光眼的概率显著降低。因此，晶状体后囊-玻璃体前界膜屏障是很重要的，其除了是稳定的房水屏障外，也可能产生抗血管生成因子。

（2）视网膜中央静脉阻塞：视网膜中央静脉阻塞后 20 ~ 48 小时，毛细血管即发生闭塞，其分为两种类型，缺血型和非缺血型。在非缺血型视网膜中央静脉阻塞眼的自然病程中无一例会发生新生血管性青光眼，而在缺血型中，由于大片毛细血管无灌注区，则 29.7% ~ 66.7% 会发生新生血管型青光眼。眼底荧光血管造影，对判断视网膜中央静脉阻塞有重要的诊断价值。视网膜毛细血管无灌注区越大，新生血管形成的机会就越大，新生血管出现在虹膜及房角并堵塞小梁网，久之房角关闭，眼压升高。新生血管性青光眼 80% 发生在视网膜中央静脉阻塞后 3 ~ 4 个月，而且有 1/3 非缺血型视网膜中央静脉阻塞病例可以在 3 年内转变为缺血型，故定期随诊及复查眼底荧光血管造影很重要。视网膜中央静脉阻塞后发生的青光眼有两种：一种为继发新生血管性青光眼，发生在缺血型者，其发病率为 10% ~ 20%。另一种为合并有原发性开角型青光眼，主要对另眼做除外青光眼的检查。

（3）视网膜中央动脉阻塞：视网膜中央动脉属于末梢动脉，正常情况下无任何交通支相互连接，所以对血循环障碍极为敏感，一旦发生阻塞，视网膜便缺血缺氧。长期视网膜灌注压低，缺血缺氧，而诱发新生血管性青光眼，其发生率为 15% ~ 20%。

（4）颈内动脉阻塞：颈内动脉阻塞后，引起眼内血流减少，部分可引起视网膜微动脉瘤、静脉扩张等，长期缺血虹膜表面会出现增生新生血管膜，当其生长至房角时，便会引起眼压升高，导致新生血管性青光眼。

（5）视网膜脱离：视网膜脱离后出现视网膜缺血促使新生血管形成，视网膜复位术后仍约有 8% 的患者出现虹膜新生血管，Jan 认为术后视网膜周边残余视网膜脱离是最重要的危险因素，再次网脱复位术后虹膜新生血管明显消退。

（6）其他视网膜缺血性疾病：如视网膜静脉周围炎、外层渗出性视网膜病变、后长睫状体动脉阻塞、永存原始玻璃体增生症、高安病（上肢无脉症）、巨细胞动脉炎等。

（7）镰刀细胞性视网膜病变。

（二）眼本身疾病

青光眼晚期、视网膜血管病、葡萄膜炎、交感性眼炎、眼内炎等均会导致新生血管性青光眼。

（三）手术、放疗

白内障摘除术、硅油填充术、巩膜环扎术、颈动脉内膜切除术等术后均会产生视网膜缺血，从而出现新生血管性青光眼。眼部大剂量放疗会导致视网膜缺血，也会伴发新生血管性青光眼。

（四）眼内肿瘤

脉络膜恶性黑色素瘤为成人常见的眼内恶性肿瘤，随病情进展，可继发新生血管性青光眼。我国也有类似报道。视网膜母细胞瘤、虹膜黑色素瘤、虹膜血管瘤均会出现新生血管性青光眼。

四、新生血管性青光眼的诊断

详细询问病史及认真检查眼部情况是非常重要的，特别是重点检查眼内组织结构。对于有过眼底出血疾病的患者突然眼睛疼痛、充血，同时伴有眼压高者，裂隙灯检查发现虹膜有新生血管即可诊断。有些较早期的病例，用裂隙灯不能看清新生血管，此时，眼前部荧光血管造影检查可在虹膜瞳孔缘部发现新生血管并有渗漏，这有助于诊断极早期虹膜新生血管。此种新生血管壁薄，易破裂，往往反复发生前房内出血或眼内出血。

若仅单眼发病，同时伴有白内障，虹膜有新生血管，眼底不能窥入时，必须做眼内 B 超检查，以除外眼内肿瘤。

五、新生血管性青光眼临床分期

分期的目的在于，抓住时机选择有效的治疗方法。根据临床经过一般分为三期。

（一）青光眼前期

虹膜新生血管极少，仅能在瞳孔缘部可见。房角可有少量的新生血管存在，尚未形成纤维血管膜，前房正常深浅，眼压一般在正常范围。

（二）青光眼房角开放期

角膜尚清亮，新生血管多仅在瞳孔缘部可见，虹膜表面及房角也可见到一些纤细或中粗的新生血管及纤维血管膜形成。周边虹膜尚无明显前粘连，眼压升高。

（三）青光眼房角关闭期

角膜水肿或水泡形成，纤维性血管膜覆盖房角的结构及虹膜表面，虹膜表面可见粗大的新生血管，前房变浅，几乎虹膜全周前粘连，瞳孔缘色素层显著外翻，瞳孔开大，眼压升高。可见到前房出血。

六、治疗

新生血管性青光眼属于难治性青光眼之一。即使是非常有经验的医师对于治疗也颇感棘手。所以对新生血管性青光眼前期的治疗，也就是对原发病因的治疗是非常重要的。临床上关键是早期发现虹膜新生血管并进行早期准确而有效的治疗，方可预防新生血管性青光眼的发生并保护有用的视力。

（一）预防性治疗

全视网膜光凝是预防发生虹膜新生血管和新生血管性青光眼的最有效的方法。在缺血型视网膜中央静脉阻塞和糖尿病性视网膜病变中，荧光血管造影显示广泛毛细血管非灌注区或瞳孔缘有荧光素渗漏者，均应进行全视网膜光凝。

（二）青光眼前期治疗

这一期的临床特点是眼压正常，其瞳孔缘虹膜可见小的虹膜新生血管。其治疗如下。

1. 全视网膜光凝术

全视网膜光凝术的目的在于保护黄斑不受累及，光凝破坏新生血管区，封闭新生血管及供养血管，并促进视网膜出血、水肿及渗出的吸收，停止释放血管生长因子，预防再有新生血管形成及其他并发症的发生。可用氩激光（波长 4 880 nm）和氪红激光（波长 647.1 nm），屈光间质浑浊者首选氪红激光。

全视网膜光凝可根据眼底病变程度于 2 周至 1 个月内分 3~4 次完成，积累治疗量 1 500~2 500 点。疗效随光凝面积的增加而提高。我国王燕琪等报道 94% 的视网膜、虹膜、房角新生血管在 2~4 周内消退。

2. 全视网膜冷凝术

对于眼底可视性不好及行全视网膜光凝术有困难的患者，可以行全视网膜冷凝术。掌握好全视网膜冷凝手术技巧，可以有效地使新生血管消退，而不引起视力减退。方法：沿角膜缘一圈剪开球结膜，分离至赤道部，四条直肌做牵引缝线。距角膜缘 7 mm、10 mm、13 mm 处各冷冻一排，每排冷冻 20~24 个点。10-0 尼龙线间断缝合球结膜。有研究报道，治疗后数天至 1 周，新生血管开始消退，1 个月基本可以完全消退。

3. 光动力学治疗（PDT）和经瞳孔温热疗法（TTT）

PDT 的原理现在一般认为通过静脉内注射光敏剂，由于光敏剂可选择性与脉络膜新生血管内皮结合，在特定波长的光线照射下，激发产生单态氧，使血管内皮受损，导致细胞脱颗粒，随后启动凝血机制，从而使新生血管阻塞。在靛青绿血管造影（ICGA）指导下，应用 PDT 治疗脉络膜新生血管已经取得了很好的疗效。TTT 可以有效地封闭脉络膜新生血管，复发率较低。

（三）青光眼房角开放期治疗

1. 药物治疗

新生血管性青光眼一般不主张用缩瞳剂治疗，因会增加充血和炎症反应。可局部用 β 受体阻滞剂如 0.5% 噻吗洛尔，或局部用碳酸酐酶抑制剂派利明，以减少房水生成。对还有部分视力或疼痛症状明显者，可以应用高渗剂降低眼压。此外，局部可用皮质类固醇激素滴眼液和 1% 阿托品滴眼液，以减轻炎症反应和疼痛。药物治疗效果较差。

2. 滤过性手术

施行滤过手术前，要详细查房角，选择少或无新生血管的部位手术。若有新生血管，应先行氩激光光凝，将房角新生血管封闭。待新生血管消退后，可根据患者青光眼的程度及个人手术技巧来选择术式，如巩膜下咬切、小梁切除术、青光眼引流阀植入术等。手术中根据患者的青光眼程度、结膜厚度、年龄大小、新生血管多少等，决定应用丝裂霉素的部位、范围及时间。

新生血管性青光眼的单纯滤过手术，在病程的中晚期成功率较低，多名学者报道，其成功率只有 11%～21%。造成手术失败的原因多见于以下情况。

（1）术前极难以控制的高眼压所造成的眼组织充血、水肿，在术中分离球结膜时出血较多，以致术后房水滤过部位渗出膜形成，而导致眼压升高。

（2）房角小梁新生血管网的形成，术中眼压下降时，房角新生血管破裂，出血后形成血膜，直接影响房水滤过。

（3）小梁切除的内口被来自虹膜的纤维血管膜阻塞也使手术趋向失败。

（4）血-房水屏障的破坏，有关的血浆蛋白异常渗出，也刺激了成纤维细胞的增生，影响功能性滤过泡的形成。

目前采取滤过手术联合巩膜支架植入联合丝裂霉素术中应用，治疗新生血管性青光眼也取得了较好的效果，如巩膜瓣周围先应用丝裂霉素 1～3 分钟不等，然后将青光眼引流器（T-FLUX）直接插入房角、羊膜植入巩膜瓣下等也有一定的疗效。

3. Ahmed 青光眼阀植入术

青光眼房角开放期多采用各种房水引流装置放入眼内，这些都是对组织反应小、组织适应性好的合成高分子化合物。手术成功率多在 50%～80%，术中、术后联合应用抗组织瘢痕药物（丝裂霉素、氟尿嘧啶等），使手术成功率大大提高。

此设计是在前房和结膜下间隙之间，通过植入物装置保持沟通，将房水引流至赤道部，以望获永久性房水外流通道。大而宽阔的扩散装置因各植入物类型不同而各异，其曲度均与巩膜弧度相吻合。手术后房水可以直接流入巩膜外硅胶盘周，形成一个与硅胶盘外表面积相同的包裹囊腔，成为经典的功能性滤过泡。房水可经滤过泡囊壁排出或渗透及通过眼周围组织微血管或淋巴管排出。术后眼压主要由滤过泡囊壁的总面积及囊壁对房水排出阻力的大小而定。

根据植入物引流管内是否有限制房水流动装置可分为以下两种：①非限制性植入物；②限制性植入物。曾用过的植入物有 Ahmed、Krupin 及 Optimed。其引流管远端均设置了对压力敏感的阀门、瓣膜或微孔。从理论上讲，这一装置能够按照预设的压力阈值，根据眼压水平的高低而自行单向开闭，以稳定、调节房水外流为目的，从而预防术后眼压过低及浅前房的发生。这一点在手术后早期，巩膜外硅胶盘周围尚未形成囊样包裹之前是非常重要的。

（1）手术适应证：①无晶状体眼；②房角开放期的新生血管性青光眼；③眼外伤后房角后退性青光眼；④多次滤过手术后眼压仍失控的开角型青光眼；⑤部分先天性青光眼；⑥首选具有深前房或无晶

状体的患者。

（2）手术禁忌证：①房角狭窄的青光眼；②眼前外部球结膜及巩膜组织结构破坏的继发青光眼，如视网膜脱离术后、玻璃体切割术后、硅油注入术后、过氟化碳液应用术后、严重的眼前节外伤、多次手术后等；③眼内组织结构破坏的继发青光眼，如虹膜周边广泛前粘连、虹膜大量粗大新生血管、穿通性角膜移植术后浅前房等。

（3）手术方法：Ahmed 青光眼引流阀（图 14-1）是目前最常用的一体性带瓣膜阀门的眼内植入引流物，由进液管及硅胶盘组成。进液管长 25 mm，管腔内径为 0.5 mm；其后部有一与巩膜弧度相同的宽大的硅胶盘，盘宽 13 mm，盘长 16 mm，厚度 1.9 mm，前表面积为 184.0 mm²。它不仅可以起到固定作用，而且可以形成功能性滤过泡，使房水滤过有足够的空间。在硅胶盘的一端有一瓣膜阀装置，当眼压超过预定值 1.06～1.33 kPa（8～10 mmHg）时，瓣膜阀装置自动打开，房水流出，眼压下降。

此引流植入物的材料为医用硅胶，其有很好的组织相容性，不仅对组织刺激小，而且进液管弹性极佳，便于植入前房及术后进液管的调整。

1）选择放置青光眼阀的部位（图 14-2）。①在两条直肌之间，首选鼻上方，依次颞上方、鼻下方、颞下方。因为在颞下方放置青光眼阀，下睑皮肤隆起，很似下眼袋的隆起，直接影响外观。②被选部位的结膜要有弹性，因 Ahmed 青光眼引流阀的厚度为 1.9 mm，其表面还要覆盖板层异体巩膜，如果周围瘢痕较多，不仅影响伤口愈合，而且眼外观也不雅。③对有晶状体眼者，瞳孔应该可以缩小，在进液管部位必须有足够的虹膜保护，否则极易造成相应部位的局限性白内障。④选择具有一定的深前房区域。青光眼阀的进液管径为 0.5 mm，必须使其位置居于虹膜与角膜之间，不能因微贴两者组织而引起医源性损伤，特别要避免造成角膜内皮失代偿。

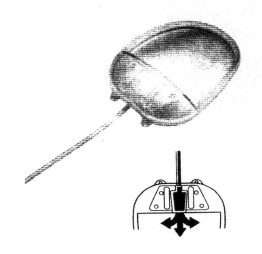

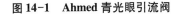

图 14-1 Ahmed 青光眼引流阀

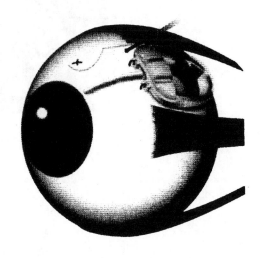

图 14-2 Ahmed 青光眼引流阀放置位置

2）做结膜瓣及应用丝裂霉素。做以穹隆为基底的结膜瓣，放射状向两侧剪开。分离结膜下组织，充分暴露两条直肌之间的巩膜至赤道部。对已经做过手术者，一定充分分离筋膜组织，暴露出巩膜后再将浸有丝裂霉素药液的棉片沿巩膜表面放入在赤道部（图 14-3），必要时棉片的一丝露出做记号。5 分钟后将其取出并用生理盐水充分冲洗。切忌将丝裂霉素棉片放在筋膜内，容易迷失，不易找出。

3）以角膜缘为基底制作自体巩膜瓣，大小 4～5 mm，1/2 巩膜厚度（图 14-4）。

4）取出包装中的 Ahmed 青光眼引流阀，用 1 mL 注射器针头从进液管前端注入生理盐水，将管腔内的空气排出（图 14-5），此时若有阀门排水不畅，一定要更换新青光眼引流阀。

5）用无齿镊夹硅胶盘缓缓顺巩膜弧度放入赤道部，不用牵拉直肌，调整好位置后，试将松解的结膜拉向前，尽量使结膜宽松一些。全方位合适后，再用 6-0 可吸收线固定于巩膜浅层。

6）根据眼内结构的改变，进入眼内的长度及部位各异。有晶状体眼，进液管入前房长度约 2 mm；

无晶状体眼，根据情况可将进液管放置在前房、后房或玻璃体内等，其进入长度要求也不同。放置在后房及玻璃体内的进液管，原则为应用裂隙灯检查时，可看到进液管的尖端。将其剪一向上的斜面（图 14-6），一则便于进入眼内，二则减少对角膜内皮的损伤。

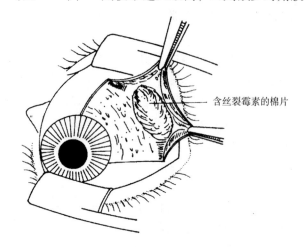

含丝裂霉素的棉片

图 14-3　放置浸有丝裂霉素药液的棉片

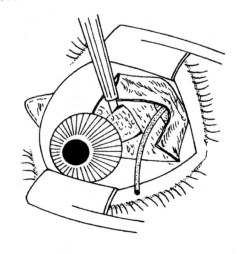

图 14-4　巩膜瓣大小约 4 mm × 5 mm，1/2 巩膜厚度

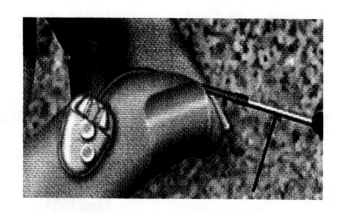

图 14-5　排出管腔内的空气

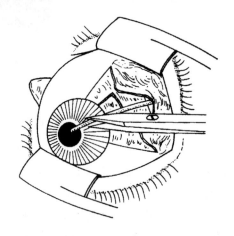

图 14-6　将进液管剪一向上的斜面

7）进液管插入眼内。进液管插入眼内的技巧是手术成功的关键，也是避免部分手术并发症的关键，如并发白内障、角膜内皮失代偿等。再者，进液管插入眼内的部位也是根据眼内现有的结构而有所不同，如：①插入玻璃体内，对无晶状体眼的浅前房、穿通角膜移植术后，虹膜前粘连眼压不易控制者，进液管可以直接插入玻璃体内，但是，必须应该先做前部玻璃体切除，以防成形的玻璃体被吸入进

液管内而堵塞；②插入后房（虹膜与人工晶体之间），对于插入后房者，视情况再决定是否需要做玻璃体切除；③一般患者均插入前房适中的位置。

进液管插入眼内的方法：应用 2 mL 注射针头，在自体巩膜瓣下，灰线后 1~1.5 mm，沿虹膜表面针尖轻向下倾斜，使穿刺隧道偏向虹膜组织，以便进液管远离容易损伤的角膜内皮（图 14-7）。

在临床可以看到一些患者手术后角膜失代偿，绝大多数是因为进液管位置不正确，与角膜内皮相蹭后引起；也有部分是因为手术适应证选择不当，对前房较浅的患者，也选择此手术，从而导致因放置进液管的空间不足引起角膜失代偿。

8）自体巩膜瓣覆盖进液管。巩膜瓣覆盖进液管后缝合与否取决于进液管的位置。进液管位置偏前时，可以不缝合。因缝合过紧，压迫进液管后部，其前部易翘起，碰伤角膜内皮；反之，则缝合（图 14-8）。

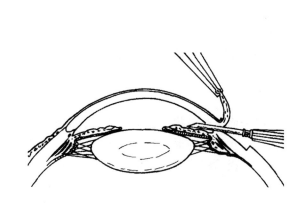

图 14-7　用针头在角巩膜缘后 0.5 mm 处刺穿

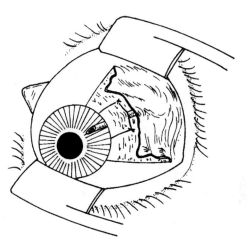

图 14-8　自体巩膜瓣覆盖进液管表面

9）异体板层巩膜瓣覆盖。由于青光眼引流阀的盘部质地较硬，对于结膜较薄的患者，容易造成结膜破裂，或在眼痒时，因揉眼不慎将结膜揉破，严重时可导致眼内感染。所以，最好应用稍大一点的异体板层巩膜瓣再覆盖在自体巩膜瓣的偏后部（图 14-9），同时要覆盖住引流阀的缝线和部分盘部，使青光眼阀与自身正常组织之间的摩擦减到最小。最后缝合球结膜切口（图 14-10）。

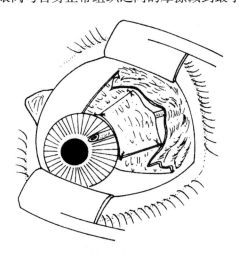

图 14-9　异体板层巩膜覆盖于进液管表面

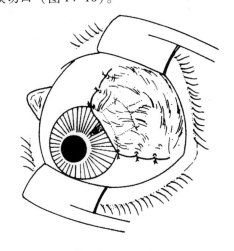

图 14-10　缝合球结膜

（4）术中并发症：前房变浅；进液管插入位置不合适；穿刺口出血等。

（5）术后并发症：术后低眼压；前房出血；术后脉络膜脱离，浅前房；进液管接触角膜、虹膜或晶状体，引起角膜内皮失代偿或局限性白内障；进液管前端堵塞（积血、玻璃体、渗出物）；进液管在前房内移位；青光眼阀暴露；青光眼阀盘部包裹，眼压升高；持续性低眼压；脉络膜上腔驱逐性出血等。

（6）主要并发症的预防及处理。

1）术后低眼压的预防及处理。①必须严格控制植入进液管的穿刺口大小，防止房水漏出。②进液管二期植入：先将青光眼阀的盘部固定于赤道部的巩膜表面，而进液管放置在眼直肌或视盘的下方，待4~6周后，待盘周围形成具有囊壁的滤过泡后，再做二次进液管植入前房，可以限制部分房水排出。③缝线技术：应用管内缝线阻塞法，将可吸收缝线伸入进液管腔内或用可吸收线将进液管结扎，以增加房水排出阻力。缝线多在60天左右逐渐吸收，这样可以限制房水排出量。④黏弹性物质：从前房穿刺口部位注入黏弹性物质，以提高术后眼内压。

2）浅前房的预防：植入进液管的穿刺口，尽量与进液管的前端直径相同，或稍小，不能过大。穿刺针入前房后，应该尽快撤出，否则，房水流出过多，易引起前房变浅。再者，术后可以从穿刺口注入消毒空气，提高眼压，以避免术后早期低眼压而导致的脉络膜脱离。

3）进液管内口堵塞：防止前房或玻璃体出血，避开穿刺口内的血凝块。必要时联合玻璃体切除，可以明显减少进液管内口堵塞，若因此而引起术后眼压升高，应及时做进液管内口探查，并冲洗进液管。

4）进液管移位：将进液管放置在巩膜赤道部，用6-0可吸收缝线牢固地将其缝合在巩膜浅层。若发现进液管移位于前房内，应尽快行手术再复位。

（四）青光眼房角关闭期治疗

进入此期的新生血管性青光眼治疗最为棘手，往往因虹膜表面生长较粗大的新生血管，或瞳孔被新生血管膜牵拉扩大，前房变浅，完全丧失做滤过手术的时机。这种情况一般采用睫状体冷凝术、全视网膜冷凝联合睫状体冷凝术、睫状体切除术、微波破坏睫状体及二极管激光经巩膜睫状体光凝术等。

1. 睫状体冷凝术

治疗的目的在于破坏睫状上皮和睫状血管系统，以减少房水的产生。冷冻范围首次限于180°，最多不超过300°。冷冻时间为3点及9点持续60秒自融后，再冻60秒。其他部位持续冻30秒自融后，再冻30秒。温度为-80℃（图14-11）。

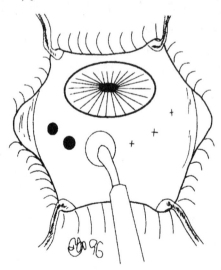

图14-11　睫状体冷凝术

鉴于冷凝术给人的恐惧感，对组织损伤较大，可有术后疼痛，眼睑、结膜充血水肿，或眼内出血渗出等。目前一般应用激光的方法对睫状体进行治疗。而与患者谈手术时也尽量避免应用"睫状体破坏手术"等这样可怕的字眼。而告知睫状体手术是有效地控制房水生成的比较好的方法，这样更人性化，患者也很容易接受。

2. 经巩膜睫状体光凝术

半导体激光经巩膜睫状体光凝术（TSCPC）。

采用 G 探头的 OcuLight SL 红外线激光是代替睫状体冷冻的方法之一。治疗前必须做球后麻醉，将 G 探头与眼球视轴平行，窄边靠近角膜缘，探头的底部曲面与眼球的弧度相吻合（图 14-12）。

各种参数：能量 1 500 mW，上下调整，每次 100 mW，直到听见组织"爆破声"后，再上下调整能量，至刚好不出现爆破声为准。"爆破声"表明到了需求能量烧灼的阈值，时间 2 秒。

光凝点定位在角膜缘后 1.2 mm（图 14-13）。首先照射范围 270°，共击射 17～19 个点，但是根据眼压及眼部情况，决定做光凝点数量有所不同。

半导体二极管激光较 Nd：YAG 激光具有巩膜穿透性强、可以被黑色素较好吸收的潜在优势，因此做睫状体光凝术时，使用能量较少。实验室研究显示巩膜光凝后，睫状突均匀变白、皱缩；组织学检查发现睫状肌凝固性坏死。

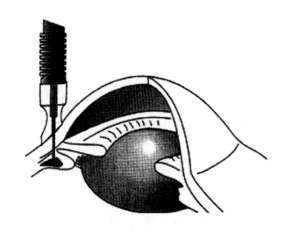

图 14-12　G 探头放置于眼球表面的位置

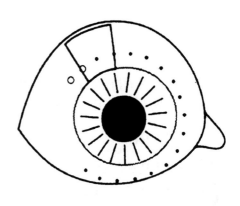

图 14-13　光凝点在角膜缘后的位置

术后报道低眼压发生率为 3%～5%，目前无眼球萎缩的报道。Schuman 报道 140 只眼在 Nd：YAG 激光术后，有 4 只眼眼压 <5 mmHg。

此手术的优点：手术操作简单、安全及时间短，患者容易接受；对结膜及巩膜的影响极小，术后几乎无疼痛及眼部反应；术后低眼压发生率较低，无眼球萎缩的报道；必要时可以重复操作。

3. 经瞳孔氩激光睫状突光凝术

方法：用附设裂隙灯装置的氩离子激光器。局部点表面麻醉剂。Goldmann 房角镜置于睑裂部，激光瞄准光源聚焦在可见的睫状突上。照射条件：输出功率 500～1 000 mW，光斑 100～200 μm，时间 0.20～0.30 秒。照射范围：根据临床情况，每次 1～2 个象限（每个象限 18～20 个睫状突）。要求角膜、前房必须清亮；瞳孔必须可充分散大；用房角镜检查可见足够的睫状突。此方法可以在直视下进行，术者能够很好地掌握光凝的程度，明显减少了眼球萎缩的发生率，术后基本无前房内炎症反应。眼压控制总有效率为 73.8%。

4. 经眼内内镜睫状体光凝术

经内镜做眼内睫状体光凝是近年来开展的一项较新的技术，方法如下，①入路：经角膜缘入路和经睫状体平坦部入路。②激光参数能量：200～800mV，时间：1～2 秒，范围：90°～180°。③光凝效应：每个睫状突击射 2～3 次，正常效应为睫状突变白、皱缩；光凝过度为出现气泡、色素播散、假性剥脱物和组织爆破音。

内窥镜可以准确地观察睫状体的位置及解剖特征，在其指导下进行光凝，提高了治疗的精确性和成功率，并使并发症减少。内窥镜睫状体光凝术同样具有睫状体破坏手术的并发症，包括眼内出血、炎症、低眼压、视力下降、术后疼痛、多次治疗等并发症。但并发症的出现概率大为减少，另外它可能的并发症还有晶状体的损伤、晶状体悬韧带断裂、视网膜脱离、眼内炎等由于眼内操作增加带来的危害，但至今还没有这些方面的相关报道。我们一般应用在无晶体性青光眼、摘除晶状体的恶性青光眼以及晶状体玻璃体切除后的外伤性青光眼等。

第十五章

白内障

第一节　先天性白内障

先天性白内障指影响视力的晶状体浑浊出生时即已存在，或晶状体的浑浊随年龄增长而加重，逐渐影响视力。先天性白内障的发病率约为 0.4% ，约占新生盲的 30% 。

一、病因

各种原因造成的胎儿期晶状体纤维分化缺乏或晶状体发育异常。

（1）遗传相关：染色体异常或基因突变，常与遗传代谢性疾病共存。

（2）胚胎期晶状体发育异常：母亲期营养或代谢失调（维生素 A 缺乏、甲状旁腺功能障碍、钙质代谢异常）。

（3）妊娠早期病毒感染（风疹、疱疹、巨细胞病毒等）。

（4）中毒、接受过量有害射线等。

风疹所致的先天性白内障发病率较高。据统计，如母体妊娠 3 个月时感染风疹病毒，其婴儿患先天性白内障的发病率是 50% ，而在妊娠两个月内感染风疹病毒，先天性白内障的发病率高达 100% 。目前，随着社会的发展，环境污染、电磁辐射、孕早期用药所引发的母婴疾病也日益引发人们的关注。

二、分类

先天性白内障因晶状体浑浊与发育相关，形态具有特性。临床上分类（表 15-1）主要依据两种思维方式：①依据晶状体的浑浊是否进展性加重；②依据晶状体的浑浊程度及部位。

表 15-1　先天性白内障分类

分类	晶状体核	晶状体皮质	晶体体囊
绕核性白内障	+	+	+
极性白内障	-	-	+
全白内障	+	+	+ -
花冠状白内障	-	+	-

虽然先天性白内障晶状体的浑浊程度及分布有一定的规律，但仍然具有不典型性。随着诊疗技术的发展，在临床上，医生更加关注晶状体浑浊对患儿视力的影响，而并非诊断分类。因此，当先天性白内障的诊断确定后，首要问题是评估患儿的视功能，选择有利于视力正常发育的治疗手段，并尽早实施。

三、临床表现

1. 症状

先天性白内障多由患儿家长发现，主诉包括患儿眼斜视、瞳孔区发白、眼球不规则颤动、不能固视目标等。

因患儿幼小，不能自诉不适，对视力不好的表现形式各异，因此医生要注意听取患儿家长的诉说，仔细询问相关病史，如出生时是否足月、足重，有无缺氧史、其他全身疾病史及相关家族史等。

2. 体征

先天性白内障常为双眼发病，有时为先天畸形的眼部表现，或伴有其他眼部发育异常，如先天性小眼球、小角膜、先天性虹膜和脉络膜缺损以及面部四肢畸形等影响视力的先天性白内障会出现感觉性眼球震颤、斜视及弱视。先天性白内障患儿晶状体浑浊的形态具有一定的特征性，下面就临床常见、较有代表性的晶状体浑浊，按其出现部位的不同分类描述。

（1）先天性中心性粉状白内障：晶状体胚胎核浑浊呈灰白粉尘样，多为双眼对称性。

（2）板层白内障（又名绕核性或带状白内障）：胎儿核至婴儿核浑浊，多为双侧性，浑浊多呈带状，绕核而行，可分几层呈同心性排列，层间隔以透明带，最外一层常有短弓形绕带骑在核的赤道部周围，称作骑子。在高倍裂隙灯下可见这些带状浑浊是由致密的浑浊小点组成。一般越靠近周边部越致密，越接近轴心部越稀薄甚至于逐渐消失。这些浑浊所在的部位和大小与胎生期发病的早晚和持续时间有关。即发病越早越偏向核心，持续越久浑浊越浓厚。因此胎儿早期出现的浑浊多在胎儿核附近，对视力可有一定的影响。有学者认为绕核性白内障与患儿先天营养不良，特别是与钙质缺乏有关。患儿常伴有佝偻病以及牙齿生长迟缓、指甲脆弱等上皮营养性发育不良体征。

疱疹病毒所致的白内障形式多样，可表现为完全性白内障，也可表现为绕核性白内障，同时常常合并其他先天异常，如先天性小眼球、虹膜萎缩、视网膜色素性变性、青光眼以及智力低下、心血管异常和耳聋等。

（3）花冠状白内障：多为双侧性，晶状体的中心区透明。浑浊位于周边部皮质深层，呈短棒状、哑铃状、圆形或椭圆形不等，有整齐的放射状，形如花冠。

（4）蓝色点状白内障：带有蓝色的灰白浑浊，呈细小点状（间或见少许片状），散布在皮质深层（周边部多见）。

（5）珊瑚状白内障：浑浊位于晶状体前后极之间的中轴部及其附近。表现为以后极为中心向前方放射出许多杆状、管状浑浊，且常伴有斑点状多彩的结晶。

（6）苔藓状白内障：晶状体成人核深层内细小、彩色反光的花边样浑浊。有时合并冠状或点状白内障。

（7）缝性白内障：晶状体前后沿"Y"字出现的各种形式的浑浊，使"Y"字缝清晰显示。有时合并冠状或点状白内障。

（8）极性白内障。

1）前极白内障：浑浊居前囊下，多呈灰白色斑点。推测是在胚胎期晶状体泡未能全部干净地从表层外胚层脱下来的缘故。

前极性白内障应与金字塔形白内障相鉴别。金字塔形白内障是继发性白内障。由于角膜穿孔，晶状体前囊和角膜后壁发生一过性接触，导致晶状体上皮限局性增生形成一前囊下圆锥形浑浊。随着晶状体的发育，这种浑浊不断被新生的透明晶状体纤维覆盖，致使早期形成的金字塔样浑浊病灶逐渐向晶状体深层移动，裂隙灯下可见金字塔形浑浊与前囊间有透明皮质。

2）后极性白内障：位于晶状体后极偏鼻下方的圆形斑状浑浊，周围常围绕有半环状灰色浑浊环。

一般认为后极性白内障的发生与玻璃状体动脉残留或原始玻璃体残留有关。因为晶状体的圆形浑浊相对应的玻璃体内，常有残存的玻璃体动脉。若有原始玻璃体残留，晶状体后极浑浊范围较广泛，同时后极可能向玻璃体腔隆起。因后极白内障浑浊所在位置邻近眼球内的屈光结点，对视网膜成像质量影响较大。

四、治疗

治疗先天性白内障，一定要结合患儿的视力发育尚未完成的特点，考虑选择安全、有效、远期疗效好的医疗干预方式。并要向患儿家长或监护人做详尽的说明、解释以求得他们的理解和合作、帮助。

首先，要明确先天性白内障的诊断，注意鉴别其他造成白瞳征的疾病，同时，全面地了解其他的伴随性发育障碍性疾病，以便制订最切合患儿的治疗方案。先天性白内障的治疗除考虑疾病外，还一定要针对患儿的个体情况，包括：①患儿就诊时年龄；②是否合并其他身心发育障碍；③患儿的居住地医疗条件和随诊能力；④患儿家长对治疗的支持能力（包括理解、配合程度）。

同时，接诊医生一定也要充分评估自身医疗环境、医疗设备和技术所能提供的医疗干预质量。综合评估后，选择最有利的手术/矫正视力方案，并同时提供长期追踪观察及视力训练的方案。

原则上，完全性先天性白内障和位于视轴上的白内障应在明确诊断后选择白内障摘除手术治疗。手术中尽量维持解剖结构的完整，并提供接近生理的屈光状态，如同期植入人工晶状体。

对需要白内障摘除的患儿，应尽早手术。不少文献报道眼震是白内障术后视力恢复好坏程度的标志。眼震出现以前术后视力恢复满意，出现眼震以后，术后视力一般难以恢复至正常甚至在 0.1 以下。单眼白内障弱视程度更严重。目前许多学者主张 2 个月以前做白内障手术，因为这个时期是注视反射发育的时期，延缓手术将导致眼震。

在治疗先天性白内障的同时，要考虑其伴随疾病对治疗效果的影响，如斜视、眼球震颤、屈光参差、弱视等。有些患儿的眼部伴随疾病在治疗白内障，恢复正常注视功能后，经过视力训练可以矫正，但也有些患儿需要摘除白内障外的其他手术治疗，如斜视矫正术、眼震矫正术。

随访是治疗先天性白内障的重要环节，随访时限应至少延续到患儿视力发育完成后。

第二节　后天性白内障

后天性白内障指出生后全身或局部眼病、营养代谢异常、中毒变性及外伤等原因所致的晶状体浑浊。其中最常见的是老年性白内障。

一、老年性白内障

老年性白内障又称为年龄相关性白内障，是一种最多见的后天性原发性白内障。临床上，年龄相关性白内障的诊断标准尚存在一些争论，至今仍无完整准确的定义。当晶状体浑浊导致视力下降，此时年龄相关性白内障的诊断才具有临床意义。在流行病学调查中，将晶状体浑浊并且视力下降到 0.7 或以下作为诊断标准。

（一）病因

老年性白内障是多因素疾病，其确切病因至今尚未完全清楚，与辐射损伤（如紫外线）、全身疾病（如糖尿病）、遗传因素、药物的应用（如糖皮质激素）以及晶状体的营养和代谢状况等有关。其中最具有普遍意义的环节是氧化损伤。许多实验都表明，晶状体的氧化损伤发生在晶状体浑浊之前。晶状体上皮细胞是抗氧化损伤的活性中心，它通过两个途径发挥抗氧化作用：第一个途径是以还原型谷胱甘肽（GSH）、抗坏血酸和维生素 E 等抗氧化剂为代表的清除自由基机制；第二个抗氧化屏障是晶状体的抗氧化酶系统，主要是谷胱甘肽过氧化物酶（GSHpx-1）、过氧化氢酶（CAT）和超氧化物歧化酶（SOD）。各种理化因素均可通过不同途径导致晶状体自由基的聚积。自由基最先损害的靶目标是晶状体上皮细胞，其次是晶状体纤维。蛋白质和脂质过氧化，发生交联、变性，并聚积成大分子，引起晶状体浑浊。

（二）分类

老年性白内障多见于 50 岁以上的老年人，年龄越大越多见。偶见于 40 岁以前甚至于青年人，称为早老性或青年性白内障。但其临床表现并无多大差别，只是发病早晚不同。根据浑浊部位的不同，临床上将老年性白内障分为三种类型，即皮质性、核性和囊膜下性白内障。事实上，各类型年龄相关性白内障之间无严格区分，仅仅是代表浑浊以何部位为主导的实际情况。皮质性年龄相关性白内障最为常见，占 65%～70%；其次为核性白内障，占 25%～35%；囊膜下性白内障相对比较少见，仅占 5%。

（三）晶状体核硬度分级

在白内障发展过程中，定量监测其浑浊变化规律，对揭示白内障病因及判断治疗效果均有重要意义。此外，对现代白内障手术而言，晶状体核硬度也是一个非常重要的概念。例如在超声乳化手术中，晶状体核越硬，需要破碎的超声能量越大，操作时间越长，发生相关手术并发症的可能性也越大。对初学者来说，根据自己的技术水平，选择适当核硬度的白内障，以最大限度保证手术的安全性，是体现正确的学习曲线，由囊外白内障手术顺利过渡到超声乳化技术的重要保证。晶状体核硬度，主要是参照 Emery 及 Little 晶状体核硬度分级标准，根据裂隙灯检查结果，对核颜色进行判断而分级（表 15-2）。

表 15-2 晶状体核硬度分级

分级	颜色	白内障类型举例	红光反射	乳化时间
Ⅰ（软核）	透明或灰白	皮质性或囊下浑浊性	极明亮	极短
Ⅱ（软核）	灰或灰黄	后囊下浑浊性	明亮	短
Ⅲ（中等硬度核）	黄或淡棕	未熟期皮质性白内障	略暗	中等
Ⅳ（硬核）	深黄或琥珀	核性白内障	差	长
Ⅴ（极硬核）	棕褐或黑	"迁延性"白内障	无	不适合

（四）临床表现

老年性白内障为双眼疾病，但两眼发病可有先后。患者自觉眼前有固定不动的黑影，呈渐进性、无痛性视力减退。视力障碍出现时间因浑浊部位不同而异，可有单眼复视、多视和屈光改变等。

1. 皮质性白内障

特点是浑浊自周边部浅层皮质开始，逐渐向中心部扩展，占据大部分皮质区。按其发展过程可分为4 期：初发期、肿胀期、成熟期和过熟期。

（1）初发期：最早期的改变是在靠周边部前后囊膜下皮质，出现辐轮状排列的透明水隙或水泡。水隙或水泡主要是由于晶状体上皮细胞泵转运系统失常导致液体在晶状体纤维间积聚。液体积聚可使晶状体纤维呈放射状或板层分离，晶状体形成典型的楔形浑浊，底边位于晶状体赤道部，尖端指向瞳孔区中央。散瞳检查在后照或直接弥散照射下，呈典型的辐轮状外观。这种辐轮状浑浊，最初可位于皮质表浅部位，而后向深部扩展，各层次间可互相重叠掩映。此期浑浊发展缓慢，晶状体大部分透明，一般不影响视力，可经数年才达下一期。

（2）肿胀期或称未熟期：晶状体纤维水肿和纤维间液体的不断增加，使晶状体发生膨胀，厚度增加，前房变浅。此时在有青光眼体质的患者，很容易诱发青光眼的急性发作。但并非所有皮质性白内障患者都要经历膨胀期发展过程，也不一定都会诱发青光眼发作。这一阶段患者主要症状为视力逐渐减退，有时伴有眩光感，偶有单眼复视。由于尚有一部分皮质是透明的，用斜照法检查时，光线透照侧的虹膜阴影透照在深层的浑浊皮质上，在该侧瞳孔内出现新月形投影，称为虹膜新月影投照试验阳性，为此期特点。

（3）成熟期：晶状体纤维经历了水肿、变性等一系列病理过程，最终以晶状体纤维崩溃、失去正常形态为结局。组织学上，代表纤维基质变性的特征性改变，形成微小球状蛋白的所谓莫尔加尼小体。这一阶段以晶状体全部浑浊为其特点，此时虹膜新月影投照试验转为阴性，晶状体肿胀消退，前房深度恢复正常，眼底不能窥入。视力降至光感或手动，但光定位和色觉正常。

（4）过熟期：此期由于皮质大部分液化，使晶状体内容减少，前囊膜失去原有的张力而呈现松弛状态，前房加深，虹膜有震颤。有时可看到尚未液化的核心沉到囊袋下方，随眼球转动而晃动，称为莫尔加尼白内障。在特殊情况下，因外伤或剧烈震动可使核心穿破囊膜而脱入前房或玻璃体腔，如伴有液化基质流失，患者会出现豁然开朗的"不治而愈"结果。当囊膜变性或因外伤形成微细裂痕时，晶状体蛋白成分可溢入前房，诱发自身免疫反应，引起晶状体成分过敏性眼内炎。与一般性虹膜-睫状体炎不同，本病发病急骤，突然出现眼睑肿胀、角膜水肿，角膜后羊脂样后壁沉着物分布密集，广泛虹膜后粘连，甚至形成瞳孔膜闭。而组织碎片积聚于前房角，阻塞小梁网，则可产生继发性青光眼，即所谓晶状体溶解性青光眼。大多数情况下，药物治疗无效，手术摘除晶状体是唯一有效的手段。

2. 核性白内障

发病较早，一般40岁左右开始。最初，浑浊出现在胚胎核，而后向外扩展，直到老年核。晶状体核的浑浊开始呈灰黄色，以后逐渐加重而呈黄褐色、棕色或棕黑色，临床称为棕色或黑色白内障。这一过程可持续数月、数年或更长。在临床上经常遇到患者主诉虽已到老花眼的年龄，却不需要戴老花镜即可近距离阅读。这是由于核性白内障患者随着晶状体核硬化，屈光指数逐渐增加，从而形成了近视进行性增加的特殊临床现象。如果核硬化仅仅局限于胚胎核，而成年核不受影响，结果将会产生一种更为特殊的双屈光现象，即中心区为高度近视，而外周区为远视，结果产生单眼复视。

从手术角度出发，鉴别皮质性和核性白内障的意义在于，前者的晶状体核一般较小并且比较软，最适合超声乳化白内障吸除术；而后者，在选择病例时，特别要考虑核硬度因素，这一点对初学者来说尤其重要。

3. 囊膜下性白内障

是指以囊膜下浅层皮质浑浊为主要特点的白内障类型。浑浊多位于后囊膜下，一般从视轴区开始，呈棕色微细颗粒状或浅杯形囊泡状盘状浑浊，又称为盘状白内障。有时前囊膜下也可出现类似改变。由于病变距节点更近，因此即使病程早期，或病变范围很小很轻，也会引起严重视力障碍。临床上，常常发现视力同晶状体浑浊程度不相符合的情况，仔细检查方可发现后囊膜下浅层皮质浑浊是其主要原因。在皮质性白内障成熟期或过熟期，以晶状体全面陷入浑浊为特点，其前囊膜下受累全然是一种并发现象，不应与此相混淆。

囊膜下性白内障，除后囊膜下浅层皮质受累外，其他部分的皮质和晶状体核均透明，因此属于软核性白内障类型。

（五）预防和治疗

白内障浑浊的机制十分复杂，目前还不能有效地预防。减少白内障的危险因素，如预防辐射、预防和控制全身病，眼部和全身用药时考虑到诱发白内障的危险，可以减少白内障的发生。白内障的治疗尚无肯定的药物，仍以手术治疗为主。只有揭开晶状体浑浊的奥秘，才能找出防止白内障发生和使浑浊的晶状体恢复透明的方法。

二、外伤性白内障

机械性（眼球钝挫伤、穿通伤、球内异物）或非机械性（辐射性、电击性）损伤作用于晶状体，可使晶状体产生浑浊性改变，称作外伤性白内障。这一类白内障大多发生在青少年，由于伤情复杂，其形态学特点也错综复杂。大多数病例可有明显的外伤史，然而在婴幼儿，切不可忽视"否认外伤史"的外伤性白内障。

1. 挫伤所致的白内障

当外力来自正前方，可将与瞳孔相对应的虹膜色素印记在晶状体前囊表面，称为 Vossius 环。它是由虹膜脱落的色素颗粒组成，有时杂有少许红细胞。如果此时不伴有晶状体实质浑浊，一般不影响视力。严重挫伤可致晶状体囊膜破裂，房水进入晶状体内而致浑浊。有时钝挫伤后晶状体不一定立即出现浑浊性变化，数月乃至数年后始形成典型的白内障改变，裂隙灯下并未观察到囊膜破裂。钝挫伤性白内障可单独发生，也可合并晶状体半脱位或全脱位。最早期改变是正对瞳孔区的后囊膜下浑浊，进而形成类似于并发性白内障的星形外观或菊花状浑浊。浑浊可以长期保持稳定，也可缓慢向深部和广度扩展，最后发展成全白内障。在大多数情况下，钝挫伤性白内障可合并外伤性虹膜睫状体炎，瞳孔后粘连，在严重病例还可出现虹膜膨隆等继发性青光眼表现。

2. 眼球穿通伤所致的白内障

眼球穿通伤同时使晶状体囊膜破裂，晶状体皮质与房水接触，即发生晶状体浑浊。如囊膜破裂较大，房水迅速引起晶状体纤维肿胀与浑浊，乳糜样物质可很快充满前房，甚至从角膜创口挤出，阻塞房水流出通道，引起继发性青光眼。如囊膜破裂伤口很小，晶状体保持完整状态，仅出现局部浑浊。介于以上两种情况之间，尚有一种自发性吸收的可能。即穿通伤后，从未经历皮质大量溢入前房的过程，但囊膜破损又不能通过修复而自愈，因而使晶状体皮质长期处于房水的"浸浴"之中，并持续被吸收。当最终大部分皮质被吸收，则前后囊壁贴附，便形成所谓膜性白内障。

3. 晶状体铁锈、铜锈沉着症

眼球穿通伤如合并眼球内异物，情况可能更为复杂。一方面是机械性急性损伤的直接后果；另一方面则是异物本身具有的理化特性对晶状体的慢性损伤。具有特殊意义的是易产生氧化反应的铜和铁在眼内的长期存留，产生所谓"晶状体铜锈沉着症"和"晶状体铁锈沉着症"。前者晶状体浑浊形态多呈葵花样外观，铜绿色反光；后者作为整个眼组织变性的一部分，晶状体浑浊呈黄色。

4. 电击性白内障

接触高压电或遭雷击，有时可以在双眼发生白内障，其形态与钝挫伤性白内障类似。多数病例浑浊静止不发展，也有病例发展迅速，在数周甚至数天内晶状体全部浑浊。

三、并发性白内障

并发性白内障是指眼内疾病引起的晶状体浑浊。

（一）病因

由于晶状体附近组织的炎症或退行性变产物的袭击，使晶状体营养或代谢发生障碍而导致浑浊。常见于葡萄膜炎、视网膜色素变性、视网膜脱离、青光眼、眼内肿瘤、高度近视眼及低眼压，其中眼内炎症是并发性白内障最常见的病因。

（二）发病机制

角膜和虹膜的疾病以及青光眼均可造成并发性白内障。

角膜溃疡的毒性物质能损害晶状体，角膜溃疡穿孔后因角膜直接接触晶状体而使其损伤，或者渗出物在晶状体的前囊膜沉积而损伤晶状体。

虹膜睫状体炎的炎性白细胞沉积在晶状体囊膜可以影响囊膜的渗透性，从而诱发白内障。

此外虹膜异色性虹膜睫状体炎，多并发白内障，初期为点、线状浑浊，后期则全部浑浊。

最近有研究发现，葡萄膜炎引起并发性白内障是因为晶状体的渗透性改变，丢失钾，吸收钠和水分。

脉络膜视网膜炎、视网膜色素变性、陈旧性视网膜脱离并发的白内障都位于晶状体的后极部，这是因为眼内的有害物质容易穿通薄弱的晶状体后囊膜。

眼内肿瘤也能并发白内障，除了肿瘤的毒性作用外，肿瘤直接接触晶状体后部及造成机械性损伤，从而发生晶状体浑浊。

（三）临床表现

根据眼部原发病组织的位置，可以将并发性白内障分为两类：一类是由眼前段疾病如角膜、虹膜睫状体炎，青光眼等引起的白内障，多由晶状体前皮质及核开始浑浊，急性虹膜睫状体炎可形成虹膜后粘连，长期慢性炎症过后可以在晶状体前皮质产生弥漫性浑浊；另一类是由眼后段疾病如严重的脉络膜视网膜炎、视网膜色素变性、陈旧性视网膜脱离等引起，先于晶状体后极部囊膜下皮质出现颗粒状灰黄色浑浊，并有较多空泡形成，逐渐向晶状体核中心及周边部扩展，呈放射状，形成玫瑰花样浑浊，继之向前皮质蔓延，逐渐晶状体全浑浊。以后水分吸收，囊膜增厚，晶状体皱缩，并有钙化等变化。高度近视多并发核性白内障。

角膜溃疡和虹膜睫状体炎多导致局限性的晶状体浑浊，发展成为全白内障的病程很慢。葡萄膜炎并发白内障可由炎性及退行性变性产物侵袭所致，也可能与长期点用糖皮质激素有关，可分为两类。一类是由虹膜睫状体炎所致，炎症反复发作或转为慢性，造成房水成分改变，影响晶状体代谢，可引起白内障。晶状体浑浊多位于囊下的中轴区域或中轴旁处，在中轴旁处者常位于虹膜后粘连处。根据虹膜睫状体炎的病情，浑浊可以长期固定或逐渐发展，其进展方向多沿晶状体缝扩散，并向深处发展最终形成致密的白色珠母状全部晶状体浑浊，其中也可能有钙化点或结晶。另一类是由后葡萄膜炎所致，由后葡萄膜炎所致的所谓脉络膜性白内障，其发生可能由炎性产物由晶状体后极侵入而造成，多起自后囊下，首先出现鲜艳的闪光点，呈现彩色的光泽，继而出现点状浑浊，后皮质内也可出现多色光泽，并逐渐致密，可发展至团球状。其特点是囊膜肥厚有皱褶，或有钙化点，最后液化和皱缩。

Fuchs 虹膜异色性葡萄膜炎主要引起前葡萄膜炎，发病隐匿，活动性低，90% 可发生并发性白内障，是长期睫状体炎的后果。早期晶状体透明，发生较晚，始于后囊下，此种后囊下白内障与其他慢性葡萄膜炎所致的白内障在外观上并无不同，但其发展迅速，很快成熟。

小柳-原田病的葡萄膜炎特别是前葡萄膜炎往往反复发作，迁延不愈。易发生虹膜后粘连，引起瞳孔闭锁。并发性白内障是其常见并发症，其类型多为后囊下性白内障。

急性青光眼发作时，或在降眼压术后，在瞳孔区的晶状体囊膜下有白色圆点状或哑铃状浑浊，称为青光眼斑。这是急性眼压升高导致的前囊下上皮局灶性坏死，这种浑浊起初位于囊下，当新的纤维移行过来，这些浑浊被推向晶状体深部皮质。青光眼斑的出现标志着患者曾经经历了急性眼压升高的过程。绝对期青光眼晚期可并发黄色或微带绿色的白内障，因此青光眼又有"绿内障"之称。

视网膜脱离、视网膜色素变性以及脉络膜视网膜炎等病均可引起白内障。眼后部疾病并发的白内障通常表现为后囊下皮质浑浊。陈旧性视网膜脱离多见核性白内障。视网膜色素变性晚期在后极部的皮质内有星状浑浊，虽然进展缓慢，但对视力的影响很明显。在裂隙灯下可见到后极部有点状或条纹状浑浊，这些浑浊还带有红、蓝、绿色影。以后浑浊逐渐向皮质及核扩散，多形的浑浊融合，同时出现空泡和白色的钙化点，晚期浑浊逐渐形成玫瑰花样，呈放射状，色彩消失。

永存原始玻璃体增生症（PHPV）的晶状体后囊下浑浊与晶状体后异常的玻璃体血管分支形成有关。视网膜缺氧和前节坏死导致的白内障与晶状体营养供应异常有关。这将导致合成代谢减少，分解代谢增加，酸度和坏死也增加。

高度近视性白内障可能表现为不完全的后囊下浑浊或核性浑浊。

玻璃体切割联合硅油填充术后晶状体浑浊难以避免，即使是短期填充。硅油眼内填充并发白内障的机制不十分明确，一般认为硅油接触晶状体，妨碍其营养代谢有关，同时也与硅油注入眼均为复杂性视网膜脱离、多次手术损伤使血眼屏障破坏严重有关。

经过较长时间后，并发性白内障也能发展为完全性白内障。

（四）诊断及鉴别诊断

并发性白内障的治疗必须要结合原发病考虑，因此要对原有疾病作出正确的诊断。

对于并发性白内障的患者，首先要仔细询问病史和治疗情况，必须仔细做裂隙灯检查并评估眼底情况，对于白内障严重、眼底无法窥视的患者，视觉诱发电位（VEP）和 B 超对于评估眼底和视神经的情况甚为重要。眼压测量也非常重要，低眼压预示早期眼球萎缩或视网膜脱离，高眼压则提示应除外眼内肿物或青光眼。对老年人应鉴别并发性白内障和老年性后囊下性白内障，后者多为棕黄色盘状浑浊，盘的边缘不是很零乱，而且没有色彩的结晶，空泡比较少，常呈蜂窝状的外观，而前者在后极部的盘状浑浊呈不均匀状，且边缘不整齐，常有色彩，空泡也多。外伤性白内障的患者多可询问出外伤史。

（五）治疗

积极治疗原发病。已影响工作和生活者，如患眼光定位准确、红绿色觉正常，可行白内障手术。

角膜疾患并发白内障手术时，如果角膜浑浊严重，影响操作和术后视功能，可以考虑角膜移植联合白内障摘除。

对于视力下降明显的葡萄膜炎并发性白内障，可考虑手术治疗。不同类型葡萄膜炎引起的白内障，对手术反应不同，应根据类型，在眼部炎症控制后，手术摘除白内障。手术时机的选择应考虑两个问题：一是虹膜睫状体炎的情况，二是眼压情况。一般来讲，活动期虹膜睫状体炎不宜手术，应采取有效措施加以很好控制。理想的情况是炎症完全消退 3 个月后再手术。如果炎症慢性而迁延，术前必须抗感染治疗，术后根据临床情况给予加强治疗。此外，如果患者同时并发青光眼，最好不要做三联手术，而是先做滤过手术，以后再行白内障手术，必要时在白内障手术时行玻璃体切割术。是否植入人工晶状体应慎重考虑。手术前后，局部或全身应用糖皮质激素的剂量要大些，时间长些。

玻璃体切割联合硅油充填术后白内障摘出的临床研究结果显示，实施超声乳化术比囊外摘除术更安全，硅油溢入前房的危险小。如果没有条件实施超声乳化术，则在囊外摘除术中尽量选择环形撕囊代替开罐式截囊法更为安全。

高度近视患者玻璃体液化，视网膜周边变性比例大，手术摘出晶状体后，玻璃体前移，对视网膜势必产生一定的牵拉。后房型人工晶状体的植入限制了玻璃体的前移，减小了视网膜脱离的危险，人工晶状体的植入还阻止了前列腺素向后扩散，减少由前列腺素导致的血 - 视网膜屏障的破坏，避免了黄斑囊样水肿的发生。虽然高度近视的患者植入的人工晶状体度数可以接近 0 度甚至是负度数，但是出于以上考虑，还是植入人工晶状体更为安全。

并发性白内障尤其是葡萄膜炎并发性白内障患者的术后炎症反应比较重，可见大量纤维素样成形渗出，并且持续时间较长。术后应全身及局部给予糖皮质激素治疗。除白内障术后的一般并发症以外，瞳孔区机化膜是这类患者术后晚期的常见并发症。该机化膜往往较致密，影响视力，需要处理。比较安全的方法是以 YAG 激光切开，以避免手术切膜激惹再次生成大量的成形渗出。此外，瞳孔区机化膜可引起继发性瞳孔阻滞性青光眼，因此术后必须密切观察眼压，及时处理高眼压情况。在除外眼底陈旧性病变的情况下，这类患者术眼眼前节炎症反应控制后，视力预后一般较好。

第十六章

牙拔除术

牙拔除术，是临床上口腔疾病的重要治疗手段之一。对经过治疗而不能保留、对局部或全身健康状况产生不良影响的病灶牙，应尽早拔除。

第一节　拔牙器械及其使用

一、牙钳

牙钳由钳喙、关节和钳柄三部分组成。钳喙是夹持牙的工作部分，外凸内凹，内凹侧作为夹住牙冠或牙根之用。根据牙冠和牙根的不同形态，设计的形状多种多样，大多数钳喙为对称型的，上颌磨牙钳为非对称型，左右各一。关节是连接钳喙和钳柄的可活动部分。钳柄是术者握持的部分。牙钳的钳喙与钳柄各成不同的角度以利于拔牙时的操作。前牙与后牙不同，上颌牙与下颌牙不同。夹持牙根的牙钳又称为根钳（图16-1）。

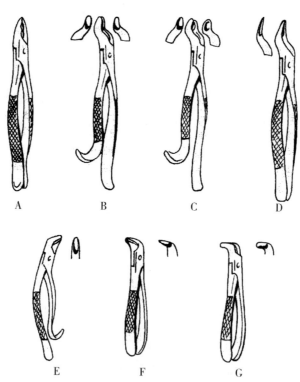

图16-1　各类牙钳

A. 上颌前牙钳；B. 右上磨牙钳；C. 左上磨牙钳；D. 上颌根钳；E. 下颌前磨牙钳；
F. 下颌前牙钳；G. 下颌磨牙钳

使用牙钳时，钳喙的内侧凹面应与牙冠唇（颊）、舌（腭）侧面，牙颈部的牙骨质，以及牙根面成面与面的广泛接触。

二、牙挺

牙挺由刃、杆、柄三部分组成。按照功能可分为牙挺、根挺和根尖挺；按照形状可分为直挺、弯挺和三角挺等（图16-2）。牙挺的刃宽，根挺的刃较窄，根尖挺的刃尖而薄。

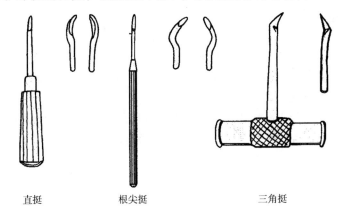

直挺　　　　　根尖挺　　　　　三角挺

图16-2　各类牙挺

牙挺常用于拔除阻生牙、埋伏牙、错位牙、残根、残冠、断根或较牢固的患牙。其工作原理包括杠杆、楔和轮轴三种，三者既可单独使用，也可相互结合，其目的是将牙或牙根从牙槽窝中松动、脱位，便于拔除。

使用牙挺时要注意：①不能以邻牙为支点；②龈缘水平处的颊、舌侧骨板一般不应作为支点；③必须用手指保护周围组织，用力的方向应正确，力量大小必须加以控制。如牙挺使用不当，常常导致邻牙松动，牙挺刺伤周围软组织，将牙根推入上颌窦或下颌神经管，甚至口底、咽旁间隙。

三、其他器械

拔牙器械还包括分离牙龈用的牙龈分离器，刮除牙槽窝内肉芽组织、碎骨片、碎牙片的刮匙，阻生牙或复杂牙拔除时需经历切开、翻瓣、去骨、劈冠、分根、修整骨创等步骤，手术器械涉及手术刀、剪刀、骨膜剥离器、骨凿、锤子、咬骨钳、骨挫、动力系统及缝合器械等。

四、拔牙器械的改进

为减少拔牙后牙槽骨的吸收以利于后期修复，操作时应尽力做到不去骨、减少微小骨折、不翻瓣、不使骨膜与骨面分离。为此，近年来人们提出了微创拔牙理念，并已有一系列微创拔牙器械应用于临床。此类器械刃端薄而锋利，宽度适应不同直径的牙根而成系列，并有不同的弯角。使用时渐次将挺刃楔入根面和牙槽骨间，离断牙周韧带，扩大根尖周间隙，最终使牙脱离牙槽窝。目前微创拔牙器械主要用于单根牙的拔除。

第二节　拔牙前的准备

一、术前准备

术前详细询问病史，包括既往麻醉、拔牙或其他手术史，是否有药物过敏，术中及术后的出血情况。患者的全身情况，是否有拔牙的禁忌证，必要时应进行化验以及药物过敏试验等检查。

根据患者的主诉，检查要拔除的患牙是否符合拔牙的适应证，同时还应进一步做口腔全面检查，注意牙位、牙周情况以及牙破坏的程度，并拍摄牙片或全景 X 线片检查。向患者介绍病情、拔牙的必要性，拔牙术的难易程度、术中和术后可能出现的情况，以及牙拔除后的修复问题等，在征求患者的意见后，使其积极主动地配合手术后，方可做出治疗计划。

一般每次只拔除一个象限内的牙，如一次要拔除多个牙，要根据患者的全身情况、手术的难易程度，以及麻醉的方法等而定。通常先拔下颌牙再拔上颌牙，先拔后面的牙再拔前面的牙。

二、手术区准备

口腔内有很多种细菌存在，不可能完全达到无菌要求，但不能因此而忽视无菌操作。手术前嘱患者反复漱口，如牙结石多，应先进行洁牙。口腔卫生不好的患者，应先用3%过氧化氢溶液棉球擦洗牙，然后用生理盐水洗漱干净或高锰酸钾液冲洗术区。

口内手术区和麻醉进针点用1%或2%碘酊消毒，因碘酊对口腔黏膜有刺激性，不宜大面积涂抹，消毒直径在 1~2 cm 即可。复杂牙需切开缝合者，要用75%乙醇消毒口周及面部下 1/3，在颈前和胸前铺无菌巾或孔巾。

三、器械准备

除常规口腔科检查器械，如口镜、镊子以及探针外，根据需拔除牙选择相应的牙钳和牙挺，同时准备牙龈分离器和刮匙。如需行翻瓣、劈冠、分根、去骨或进行牙槽突修整的病例，则应准备手术刀、剪、骨膜分离器、带长钻头的涡轮机、骨凿、锤、骨钳、骨锉、持针器、血管钳、组织钳以及缝针、缝线等。

四、患者体位

合适的体位应使患者感觉舒适、放松，同时便于术者操作。拔牙时，大多采用坐位。拔上颌牙时，患者头后仰，张口时上颌牙的平面与地面成45°~60°角。拔下颌牙时，患者端坐，椅位放低，张口时下颌牙的平面与地平面平行，下颌与术者的肘部平齐。不能坐起的患者可采取半卧位，但需注意防止拔除的牙和碎片掉入患者的气管内。拔除下前牙时，术者应位于患者的右后方；拔除上颌牙和下颌后牙时，术者应位于患者的右前方。

五、适应证

拔牙的适应证是相对的，过去很多属于拔牙适应证的病牙，现在也可以保留。因此，要认真对待拔牙。

1. 严重龋病

因龋坏不能保留的牙，牙冠严重破坏已不能修复，而且牙根或牙周情况不适合做桩冠或覆盖义齿等。

2. 严重牙周病

晚期牙周病，牙周骨质丧失过多，牙松动已达Ⅲ度，经常牙周溢脓，影响咀嚼功能。

3. 牙髓坏死

牙髓坏死或不可逆性牙髓炎，不愿做根管治疗或根管治疗失败的患者，严重的根尖周病变，已不能用根管治疗、根尖手术或牙再植术等方法进行保留。

4. 组织创伤

多生牙、错位牙、埋伏牙等导致邻近软组织创伤，影响美观，或导致牙列拥挤。如上颌第三磨牙颊向错位导致口腔溃疡，无对颌牙伸长，影响对颌义齿修复。

5. 阻生牙

反复引起冠周炎或引起邻牙牙根吸收和破坏、位置不正、不能完全萌出的阻生牙，一般指第三磨牙。

6. 牙外伤

导致牙冠折断达牙根，无法进行根管及修复治疗并出现疼痛的牙，如仅限于牙冠折断。牙根折断不与口腔相通，通过治疗后仍可保留。牙隐裂、牙纵折、创伤导致的牙根横折，以往均需拔除，现在也可考虑保留。

7. 乳牙

乳牙滞留，影响恒牙正常萌出，或根尖外露造成口腔黏膜溃疡的牙。如恒牙先天缺失或埋伏，乳牙功能良好，可不拔除。

8. 治疗需要的牙

因正畸需要进行减数的牙、因义齿修复需拔除的牙、颌骨良性肿瘤累及的牙、恶性肿瘤进行放疗前为预防严重并发症而需拔除的牙。

9. 病灶牙

引起上颌窦炎、颌骨骨髓炎、颌面部间隙感染的病灶牙，可能与某些全身性疾病，如风湿病、肾病、眼病有关的病灶牙，在相关科室医师的要求下需拔除的牙。

10. 其他

患者因美观或经济条件要求拔牙，如患者因四环素牙、氟牙症、上前牙明显前突治疗效果不佳，牙体治疗经费高、花费时间过长，要求拔牙者。

六、禁忌证

拔牙的禁忌证也是相对的。以上相对适应证可行牙拔除术，还需考虑患者的全身和局部情况。有些禁忌证经过治疗可以成为适应证，严重的疾病得不到控制则不能拔牙。

1. 血液系统疾病

对患有贫血、白血病、出血性疾病的患者，拔牙术后均可能发生创口出血不止以及严重感染。急性白血病和再生障碍性贫血患者抵抗力很差，拔牙后可引起严重的并发症，甚至危及生命，应避免拔牙。轻度贫血，血红蛋白在 8 g/L 以上可以拔牙，白血病和再生障碍性贫血的慢性期，血小板减少性紫癜以及血友病的患者，如果必须拔牙，要慎重对待。在进行相应治疗后可以拔牙，但在拔牙术后应继续治疗，严格预防术后出血和感染。

2. 心血管系统疾病

拔牙前了解患者属于哪一类高血压和心脏病。重症高血压、近期心肌梗死、心绞痛频繁发作、心功能Ⅲ～Ⅳ级、心脏病并发高血压等应禁忌或暂缓拔牙。

一般高血压患者可以拔牙，但血压高于 180/100 mmHg，应先行治疗后，再拔牙。高血压患者术前1 小时给予镇静、降压药，麻醉药物中不加血管收缩药物，临床上常用利多卡因。

心功能Ⅰ级或Ⅱ级，可以拔牙，但必须镇痛完全。对于风湿性和先天性心脏病患者，为预防术后菌血症导致的细菌性心内膜炎，术前、术后要使用抗生素。冠心病患者拔牙可诱发急性心肌梗死、房颤、室颤等严重并发症，术前服用扩张冠状动脉的药物，术中备急救药品，请心内医师协助，在心电监护下拔牙，以防意外发生。

3. 糖尿病

糖尿病患者抗感染能力差，需经系统治疗，血糖控制在 160 mg/dL 以内，无酸中毒症状时，方可拔牙。术前、术后常规使用抗生素控制感染。

4. 甲状腺功能亢进

此类患者拔牙可导致甲状腺危象，有危及生命的可能。应将基础代谢率控制在 +20 以下，脉搏不超过 100 次/分钟，方可拔牙。

5. 肾脏疾病

各种急性肾病均应暂缓拔牙。慢性肾病，处于肾功能代偿期，临床无明显症状，术前后使用大量的抗生素，方可拔牙。

6. 肝脏疾病

急性肝炎不能拔牙。慢性肝炎需拔牙，术前、术后给予足量维生素 K、维生素 C 以及其他保肝药物，术中还应加止血药物。术者应注意严格消毒，防止交叉感染。

7. 月经及妊娠期

月经期可能发生代偿性出血，应暂缓拔牙。妊娠期的前 3 个月和后 3 个月不能拔牙，因易导致流产和早产。妊娠第 4、第 5、第 6 个月期间进行拔牙较为安全。

8. 急性炎症期

急性炎症期是否拔牙应根据具体情况。如急性颌骨骨髓炎患牙已松动，拔除患牙有助于建立引流，减少并发症，缩短疗程。如果是急性蜂窝织炎，患牙为复杂牙，手术难度大，创伤较大，则可能促使炎症扩散，加重病情。所以，要根据患牙部位、炎症的程度、手术的难易，以及患者的全身情况综合考虑，对于下颌第三磨牙急性冠周炎、腐败坏死性龈炎、急性染性口炎、年老体弱的患者，应暂缓拔牙。

9. 恶性肿瘤

位于恶性肿瘤范围内的牙，因单纯拔牙可使肿瘤扩散或转移，应与肿瘤一同切除。位于放疗照射部位的患牙，在放疗前 7～10 天拔牙。放疗时以及放疗后 3～5 年内不能拔牙，以免发生放射性颌骨骨髓炎。

10. 长期抗凝药物治疗

长期使用肝素与阿司匹林，其主要不良反应为出血。如停药待凝血因子时间恢复至接近正常时可拔牙。如停药需冒着导致严重后果的栓塞意外的风险，则不主张停药，可进行局部处理，如缝合、填塞加压、局部冷敷等手段控制出血。

11. 长期肾上腺皮质激素治疗

此类患者机体应激反应能力和抵抗力较弱，遇感染、创伤等应激情况时可导致危象发生，需要及时抢救。术后 20 小时左右是发生危象最危险的时期。此类患者在拔牙前应与专科医师合作，术前迅速加大皮质激素用量，减少手术创伤、消除患者恐惧、保证无痛、预防感染。

12. 神经及精神疾患

如帕金森病，患者不能合作，需全身麻醉下拔牙。癫痫患者术前给予抗癫痫药，操作时置开口器，如遇大发作应去除口内一切器械、异物，放平手术椅，头低 10° 角，保持呼吸道通畅，给氧，注射抗痉剂。发作缓解后，如情况许可，可继续完成治疗。

第三节　拔牙的基本步骤

在完成上述拔牙前的准备并且进行局部麻醉后，拔牙前先肯定局部麻醉的效果，然后再次核对需拔除的牙，在患者有足够的思想准备，且能配合手术的前提下，进行以下操作。

一、分离牙龈

牙龈紧密地附着于牙颈部，将牙龈分离器插入龈沟内，紧贴牙面伸入沟底，沿牙颈部推动，先唇侧后舌侧，使牙龈从牙颈部剥离开（图 16-3）。如没有牙龈分离器用探针也可分离牙龈。不仔细分离牙龈，在安放牙钳或拔牙时会使牙龈撕裂，导致术后牙龈出血。

二、挺松患牙

对于阻生牙、坚固不易拔除的牙、残冠、残根、错位牙等不能用牙钳夹住的牙，应先用牙挺将牙挺松后，再拔除。使用牙挺的方法是手握挺柄，挺刃由准备拔除患牙的近中颊侧插入牙根与牙槽之间，挺刃内侧凹面紧贴牙根面，以牙槽嵴为支点做楔入、撬动和转动等动作，使患牙松动、脱出（图 16-4）。

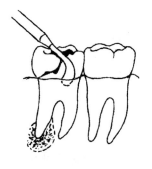

图 16-3　牙龈分离

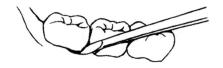

图 16-4　使用牙挺

三、安放牙钳

正确选用牙钳，将钳喙分别安放于患牙的唇（颊）、舌（腭）侧，钳喙的纵轴与牙长轴平行。安放时钳喙内侧凹面紧贴牙面，先放舌腭侧，再放唇颊侧，以免夹住牙龈，喙尖应伸入到龈下，达牙根部的牙骨质面与牙槽嵴之间。手握钳柄，近末端处，将患牙夹牢（图 16-5）。再次核对牙位，并确定钳喙在拔除患牙时不会损伤邻牙。

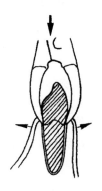

图 16-5　安放牙钳

四、拔除患牙

安放好牙钳，夹紧患牙后，拔除患牙运用三种力：摇动力、扭转力和牵引力。摇动力主要用于扁根的下颌前牙、上下颌前磨牙和多根的磨牙，将牙做唇（颊）和舌（腭）侧缓慢摇动，并且逐渐加大幅度，使牙槽窝向两侧扩大，牙完全松动。摇动时动作不能过急、过猛。应向阻力较小的骨板方向多用力，防止发生断根或牙槽骨折裂。

扭转力只适用于圆锥形根的上颌前牙，沿牙长轴向左右反复旋转，以撕裂牙周韧带，扩大牙槽窝，使牙松动。如此方法误用于扁根牙或多根牙则会造成断根。

牵引力是在进行上述动作，牙已松动后，将牙拔除的最后一个步骤。牵引时应从阻力小的方向进行。一般前牙向唇侧，后牙向颊侧，而不是垂直牵引。牵引时用力要适度，动作缓慢，注意稳定患者的头部，掌握支点，防止用力过大、过猛导致的意外损伤。

五、拔牙创的处理

牙拔除术后，检查拔除的患牙是否完整，有无断根，如发现有断根，应予拔除。检查拔牙创口内有无牙碎片、骨碎片、牙结石以及炎性肉芽组织。用刮匙清理拔牙创，清除根尖病变和进入牙槽窝内的异物，防止术后出血、疼痛或感染而影响拔牙创的愈合。对过高或过尖的骨嵴、牙槽中隔或牙槽骨板，可用骨凿、咬骨钳、骨锉等进行修整，以利于创口愈合和后期义齿修复。对被扩大的牙槽窝或裂开的牙槽骨板，可用手指垫纱布将其复位。对切开、翻瓣拔牙或牙龈撕裂病例均应进行牙龈对位缝合。一般拔牙创不需进行缝合。

在进行上述处理后，使拔牙创内充满血液，然后在拔除牙创面上放置消毒的纱布棉卷。令患者稍用力咬住压迫止血，半小时后可自行取出。对有出血倾向的患者应观察 30 分钟，对不合作的儿童、无牙的老人、残障患者或不能自行咬纱布棉卷患者，可由医护人员或陪同家属用手指压迫纱布棉卷，观察 30 分钟后无异常可离开。

六、拔牙后注意事项

拔牙后当天不能漱口刷牙，次日可刷牙，不要用舌尖舔或吸吮伤口，以免拔牙创口内的血凝块脱落。拔牙当天进半流食或软食，食物不宜过热，避免用拔牙侧咀嚼。

拔牙当天口内有少量血液渗出，唾液内带有血丝，属正常现象。嘱患者不要惊慌，不能用手触摸伤口。如拔牙后有大量鲜血流出，应及时就诊。麻醉作用消失后伤口可感到疼痛，必要时可服用止痛药物。如术后 2~3 天再次出现疼痛并逐渐加重，可能发生了继发感染，应就诊检查，做出相应的处理。

拔牙后一般可以不给予抗生素药物治疗。如果是急性炎症期拔牙或复杂牙以及阻生牙拔除，可在术前、术后给予抗生素控制感染。

第四节　各类牙拔除术

一、上颌前牙

上颌前牙均为单根，根似圆锥形，唇侧骨板较薄。拔除时先向唇侧和腭侧摇动，向唇侧的力量要大一些，然后向左右两侧旋转，使牙韧带撕裂。牙脱位后，顺扭转方向向前下方牵引拔出。上颌尖牙牙根粗大，对保持牙列完整、咀嚼、修复以及美观均有重要意义，应尽量保留。上颌尖牙唇侧骨板薄，拔牙时易将骨板折断与牙一同拔除。所以要先用摇动力量，向唇侧再向腭侧，反复摇动后再加用旋转力量并向前下方牵拉拔出。

二、上颌前磨牙

上颌前磨牙均为扁根，近牙颈部 2/3 横断面似哑铃形，在近根尖 1/3 或 1/2 处分为颊、腭 2 个根。拔牙时先向颊侧，后向腭侧摇动，开始摇动的力量和幅度均不能过大，反复摇动，逐渐加力，摇松后，顺牙长轴从颊侧方向牵引拔出。上颌前磨牙牙根细，易折断，要避免用旋转力。

三、上颌第一、第二磨牙

上颌第一、第二磨牙均为三个根，颊侧分为近中和远中两个根，较细；腭侧的一个根，粗大。上颌第一磨牙三个根分叉大，上颌第二磨牙牙根较短，分叉也小，颊侧近远中根常融合。拔牙时主要使用摇动的力量，向颊侧的力量应比腭侧大，反复而缓慢地摇动后，牙松动可沿阻力较小的颊侧牵引拔出。上颌第一、第二磨牙的拔除不能用旋转力，避免牙根折断。

四、上颌第三磨牙

上颌第三磨牙牙根变异很大，大多数为锥形融合根，根尖向远中弯曲。颊侧骨板较薄，牙根后方为骨质疏松的上颌结节，而且后方无牙阻挡，较易拔除。一般用牙挺向远中方向挺出，可不用牙钳。如用牙钳应先向颊侧，然后向腭侧摇动，摇松后向颊侧𬌗面牵引拔除。在拔除上颌第三磨牙之前应拍 X 线片，了解牙根变异情况。如发生断根，因位置靠口腔后上，不易直视下操作，取根困难，所以应尽量避免断根。

五、下颌前牙

下颌前牙均为单根，切牙牙根扁平，较短而细。尖牙牙根较粗大，呈圆锥形。切牙拔除时，充分地向唇及舌侧摇动，使牙松动后向外上方牵引拔出。尖牙拔除时，如摇动的力量不够，可稍加旋转力，然后向外上方牵引拔出。

六、下颌前磨牙

下颌前磨牙均为圆锥形单根，牙根较长而细，有时略向远中弯曲。颊侧骨板较薄。主要摇动方向是颊舌侧，颊侧用力可较大，然后向颊侧上外方向牵引拔出。有时可稍加旋转力，但弧度应很小。

七、下颌第一、第二磨牙

下颌第一磨牙多为近远中两个扁平宽根，少数有三个根，即远中有两个根，下颌第二磨牙多为两个根，形状与下颌第一磨牙相似，但牙根较小，分叉也小，有时两个根融合。下颌第一、第二磨牙颊侧骨板厚而坚实，拔牙时摇动需较大的力量，并且要反复多次。有时可借助牙挺，挺松患牙后，再将患牙从颊侧上外方牵引拔出。

八、下颌第三磨牙

下颌第三磨牙的生长位置、方向、牙根形态变异较大。正位和颊向错位的下颌第三磨牙较易拔除。舌侧的骨板薄，摇动时向舌侧多用力，再拔除。也可以用牙挺向远中舌侧方向将下颌第三磨牙挺出。

九、乳牙

乳牙拔除的方法与恒牙相同，因儿童颌骨骨质疏松，乳牙形态小，阻力也较小，一般采用钳拔法，少数情况下使用牙挺。由于乳牙牙根大多已逐渐吸收，拔出时，可见牙根变短，呈锯齿状，有时甚至完全吸收而没有牙根，不要误认为牙根折断，乳牙拔除后不要搔刮牙槽窝，以免损伤下方的恒牙胚。

十、阻生牙

阻生牙是由于邻牙、骨或软组织的阻碍，只能部分萌出或完全不能萌出。常见的阻生牙有下颌第三磨牙、上颌第三磨牙、上颌尖牙以及某些多生牙。

下颌第三磨牙又称智牙，是最易发生阻生的牙。由于此牙多引起冠周炎反复发作，常需拔除。本节主要描述下颌阻生第三磨牙拔除方法。

（一）应用解剖

下颌阻生第三磨牙常被包埋于厚的颊侧牙槽骨和较薄的舌侧牙槽骨之间，并在牙根的下方与下颌骨体形成突起。厚的颊侧骨板因有外斜线的加强，去骨以及拔牙视野的暴露均较困难。舌侧骨板较薄，根尖处的骨质更薄，甚至可穿透骨板。所以在拔牙时，特别是在取断根时，有可能将牙或断根推出舌侧骨板之外，进入骨膜下或穿透骨膜，进入舌下间隙或下颌下间隙。

下颌阻生第三磨牙的内侧有舌神经，常位于黏膜下，其位置有的较高，必须避免对其损伤。下颌阻生第三磨牙的下方为下颌管。牙根与下颌管的关系较复杂：牙根可以在管的上方或侧方，根尖可紧贴下颌管或甚至进入管内等。拔除时，特别是在取断根时，必须避免盲目操作，以免将根尖推入下颌管，损伤血管神经束。下颌阻生第三磨牙位于下颌体后部与下颌支交界处，此处骨质由厚变薄，抗外力的强度较弱。拔牙时，如用力劈牙冠、分根或用牙挺不当，有发生骨折的可能性。磨牙后区的疏松结缔组织较多，分离时易出血。

下颌阻生第三磨牙解剖形态变异很大。牙冠常略小于邻牙，牙尖及发育沟也不如邻牙明显。颊面的发育沟常有两个，舌面的发育沟为一个。牙根比邻牙短，有两根、三根、合并根、锥形根、融合根等，根的情况与拔牙时阻力关系很大，拔牙前应参考 X 线片检查作出判断。

（二）适应证和禁忌证

下颌阻生第三磨牙拔除的适应证除与一般牙拔除的适应证相同外，主要起预防作用，包括预防第二磨牙牙体、牙周破坏，防止邻牙牙根吸收、冠周炎的发生，预防牙列拥挤引起的关系紊乱，防止发生牙源性囊肿、肿瘤以及颞下颌关节紊乱病，预防完全骨阻生引起的某些原因不明性疼痛。另外，还有正畸、正颌、修复重建以及牙移植的需要。

下颌阻生第三磨牙拔除的禁忌证与拔牙禁忌证相同。另有下列情况，可考虑保留：下颌阻生第三磨牙与升支前缘之间有足够的间隙，可正常萌出。有正常对殆牙，牙已正位萌出，表面有软组织覆盖，但切除后冠面能全部露出。第二磨牙不能保留时，如下颌阻生第三磨牙牙根尚未完全形成，拔除第二磨牙后，下颌阻生第三磨牙能前移代替第二磨牙。完全埋伏于骨内，与邻牙牙周不相通又不压迫神经引起疼痛，可暂保留，但应定期检查。

（三）临床分类

根据牙与下颌升支及第二磨牙的关系，分为三类。第一类：在下颌升支前缘和第二磨牙远中面之间，有足够的间隙可以容纳阻生第三磨牙牙冠的近远中径；第二类：升支前缘与第二磨牙远中面之间的间隙不大，不能容纳阻生第三磨牙牙冠的近远中径；第三类：阻生第三磨牙的全部或大部位于下颌升支内。

根据牙在骨内的深度，分为高位、中位及低位三种位置。高位：牙的最高部位平行或高于平面；中位：牙的最高部位低于平面，但高于第二磨牙的牙颈部；低位：牙的最高部位低于第二磨牙的牙颈部。骨埋伏阻生（即牙全部被包埋于骨内）也属于此类。

根据阻生智牙的长轴与第二磨牙长轴的关系，分为垂直阻生、水平阻生、近中阻生、远中阻生、颊向阻生、舌向阻生及倒置阻生。

根据在牙列中的位置，分为颊侧移位、舌侧移位、正中位。

（四）术前检查

应按常规询问病史并做详细检查。口外检查，注意颊部有无红肿，下颌下及颈部有无淋巴结肿大。下唇有无麻木或感觉异常。口内检查，包括有无张口困难、第三磨牙的阻生情况、第三磨牙周围有无炎症、第一及第二磨牙情况、第二磨牙有无龋坏、是否应在拔除第三磨牙前予以治疗。对全口牙及口腔黏膜等做相应检查。

常规拍摄第三磨牙根尖片，最好投照定位片，以避免失真。但根尖片投照范围有限，有时不能包括根尖及下牙槽神经管的影像，应当拍摄全景片。注意观察阻生牙的位置、牙囊间隙、下颌管情况以及与下颌阻生第三磨牙牙根的关系、外斜线等。随着口腔锥形束CT（CBCT）在口腔科学中的广泛应用，对于相对复杂的阻生牙可常规拍摄CBCT，从三维角度观察阻生牙，这对分析阻生牙的邻牙关系、牙根数量、是否弯曲、牙根与下牙槽神经管的关系、牙周围是否存在骨质异常等有很大帮助。

（五）阻力分析

第三磨牙的情况复杂，拔除前必须对拔牙时可能遇到的阻力仔细分析，设计用何种方法解除。故阻力分析是必要步骤，应与上述各种检查一并进行。

牙冠部有软组织及骨组织阻力，软组织阻力来自殆面覆盖的软组织，多在垂直阻生时出现。如软组织覆盖不超过殆面的1/2，则多无阻力，牙可直接拔出或挺出。如覆盖超过殆面的1/2，需将其切开、分离，才能解除阻力。骨阻力是牙冠周围骨组织对拔除该牙的阻力。高位阻生者，此种骨阻力不大。低位者冠部骨阻力大，需去除较多骨质才能解除骨阻力。

牙根部阻力是阻生牙牙根本身解剖形态所产生的阻力，所以在术前必须充分了解牙根的情况。根部的骨阻力应结合其他阻力情况分析，应用骨凿或涡轮机进行分根或去骨。

邻牙阻力是第二磨牙所产生的阻力，这种阻力需根据第二磨牙是否与阻生牙紧密接触和阻生的位置而定。邻牙阻力解除的原则与解除牙根骨阻力的原则相同。

（六）拔除方法

下颌阻生第三磨牙拔除术是一项复杂的手术，手术大多需要切开软组织、翻瓣、去骨、劈开牙冠或用涡轮机磨开牙冠，用牙挺挺出、缝合等步骤。

1. 麻醉

除常规的下牙槽、舌、颊神经一次阻滞麻醉外，应在下颌阻生第三磨牙颊侧近中、颊侧近中角及远中三点注射含肾上腺素的局部麻醉药，这可在翻瓣时减少出血，保证视野清晰。

2. 切开及翻瓣

拔牙前应彻底冲洗盲袋，切开翻瓣后还应进一步冲洗。高位阻生一般不需翻瓣，或仅切开及分离覆盖在表面的软组织以解除阻力。在去骨范围较少的病例，可用此种切口。

如牙未完全萌出，需做远中切口及颊侧切口，远中切口是在下颌升支外斜线的舌侧，距离第二磨牙远中面约 1.5 cm 处开始向前切开，直到抵达第二磨牙远中面的中央，注意切口不要过于偏向舌侧，以防明显的出血。然后转向颊侧，沿第二磨牙颈部切开，直到第一、第二磨牙的牙间间隙处。颊侧切口是从远中切口的末端向下，并与远中切口成 45° 角，切至颊侧前庭沟上缘处，注意勿超过前庭沟。翻瓣时，由远中切口前端开始，向下掀起颊侧黏骨膜瓣。用薄的骨膜分离器，直抵骨面，紧贴骨面将瓣掀起。再从远中切口前端，向后向颊侧将瓣掀开。有时遇颞肌肌腱附着于磨牙后垫后部，翻瓣困难，可以用刀片进行锐性分离。

3. 去骨

翻瓣后决定去骨的量和部位。去骨量决定于阻生牙在骨内的深度、倾斜情况及根的形态等。最好采用高速涡轮机或其他动力系统去骨，可以灵活掌握去骨量。骨凿去骨时，骨凿的斜面应向后。平行于牙槽嵴顶部或呈弧线向后凿，深度达阻生牙表面。先将整块颊侧骨板去除，暴露牙冠部后，再去除覆盖牙冠远中部的骨质。此时，根据情况可选择劈开法，或再去除阻生牙的舌侧板，这种去骨法创伤较大，现已少用。

4. 分牙

过去常用劈开法，劈开方向为正中劈开，将骨凿置于正中发育沟处，骨凿的长轴与牙的长轴一致，在两根之间。用锤子迅速敲击骨凿的末端，即可将牙从中一分为二。注意握持骨凿必须有支点。有时可将近中牙冠劈开，解除邻牙阻力。近中冠劈开后，邻牙阻力解除，再用薄挺，先挺出远中冠及根，再挺出近中冠。目前广泛应用高速涡轮机或其他动力系统进行分牙，对于近中阻生和水平阻生者在牙颈部将冠根分开，先去除近中的牙冠阻力，再挺出牙根。有时根据实际情况还需进一步分割牙冠和牙根，原则是"多分牙、少去骨"。

十一、牙根拔除

牙根拔除术包括拔除残根和断根两种。

残根是龋病破坏或死髓牙牙冠折断后遗留在牙槽窝内，由于时间较长，在根周和根尖存在慢性炎症和肉芽组织，根尖吸收，牙根缩短而松动，易于拔除。

断根是在拔牙过程中，将牙根折断而遗留于牙槽窝内。断根的断面锐利有光泽，拔除较困难。

残根或断根无明显炎症，特别是单根牙，无松动，可经根管治疗后做桩冠修复。不适合做桩冠修复者，还可保留做覆盖义齿。

拔牙时折断的牙根原则上均应立即取出，否则会影响拔牙创的愈合，引起炎症和疼痛，以及成为慢性感染病灶。如患者年老体弱，不能坚持拔除断根，可延期拔除。如断根短小，仅为根尖部折断，取根困难，可将其留在牙槽窝内。经长期观察，这种断根在体内无不良后果，拔牙创愈合良好。

在拔除牙根之前，应了解牙根的数目、大小、部位，必要时拍摄 X 线片。残根拔除一般较容易完成。拔断根时，必须有良好的照明、清楚的视野、良好的止血、合适的器械、准确的操作。如果盲目操作，可增加手术创伤，甚至会将断根推入到邻近结构，如上颌窦、下牙槽神经管、口底间隙、翼腭窝内，造成术后出血，组织肿胀、感染，下唇麻木以及口腔上颌窦瘘等并发症。

拔除牙根的常用方法有以下几种。

（一）根钳拔除法

高出牙槽嵴的牙根或低于牙槽嵴的牙根，去除少许牙槽骨壁后，可用根钳夹住的牙根，适于根钳拔除。残根上端常因龋坏，夹持时易碎，所以在安放根钳时，尽量将钳喙的尖推向根尖的方向，夹持较多的牙根部分，夹持时不宜用力过大。圆根用旋转的力，扁根用摇动的力，缓慢用力，使牙根松动，然后牵引拔出。

（二）根挺拔除法

根钳不能夹持的牙根，应使用根挺拔除。常用的根挺有直根挺、弯根挺、根尖挺和三角挺。

根挺拔除牙根时，应将挺刃插入到牙根的根面与牙槽骨板之间。如牙根断面为斜面，根挺应从断面较高一侧插入（图 16-6）。根挺一般从颊侧近中插入，上颌牙也可从牙根与腭侧骨板之间插入。如根尖周间隙狭窄，挺刃难以插入时可用小骨凿增宽间隙后，再将根挺插入。

前牙牙根用直根挺，后牙牙根用弯根挺，根尖折断用根尖挺。多根牙互相连接，可用骨凿或涡轮钻分根，然后逐个拔除。如遇多根牙，已有一个根拔除，其他牙根在根中或根尖折断的情况，可用三角挺将牙根与牙根间隔一同挺出（图 16-7）。

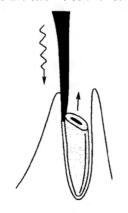

图 16-6　根挺的使用

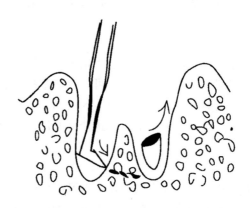

图 16-7　三角挺的使用

根挺插入后，使用楔力、撬力和旋转力，三种力交替使用，并逐渐将根挺深入使牙根松动，最后用撬力使牙根脱出。在拔除上下颌磨牙牙根时，注意不要垂直用力，以免将牙根推入到上颌窦或下颌管内。

（三）翻瓣去骨法

死髓牙的牙根、根端肥大以及牙根与牙槽骨壁粘连牙周间隙消失等情况，用根钳、根挺均不易拔除的牙根，需应用翻瓣去骨法拔除牙根。

在牙根的颊侧牙龈做角形或梯形切口，切口深达骨面。从牙的近中、远中颊侧交角的游离龈处，斜行向下，龈瓣的基底要宽，下方不超过前庭沟。用骨膜剥离器翻瓣，显露颊侧骨板。用骨凿或钻头去骨，暴露部分牙根，再用牙挺将牙根取出。修整尖锐的骨缘或骨尖，将黏骨膜瓣复位、缝合。

第十七章

牙体缺损的修复

第一节 嵌体修复

嵌体是一种嵌入牙体内部，用以恢复牙体缺损患牙的形态和功能的修复体。

牙体缺损的大小是决定牙体缺损修复体类型选择的主要因素。嵌体位于牙体内部，由牙体组织所包绕，其固位主要通过箱状固位形。嵌体只能修复缺损的牙体，不能为剩余的牙体提供保护。因此，嵌体要求有足够的剩余牙体组织保证固位和抗力。在牙体缺损的各种修复体中，嵌体所能修复的牙体缺损量最小。

一、嵌体的种类

（1）根据嵌体覆盖牙面的不同，可以分为单面嵌体、双面嵌体和多面嵌体。

（2）根据嵌体修复牙体缺损的部位的不同，可以分为殆面嵌体、颊面嵌体、邻殆嵌体等。

（3）根据制作嵌体材料的不同，可以分为合金嵌体、瓷嵌体和树脂嵌体等。

1）合金嵌体：制作嵌体的合金有金合金、镍铬合金等。金合金化学性能稳定、铸造收缩小、有良好的延展性和机械性能，是制作后牙嵌体的理想材料。

2）瓷嵌体：有传统的长石基的烤瓷嵌体，有使用金沉积制作金基底层的金沉积瓷嵌体，有白榴石增强和二硅酸锂增强的热压铸玻璃造陶瓷嵌体，有 CAD/CAM 加工的瓷嵌体等。具有天然牙的颜色和半透明性，美观性好。

3）树脂嵌体：制作嵌体的树脂是在技工室聚合的所谓硬质树脂，普通的复合树脂强度、耐磨性较差，不能用来制作嵌体。硬质树脂通过两类方法增加了强度和耐磨性：一是改良复合树脂组成成分，通过改变无机填料或加入玻璃纤维；二是改良聚合方法，通过加热、加压、在惰性气体中聚合等，减少树脂内气泡和表面的氧化阻聚层的形成。树脂嵌体具有操作简便，容易在口内修补、抛光，弹性模量与牙本质近似，不易折裂，对对颌牙磨耗小等优点，是一种良好的美学嵌体材料。

二、嵌体修复的适应证和禁忌证

能够采用充填法修复的牙体缺损，原则上都可以采用嵌体修复。但与充填体相比，嵌体还具有以下优点。

（1）可以更好地恢复咬合接触关系，充填体在口内直接完成，而嵌体是在口外模型上制作完成，可以更精确地恢复殆面形态和与对颌牙的咬合关系。

（2）可以更好地恢复邻面接触关系，恢复正确的邻面接触点的部位、大小、松紧等。

（3）合金嵌体具有更好的机械性能，能抵抗各种外力而不出现变形、折裂等。瓷嵌体和树脂嵌体具有更好的美学性能可以高度抛光，减少菌斑的附着。

因此，嵌体可以代替充填体，修复需要满足以上更高要求的牙体缺损患牙。

根据嵌体的固位和抗力特点，嵌体所能修复的患牙要求有较多的剩余牙体组织。牙体缺损大，剩余牙体组织不能为嵌体提供固位和保证自身的抗力，则在口内行使功能时容易产生嵌体的脱落或牙体的折裂，为嵌体修复的禁忌证。

近年来，随着黏结技术的发展，小的前牙牙体缺损临床上一般采用复合树脂充填，可以达到良好的固位和抗力，满足前牙美观、功能等要求。而嵌体则更适合于后牙的牙体缺损修复。

三、嵌体的修复设计——嵌体的洞形

1. 嵌体的洞形要求

与充填体的窝洞要求近似，但除了做预防性扩展、底平、壁直、点线角清楚等要求之外，还有以下特点：洞形无倒凹，充填体可以利用窝洞的倒凹固位，但嵌体是在模型上制作完成后戴入制备的洞形内，要求所有轴壁不能有任何倒凹，否则不能戴入。嵌体洞形的相对轴壁要求尽量平行，或微向𬌗面外展6°，既保证嵌体的固位又方便就位。瓷嵌体的洞形可适当增加𬌗面外展度。

2. 预备洞缘斜面

当使用合金制作嵌体时，洞形的边缘特别是在𬌗面洞形的边缘预备45°的洞缘斜面。一是去除了洞缘的无牙本质支持的釉质，防止边缘牙体组织折裂；二是增加边缘的密合度，防止继发龋的产生。

无论是强度还是防龋，修复体的边缘是一薄弱区域。为了保护修复体的边缘和洞缘的牙体组织，嵌体𬌗面洞形的边缘应离开咬合接触点1 mm。为了自洁，嵌体的邻面洞形的颊舌边缘应离开邻面接触点。

合金嵌体强度高，尤其是金合金有着良好的延展性，修复体边缘虽薄但不易折裂，可以制备洞缘斜面。但瓷嵌体和树脂嵌体强度不足，一般不能制备洞缘斜面。

3. 辅助固位

形嵌体的固位主要通过箱状固位形，固位力的大小主要取决于洞的深度和形态。为了增加固位，还可以增加钉洞固位形、沟固位形等。

邻𬌗嵌体，为了防止修复体向邻面水平脱位，需要在𬌗面制备鸠尾固位形。鸠尾固位形的预备尽可能利用缺损区和发育沟，既达到固位的目的，又不影响牙体的抗力。鸠尾的峡部一般放在两个相对牙尖三角嵴之间，宽度为颊舌尖宽度的1/3~1/2。

4. 对剩余牙体的保护

由于嵌体位于牙体内部，只能修复缺损的牙体，不能为剩余的牙体提供保护。咬合时，嵌体受力后将力传导至洞的侧壁，在剩余牙体内产生拉应力。釉质、牙本质是抗压而不抗拉的脆性材料，过大的拉应力会造成牙体折裂。后牙颊舌向的受力较多，剩余的邻面牙体对保证抗力非常重要。当剩余牙体组织薄弱，特别是近中－𬌗面－远中（MOD）缺损，剩余的颊舌壁薄弱，则受力后容易产生牙体折裂。这时可采用高嵌体修复。

5. 高嵌体

高嵌体一般由MOD嵌体演变而来，覆盖整个𬌗面，可以减少咬合时牙体内部有害的拉应力的产生，保护剩余的牙体。高嵌体还可以恢复或改变患牙的咬合关系。

高嵌体要求有较高的强度，一般使用合金材料制作，但现在可用于制作全冠的高强度的二硅酸锂增强的热压铸造陶瓷、硬脂树脂等也可制作高嵌体。

6. 洞形的垫底嵌体

洞形预备要求底平，底平可使应力均匀分布。但去腐后洞底多为不规则状，可以使用垫底材料将洞底垫平。垫底材料很多，树脂、树脂改良玻璃离子、复合体类材料具有良好的强度，可以通过牙本质黏结剂与牙体黏结固位，可以光聚合，操作方便。树脂改良玻璃离子和复合体类材料还可以释氟，有一定的防龋性能。

7. 黏结水门汀的选择

嵌体的边缘线长，暴露的水门汀溶解后会出现边缘微漏，造成边缘的染色和继发龋。嵌体的黏结应使用不溶于唾液的水门汀。树脂类水门汀黏结力强、不溶于唾液。使用高强度的树脂类水门汀，还可以提高嵌体的抗力。瓷嵌体和树脂嵌体必须使用树脂类水门汀黏结。

四、嵌体的牙体预备

（一）邻𬌗嵌体的牙体预备

1. 𬌗面洞形的预备

预备前应用咬合纸仔细检查咬合接触点的位置，根据缺损大小和咬合接触点的位置，设计洞形的外形和扩展范围。

（1）首先去净腐质。

（2）使用短锥状钨钢钻针或金刚石针制备，洞的深度至少为 2 mm，洞越深固位越好，但牙体组织的抗力下降。洞形达到底平、壁直的要求，过深的洞可用垫底材料垫平。所有轴壁保持平行，或𬌗向外展 6°，与嵌体就位道一致。洞形由缺损适当预防性扩展，包括邻近的点隙、发育沟等，使洞缘位于健康的牙体组织内，并且离开咬合接触点 1 mm。

制备鸠尾固位形，防止嵌体水平脱位。鸠尾的峡部一般放在两个相对牙尖三角嵴之间，宽度为颊舌尖宽度的 1/3 ~ 1/2。

2. 邻面洞形的预备

使用平头锥状钨钢钻针或金刚石钻针制备邻面箱状洞形。邻面箱状洞形的颊舌轴壁和龈壁应离开邻面接触点，位于自洁区。两颊舌轴壁可外展 6°，龈壁应底平，与髓壁垂直，近远中宽度至少为 1 mm。

邻面箱状洞形的三个轴壁和𬌗面洞形的三个轴壁应保持平行，与就位道方向一致（图 17-1）。

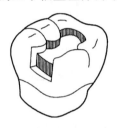

图 17-1　后牙邻𬌗嵌体盒形窝洞

3. 洞缘斜面的预备

合金嵌体需制备洞缘斜面；所有洞缘均应制备 45° 的洞缘斜面，去除洞缘的薄弱牙体组织，防止边缘牙体折裂；增加边缘的密合度，防止继发龋的产生。

洞缘斜面可使用火焰状钻针预备。邻面洞形的龈壁洞斜面预备时，钻针的方向与就位到一致并平行于邻牙邻面龈 1/3。𬌗面牙尖高锐、牙尖斜度大时，可在洞缘预备无角肩台边缘代替洞斜面。

精修完成。

（二）MOD 高嵌体的牙体预备

（1）同邻𬌗嵌体预备𬌗面以及邻面洞形。

（2）𬌗面预备沿𬌗面解剖外形均匀磨除，功能尖磨除 1.5 mm，非功能尖磨除 1.0 mm。在功能尖的外斜面咬合接触点以下约 1 mm 处预备终止边缘，形态为直角肩台或无角肩台，宽度为 1 mm，保证足够的强度。

五、嵌体的技工制作

临床上嵌体的牙体预备完成，制取印模，然后就转入技工室制作阶段。嵌体的技工室制作主要包括以下步骤：工作模型和代型制备，蜡型制作，包埋、铸造，最后打磨、抛光完成。

（一）工作模型和代型

制取工作印模后，使用人造石等模型材料灌注工作模型，技师将在此工作模型上制作嵌体。工作模型应再现与所修复牙齿有关的各种信息，工作模型需要满足以下要求。

（1）精确再现所修复牙的牙体预备体的形态。

（2）精确再现所修复牙的牙体预备体与邻牙等的关系。

（3）便于嵌体的蜡型制作。

（4）具有足够的强度和表面硬度。

（5）精确再现咬合关系。

为了便于蜡型的制作，工作模型上所修复牙的牙体预备体部分应能够从工作模型上取出，并能够精确地回位于工作模型上，这部分称为代型。制作活动代型的方法有代型钉、Pindex 系统和 Dilok 托盘等方法。活动代型制作完成后要对其进行修整。将代型从模型中取出，用梨形或菠萝形钨钢钻距预备体边缘 0.5 ~ 1 mm 修整代型根部，代型根面部分形态应近似天然牙，用球钻修整龈缘处石膏，暴露预备体边缘，最后用尖头手术刀完成对终止线的修整。用圆头雕刻刀平整终止线以下的代型根面部分，使其表面光滑。如果根面部分不平整，雕蜡型颈缘时会影响雕刻刀平滑经过，造成蜡型表面皱褶（图 17-2）。

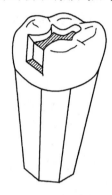

图 17-2　人造石代型修整完成

（二）蜡型制作

修整后的代型表面涂一层硬化剂，以防止蜡型制作中损伤模型，涂间隙剂以预留出黏结剂的空间。间隙剂厚 20 ~ 40 μm，均匀涂抹于距终止线 0.5 mm 以上的牙体预备体模型上。间隙剂干燥后表面涂一层分离剂，以便于制作完成的蜡型从石膏代型上取出。

蜡型就是制作修复体的熔模。蜡型用包埋材料包埋，加热将蜡型熔化挥发，形成铸模腔，将熔化的合金注入铸模腔内，冷却后形成铸件。嵌体蜡型常用嵌体蜡制作，嵌体蜡具有加热熔融后流动性好、不易剥脱、不易破损、光滑、冷却后较坚硬、便于精细雕刻等优点，是一种理想的蜡型材料。

制作嵌体蜡型的方法有直接法、间接法和间接直接法三种。直接法是在口内预备的牙体预备体上直接制取嵌体蜡型。优点是免去了制取印模和模型等步骤，但口内制作蜡型操作不便，患者不适，一般只用于简单嵌体蜡型的制作，临床上很少使用。临床上常用的是间接法制作嵌体蜡型，即在工作模型和代型上进行蜡型制作。操作直观，可以精确地再现邻接面、边缘、钉洞固位型等复杂形态。

临床常用的有滴蜡法，用蜡勺熔蜡滴在代型上，充满嵌体洞型的点线角、钉洞和固位沟内，再次滴蜡时注意用热蜡刀烫熔上次所滴蜡的边缘，使每次滴的蜡完全熔解连接在一起，还能防止气泡形成。多次滴蜡，形成咬合面和邻接面形态。最后蜡型表面光滑精修完成。蜡型在反复加热及操作过程中，其内部会产生应力，应力一旦释放，将导致蜡型变形，所以为减小变形，蜡型不应离开代型，一旦从代型上取下，应尽快进行包埋铸造。

（三）包埋铸造

合金嵌体通常使用失蜡法铸造而成，包括三个基本步骤：首先用耐火的包埋材料包埋蜡型，称为包埋，其次加热使蜡型彻底熔化挥发，形成修复体铸型腔，称为焙烧，最后将熔化的合金注入铸型腔内形成铸件，称为铸造。

包埋前要在嵌体蜡型上安插铸道，铸道是熔化的合金进入铸型腔的通道。铸道一般选用一定粗度的蜡线制作，固定在蜡型的适当部位，单面嵌体一般在蜡型中央，双面嵌体安插在边缘嵴处（图 17-3）。

在距离蜡型约 2 mm 的铸道上可加一扁圆形蜡球，在铸造中，当铸件收缩时补偿铸件体积的收缩，称为储金球。储金球的大小应与蜡型的体积相当。储金球应位于铸圈的热力中心处。

1. 包埋

目前临床上使用的包埋材料一般为磷酸盐类包埋材。选择相应大小的铸圈和铸造座，在铸圈内侧距铸圈两端 5 mm 处放置薄蜡片作为内衬，以利于包埋材膨胀，方便开圈，增加透气性，蜡型应放置于距铸圈底面 5 ~ 6 mm 处，保证铸圈底部有足够厚度和强度，防止铸造离心力使熔融金属穿出，同时也保证了蜡型离开热力中心区。

2. 焙烧

包埋材凝固 1 ~ 2 小时后将铸圈进行焙烧，目的是使蜡型彻底熔化挥发，形成修复体铸型腔，而且使包埋材受热膨胀，补偿铸件的收缩。

3. 铸造

铸圈焙烧完成后进行铸造。一般采用高频离心铸造机，将合金熔化，利用离心力将熔化的合金注入铸型腔内。熔铸后铸圈口朝上放于安全处，室温自然冷却，以减少铸件脆性和体积收缩。

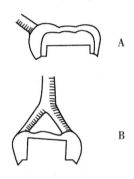

图 17-3　铸道针的正确位置
A. 铸道针挺插在蜡最厚的部位；B. 铸道针插在蜡型邻面最突出的部位

（四）磨光和抛光

铸圈完全冷却后开圈，喷沙清除铸件周围的包埋材。使用树脂切盘切割铸道，切割时要尽量靠近铸件，但是不能破坏铸件。切割时一定要注意支点和自我保护，同时，也可准备冷水及时冷却切割时产生的高温。

磨除嵌体铸件组织面的铸造产生的瘤子、结节等，使嵌体在代型上顺利就位。调改咬合面和接触点，形成正确的咬合关系和邻接触关系，检查边缘是否密合。使用磨具由粗向细磨平嵌体表面，橡皮轮磨光，最后用毡轮或干抛光布轮蘸抛光膏进行抛光。将完成的嵌体送至临床试戴。

第二节　瓷贴面修复

瓷贴面是应用黏结材料将薄层人工瓷修复体固定于患牙唇面，以遮盖影响美观的缺损、变色等缺陷的一种修复方法。由于此类修复可不备牙或少备牙（常选用），能最大限度地保留牙体组织，对牙髓刺激小，符合牙齿修复的生物学原则。作为一种保存性修复治疗手段，瓷贴面现已被广泛用于临床美学修复，尤其适于对年轻恒牙、髓腔较大的前牙进行修复。但是要在有限的厚度空间（1 mm 左右）做到遮色、自然的色泽层次感、切端的透明感和龈端向基牙的平滑过渡，对临床医师和技师的要求很高。

一、瓷贴面的种类

目前临床常用的瓷贴面修复体依制作方法不同主要分为三类，各有优缺点。

1. 传统烤瓷贴面

先用耐火材料制作代型，然后堆积瓷粉在烤瓷炉中焙烤制作完成。此种贴面能表达较丰富的个体形态和色泽特征，美观效果好，厚度为 0.2~0.5 mm，因此能最大限度保存牙体组织，且有一定遮色能力。但脆性大、韧性差，受力后容易碎裂，材料在烧结时会明显收缩，贴面边缘不易掌控，对技师的要求很高。主要用于不磨牙或少磨牙的传统瓷贴面制作及近年新推出的微型瓷贴面修复。

2. 铸瓷贴面

铸瓷贴面是采用失蜡铸造的方法制作瓷贴面。在各种全瓷修复体制作工艺中，铸瓷"通透"和"滋润"的微妙美学感觉最好。如果不满意通过外染色方法表达个体色泽特征，也可在唇面和切端烤制饰面瓷，以进一步提高美学效果。铸瓷贴面有较好的强度及韧性，透明度与釉质相近，使用时颜色更加自然。此外，由于热压可使瓷边缘更密合，多次加热（上色、上釉）还可使其强度增加，不易变形、收缩。但遮色效果较差，由于厚度不小于 0.6 mm，因此需磨除少量牙体组织。

3. CAD/CAM 机加工瓷贴面

随着 CAD/CAM 技术的不断演进，有些系统可以用数控切削工艺制作玻璃陶瓷贴面，用外染色方法表达个体色泽特征。也有切削高强度材料内核再堆积瓷泥烤制饰面瓷的工艺，以提高瓷贴面的强度及遮色效果。但贴面有限的厚度无疑对数控切削工艺的精度、制品强度和美学效果都提出挑战，为了丰富和提高瓷贴面的美观效果，常需制成较厚的贴面，故需磨除较多牙体组织。

二、瓷贴面修复适应证

瓷贴面最初主要是用来遮盖轻度前牙变色及修复少量牙体缺损。近年来，随着新型瓷材料和制作技术的诞生以及树脂黏结剂本身物理、化学性能的不断完善，瓷贴面修复的适应证也逐渐扩大。

（一）修复变色牙

牙齿变色可用瓷贴面修复，如氟斑牙、四环素牙、老龄变色牙及死髓变色牙等。临床实践证明，用瓷贴面修复氟斑牙效果最佳。因为氟斑牙变色主要发生在釉质表层，当完成瓷贴面牙体制备后，暴露的牙体颜色已基本接近正常，用瓷贴面覆盖容易获得理想的美学效果。瓷贴面修复中度以下四环素牙的效果也较理想，通过适当加厚瓷层或黏结层及合理应用不同颜色黏结剂即可完成。对重度四环素牙及单个死髓变色牙行瓷贴面修复有一定难度，因为瓷贴面较薄，其遮色能力有限，会有一定的透色现象发生。虽然用遮色黏结剂可适当缓解上述问题，提高修复后牙齿的亮度，但遮色黏结剂易使修复后的牙齿颜色过白，表现为缺乏层次。修复医师应对术后可能出现的问题有所预判，且应告知患者，在征得其同意的前提下再设计瓷贴面修复，否则应选用其他修复手段。

（二）修复轻、中度釉质缺损

釉质发育不全的前牙常伴不同程度的牙体缺损及颜色异常，用瓷贴面较易遮盖此缺陷。但修复时常因贴面厚度不均而在同一牙面上有颜色不协调的现象。若能在贴面修复前用充填树脂填补牙体缺损、遮盖较深的变色，可纠正此现象。也可通过制作均匀厚度的瓷贴面，用黏结树脂在随后的黏结中直接完成修补。

（三）修复前牙间隙

可用瓷贴面关闭前牙间隙。临床有两点需特别注意：首先要预防出现牙颈部的黑三角，可通过调整接触点位置或接触区大小加以修正；其次需解决因关闭间隙而形成的牙体过宽，长宽比失衡，临床可通过加大切外展隙、调改近远中边缘嵴的位置及生成近远中斜面，并对其加深染色或加大邻面透明度，使之产生视觉反差加以解决。还可通过牙冠延长术调改牙冠的长宽比。

（四）修复轻度错位、异位及发育畸形牙

错位、异位及畸形牙在体积及形态上与对侧同名牙有不同程度差异，牙体预备时常需调磨较多牙体为瓷贴面提供适量空间。但若去除牙体过多会刺激牙髓，磨牙量不足又会影响外形。因此最好在修复前制作诊断蜡型或应用诊断饰面技术，以预测美学效果。此外还常需对邻牙进行适当调改，使左右形体对称。必要时还应采用牙龈手术及正畸治疗，以期达到牙齿及牙龈形态的协调。

（五）修复前牙牙体缺损

前牙牙体缺损一般常用瓷冠或复合树脂修复，但前者备牙较多，后者常发生修复体脱落、磨损及变色，远期效果不稳定。用瓷贴面修复可弥补上述缺陷。修复时应注重调整切端修补处透明度，适当应用外染色或添加切端饰瓷，可再现原牙的美学效果。据研究报道，可用瓷贴面修复小于 4 mm 的前牙牙体缺损。

三、瓷贴面适应证选择的注意事项与应对措施

（一）釉质严重缺损

严重釉质缺损应禁止使用瓷贴面，因为瓷贴面与基牙间并无机械固位，只能由树脂黏结剂与基牙黏结。实践证明，树脂黏结剂与釉质的结合效果最佳。瓷贴面修复的预备面，尤其是边缘应该位于釉质层，为瓷贴面的长期预后提供保证。但若釉质严重缺损，瓷贴面与牙齿间的结合基础受到破坏，必然会影响瓷贴面的固位。

（二）牙列重度不齐

由于瓷贴面常规牙体预备量较少，不宜用于纠正较重的牙列不齐，尤其对美学效果要求高的患者，通常需先经正畸纠正后才可考虑贴面修复。但若仅有个别患牙排列不齐，且患者对牙齿排齐要求不高，可考虑瓷贴面修复。最好先制作诊断蜡型，让患者对未来效果有视觉预判。

（三）深覆𬌗、闭锁𬌗

当前牙深覆𬌗，下牙唇面严重磨损无间隙时，不宜立即用瓷贴面修复下前牙。应先对此类患者正畸矫正，并在完成正畸治疗后多戴一段时期保持器，以求牙列稳定。完成修复备牙后应先制作临时贴面修复体或下前牙软𬌗垫，以保存备牙间隙。

（四）副功能和口腔不良习惯

对有副功能和口腔不良习惯（如磨牙症、反𬌗及对刃𬌗）的患者应慎用瓷贴面修复。因为瓷贴面在切端受力时，黏结层界面上的剪切应力会明显提高，易破坏黏结剂的固位力。若此时设计瓷贴面修复应做好咬合调整。

四、牙体预备

（一）瓷贴面修复是否需做牙体预备

瓷贴面的牙体预备是影响修复效果的关键因素之一，不同的预备方法及需要磨除的牙量也是学者们争论的问题。瓷贴面修复前先对基牙行少量牙体预备现正成为大多数医师的选择。原因如下：①少量牙体预备可增强黏结树脂与酸蚀后釉质的黏结力，尤其用粗糙金钢砂车针预备后效果更佳；②可为预防龈边缘形成过凸外形提供充分空间以及控制应力分布；③牙齿未经预备，由于边界不清会引起技工制作困难；④有利于引导贴面正确就位及黏结后的边缘修整。

（二）瓷贴面修复牙体预备的原则

瓷贴面牙体预备应服从口腔修复学有关牙体预备的各项基本原则。

1. 生物原则

牙体预备时应尽量保存牙体组织，预备面最好位于釉质层内，以减少因牙本质暴露而引发敏感等牙髓刺激征及边缘微漏而致继发龋。此外，完成的修复体还应保证对牙龈无刺激，其龈边沿应尽量设计在易清洁区。

2. 机械原则

由于瓷贴面主要依靠黏结固位，因此对固位形的要求不高，但为了提高固位效果，需尽量加大修复体与釉质的黏结面积，此外，还应保证基牙预备后不存在倒凹影响瓷贴面就位。预备体的边缘不应有尖锐的内线角，以分散修复边缘的应力。

3. 美学原则

牙体预备应均匀、适量，既保证足够空间以形成修复体的正确形态，使贴面修复后不致形成过凸的牙齿外形，又能使修复体的厚度保持均匀且具有足够的遮色效果。

（三）瓷贴面修复牙体预备的方法

1. 瓷贴面牙体预备方法的分类

根据瓷贴面在患牙切端交界面的不同设计，可分为开窗型（图17-4A）、对接型（图17-4B）和包绕型（图17-4C）三种基本类型。开窗型牙体预备主要用于牙体完整且无须修改冠长者，多用于上前牙。若需修改切端长度可选用切端对接型或包绕型预备。对接型牙体预备常用于下前牙及牙冠切端较薄者。包绕型牙体预备多用于牙冠切端有一定厚度者，如尖牙的修复预备。

2. 瓷贴面牙体预备的步骤和操作要点

虽然根据不同情况瓷贴面牙体预备或有变化，但各部位预备的操作要点如下。

（1）唇面制备：应依唇面外形为瓷贴面修复体提供均匀的 0.5~0.8 mm 空间。磨除量应根据所选瓷贴面材料要求、患牙变色程度及牙齿排列程度决定。但应尽量保证预备面位于釉质层内。

（2）邻面制备：邻面预备的边缘应位于接触点唇侧，呈浅凹或无角肩台外形。对无接触点的患牙，瓷贴面可包括整个或部分邻面，临床实践证实前者感觉更舒适且易于自洁。

（3）切缘制备：①开窗型牙体预备，在完整保留舌侧牙体组织的前提下于切缘处制备一浅凹或无角肩台；②对接型牙体预备，均匀去除 1 mm 以内的切端牙体组织；③包绕型牙体预备，切端去除 1 mm 牙体组织，且向舌侧制备 0.5 mm 浅凹或无角肩台。

实践证明，开窗型牙体预备对贴面的长期保存有利，但切端因存有部分牙体组织，会影响其透明度。在对接和包绕预备型上完成的贴面修复，其切端透明度能得到保障，美学效果较好，但磨除牙量较多。

（4）龈缘制备：瓷贴面龈端边缘应为浅凹型或无角肩台，位于龈上或近龈缘处。但在修复重度变色牙时，为美观需求也可设计龈下 0.5 mm 边缘。

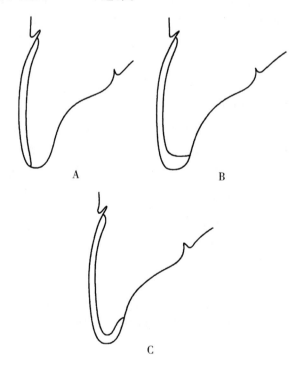

图 17-4 瓷贴面牙体预备类型
A. 开窗型；B. 对接型；C. 包绕型

五、瓷贴面修复体的黏结

瓷贴面的黏结可分为三个阶段。

1. 瓷贴面的口内试戴与外形调改

首先应确认贴面能否完全就位，可用高点指示剂检查组织面及修复体边缘，磨除干扰点，以保证修复体与预备面相吻合，且在边缘处无悬突。若因关闭前牙间隙而人为造成修复体悬突，需将悬突与龈接触的部位调改成光滑外突形，且与龈组织轻压接触，以预防食物嵌塞及易于用牙线自洁。当单个贴面完全就位后，再戴入邻牙修复体。此时应重点检查相邻修复体间的接触是否恰当，以预防最终黏结时修复体无法完全就位。最后再确认及调改瓷贴面修复体的大小、形态、表面质地、排列及咬合等，直至符合要求。

2. 试粘贴面和确定颜色

瓷贴面修复后的颜色受许多因素影响，如瓷贴面制作方法——分层堆砌或外染色；染色剂的选择和应用；瓷贴面修复体的厚度、表面形态及质地；不同颜色树脂黏结剂及遮色剂的应用等。

瓷贴面的厚度通常只有 0.5 ~ 0.8 mm，而文献报道当瓷贴面厚度小于 1 mm 时，基牙底色就将会影响瓷面颜色。因此，瓷贴面修复的颜色效果不仅要考虑瓷层的色调与明度，还应考虑黏结层的色调、明度及其与瓷层的匹配效果。临床应用发现，瓷贴面用树脂黏结后，修复体的明度较比色时暗。因此在用树脂黏结瓷贴面前，应选用与其颜色匹配的水溶性试黏结剂试戴，以预览颜色效果。瓷贴面黏结树脂通常有多种颜色，以 3M 黏结剂为例，其遮色黏结剂的明亮度最高，A5 色黏结剂的饱和度最大。临床试戴时可根据需求选用黏结剂，还可将不同颜色黏结剂按比例混调后使用。当选出满意的黏结剂颜色效果后，试黏结剂用水冲洗即可清除。为获得更加自然的临床表现，在对多颗前牙行贴面修复时，邻近中线的修复体应用较白的颜色或黏结剂，而邻近余留真牙的修复体需选择稍深色的修复体或用透明黏结剂进行黏结，以预防完成修复后的牙列有明显的颜色阶梯表现。此外，遮色黏结剂最好不要单独使用，而应与其他颜色的黏结剂调和后再用，以确保贴面黏结后色彩自然。

在修复单个变色牙时，为使其颜色与未修复牙颜色协调，除应选择适当颜色黏结剂调色外，还可对修复体外染色以获取更自然的颜色表现。变色牙的基牙底色常为黄色、灰褐色、褐色。临床可用补偿色理论补偿预备体基牙的颜色。用颜色的加、减混合及补色原理，用着色剂将修复体的颜色做一些调整，如：加蓝色染料，可使色相向绿色偏移；加红色染料，可使色相向黄色偏移；加蓝、紫、红色染料，均可使修复体表面明亮度降低；加黄色染料可提高明亮度；加黄、红色染料均可使修复体彩度增加，特别是黄色染料；加蓝、紫色染料可使修复体彩度降低，特别是蓝色染料等。

3. 瓷贴面的最终黏结固定

为提高瓷贴面与树脂黏结剂间的黏结强度，玻璃陶瓷类的瓷贴面修复体黏结前需用 5% 氢氟酸酸蚀组织面 1 分钟。而用氧化铝或氧化锆制成的瓷贴面则无需此过程；瓷贴面的组织面还应涂硅烷偶联剂及釉牙本质黏结剂，以使瓷贴面与黏结树脂间具有机械化学双重固位效果。对基牙牙面需用 37% 磷酸酸蚀 0.5 ~ 1 分钟，然后用清水冲洗干净。若基牙牙面均为釉质，吹干后即可行下一步操作；若有牙本质外露，则需对暴露处牙本质使用湿面球沾去积水，保持其表面湿润（湿性黏结理论，有益于减少术后敏感）。之后再涂釉牙本质黏结剂，最后用试色时选定的树脂黏结剂将瓷贴面固定于基牙上。当确认完全就位后，可先用毛刷祛除多余黏结剂，再光照固化瓷贴面；也可先将修复边缘光照 2 ~ 3 秒预固化，待祛尽多余黏结剂后再最后固化。临床应用证实后者更实用，且能预防在操作时修复体的移动。贴面固定后尤其要确保龈沟内黏结剂的清除，建议在黏结前于沟内置一排龈线，当完成初步固化及祛除多余黏结剂后再取出，以预防黏结剂滞留于龈沟。此外，各牙间应可通过牙线，必要时也可用金刚砂条分开牙接触，以利于患者自洁。最后还需对瓷贴面进行调𬌗、抛光处理。

六、预后及注意事项

作为保存性修复治疗手段，瓷贴面已被广泛用于前牙美学修复，其美学效果已被广大患者接受，且长远疗效也已被临床应用证实可靠，有文献报道瓷贴面修复的 10 年成功率可达91%。但即便少量备牙，也可能会造成短期的术后敏感；且由于备牙量少，修复体不能做得太厚，某些形态特征不易被表达；其遮色能力也不如瓷冠类修复体。为获得完美修复效果，有时还需要与其他治疗联合应用，如漂白，牙龈、牙周手术，正畸等。在瓷贴面修复后还应尽量避免用其切割坚韧食物，以预防修复体受损；且应做好每天自我清洁，如用牙线清洁等，以预防牙龈炎症；并应定期就医随访。

第三节　桩核冠

一、概述

核冠是一种修复大面积牙体缺损的常用修复方法，是利用冠桩插入根管内以获得固位的全冠修复体。应用桩核冠修复的牙，必须经过完善的根管治疗，并观察 1～2 周无症状时方可修复。

大面积牙体缺损是指患牙冠部硬组织大部缺失，甚至累及牙根。大面积牙体缺损牙齿由于牙冠剩余硬组织量很少，单独使用全冠修复则无法获得良好的固位。根管则是一个可以利用的固位结构，为了增加固位，可以将修复体的一部分插入根管内获得固位，插入根管内的这部分修复体称为桩。利用桩为全冠提供固位的方法已经有了几个世纪的应用历史，早期的是桩和冠是一体的，这类利用桩插入根管内以获得固位的冠修复体称为桩冠。

目前所使用的桩核冠对传统的桩冠进行了改良，将桩和外面的全冠分开制作，各自独立，称为桩核冠。与早期的一体式的桩冠相比，桩核冠有以下优点：①边缘密合度好；②可以单独更换外面的全冠，而不需将桩取出；③如果作固定义齿的基牙，可以更容易取得共同的就位道。

二、适应证

（1）牙体大部缺损，不能用嵌体或其他冠类修复。

（2）缺损累及龈下，牙根有足够的长度，牙周组织健康。

（3）根管治疗后牙冠变色影响美观。

（4）前牙畸形、错位、扭转，不宜用正畸方法治疗。

（5）做固定桥的固位体。

三、桩核冠的组成

为了更好地理解桩核冠的结构，按照功能的不同可以把桩核冠分为三个组成部分。

1. 桩

插入根管内的部分，利用摩擦力和黏结力等与根管内壁之间获得固位，进而为核和最终的全冠提供固位。桩是整个桩核冠固位的基础，固位是桩的主要功能。桩的另一个功能就是传导来自冠、核和牙冠剩余硬组织所承受的外力，桩可以改变牙根原有的应力分布模式。

根据材料的不同，桩可以分为以下 3 种。

（1）金属桩：包括金合金、镍铬合金、钛合金等。金属桩具有良好的机械性能，是最常用的桩材料，但美观性较差。

（2）瓷桩：主要使用强度较高的氧化锆。美观性好，但弹性模量较高，增加了根折的风险。

（3）纤维增强树脂桩：包括碳纤维桩、玻璃纤维桩、石英纤维桩等。玻璃纤维桩、石英纤维桩等具有与牙本质相近的色泽，美观性好。纤维增强树脂桩具有与牙本质相近的弹性模量，能减少桩修复后根折的风险。

根据制造方法，桩可以分为铸造桩和预成桩。铸造桩采用失蜡铸造法个别铸造完成，为桩核一体的金属桩核。预成桩则为预成的半成品桩，有不同的形态和大小，根据根管的具体情况选择使用，核的部分为树脂等材料，固定于预成桩上。

2. 核

固定于桩之上，与牙冠剩余的牙体硬组织一起形成最终的全冠预备体，为最终的全冠提供固位。

制作核的材料有金属、银汞合金、玻璃离子水门汀、复合树脂等，金属核一般是与金属桩铸造为一体的金属桩核，强度好，桩与核为一体，不会发生分离。银汞合金、玻璃离子水门汀、复合树脂等材料制作的核一般是与预成桩配合形成直接桩核，其中复合树脂具有强度高、美观和易操作等优点，并且可以通过牙本质黏结剂处理，与剩余的牙体组织形成良好的结合，增强了核的固位。

3. 全冠

位于核与剩余牙体组织形成的预备体之上，恢复牙齿的形态和功能。

四、桩核冠的设计

牙体缺损修复体类型的选择主要取决于牙体缺损量的多少。当冠部牙体组织大部缺损时，只能采用桩核冠修复。这类牙体缺损由于结构上的特点存在两个修复上的难点：一是大面积的牙体硬组织缺损，剩余的牙体难以为全冠提供良好的固位；二是牙体硬组织的缺损往往累及牙髓，需要根管治疗。失去牙髓的营养和剩余牙体硬组织的减少导致牙齿强度的显著下降，修复后容易发生冠折、根折。因此提高固位力和抗力的设计是桩核冠修复成功的关键。

1. 剩余牙体硬组织的设计

（1）尽量保存剩余牙体组织：患牙的强度主要取决于剩余牙体组织的量，尽量保存剩余牙体硬组织是桩核冠修复中的基本原则。根据所选择的最终全冠修复体的要求对剩余牙体组织进行预备，然后去除龋坏、薄壁等，其余的则为要求保存的部分。这部分剩余牙体与核一起形成全冠预备体。

（2）牙本质肩领：剩余牙体硬组织的设计中一定要遵从牙本质肩领的要求。牙本质肩领是大面积牙体缺损桩核冠的修复中的一个非常重要的概念，要求最终全冠修复体的边缘要包过剩余牙体组织断面的 1.5～2.0 mm。影响桩核冠修复后远期效果的因素中，剩余健康牙体组织的量和牙本质肩领的意义远远大于桩、核或全冠材料的选择。牙本质肩领可以提高牙齿完整性，增强患牙的抗折强度，防止冠根折裂。

牙本质肩领就是包绕牙体预备体龈缘冠方剩余牙体组织的金属环，被包绕的牙体组织的相对轴面平行。其作用就是通过包绕剩余的牙体组织提高牙齿的抗力。

因此，桩核冠理想的牙本质肩领要达到以下要求：①全冠的边缘位于健康的牙体组织之上；②全冠边缘所包绕的剩余牙体的高度至少为 1.5～2 mm；③全冠边缘所包绕的剩余牙体的相对轴面平行；④全冠边缘 360° 包绕剩余牙体；⑤全冠边缘不侵犯结合上皮。

（3）生物学宽度：当冠部牙体组织全部缺损或者缺损位于龈下时，剩余的牙体不能达到理想的牙本质肩领要求。为了获得牙本质肩领可以采用两种方法：一是手术去除一定的牙龈或牙槽骨，暴露根方牙体组织的牙冠延长术；二是通过正畸力将牙根向殆方牵引。牙冠延长术和正畸牵引一定要遵从生物学宽度的要求。

生物学宽度是与修复学关系非常密切的一个重要的牙周学概念。生物学宽度是指牙周组织的龈沟底至牙槽嵴顶之间至少保留 2 mm 的距离。这 2 mm 的生物学宽度包含 0.97 mm 左右的结合上皮和 1.07 mm 左右的牙周纤维结缔组织。

生物学宽度的临床意义：2 mm 的生物学宽度是保证牙周组织健康的基本条件。修复体龈边缘的位置一定不要过于向龈方伸展而造成结合上皮的损伤，破坏 2 mm 的生物学宽度。在修复前的牙周治疗，如冠延长术、龈修整术等中，生物学宽度是决定其适应证选择、手术方案设计的重要因素。破坏了 2 mm 的生物学宽度，即修复体龈边缘与牙槽嵴顶之间的距离小于 2 mm，就会导致牙龈的炎症、退缩或牙周袋的形成。为了达到牙本质肩领和生物学宽度的要求，牙槽嵴顶以上要保留至少 4 mm 的牙体组织。包括 2 mm 的生物学宽度，1.5～2 mm 的牙本质肩领和 0.5 mm 的全冠边缘与龈沟底之间的距离。

2. 桩的设计

（1）桩的适应证：并非所有的大面积牙体缺损都需要在根管内使用桩。桩的主要功能是为核提供固位，当剩余的牙体不足以为核提供足够的固位时，则需要在根管内插入桩。

桩的另一个功能是传导来自冠、核和牙冠剩余硬组织所承受的外力，桩可以改变牙根的应力分布，弹性模量作为桩材料的重要参数之一，对牙根的应力分布有重要影响。理想的桩应具有和牙本质相同的弹性模量，使作用力可以沿整个桩长均匀分布，并有利于应力向牙根表面传导，减小应力集中。铸造金属桩弹性模量高，应力往往直接传导到桩与根管壁牙本质的界面，使该处及桩末端应力集中，常导致不可修复性的牙根纵行或斜行断裂。纤维增强的复合树脂桩与常规铸造桩相比，除具有美观等优点，其更显著的特性就是具有与天然牙本质接近的弹性模量，有利于应力向牙根表面传导从而减少根内应力集中，降低根折发生危险。因此，是否使用桩？使用什么材料的桩？还要根据冠部剩余牙体组织的强度和牙根的强度，满足修复后牙齿抗力的要求。

（2）桩的长度：桩的长度与固位和所修复的残根残冠的抗力都密切相关。适当增加桩的长度可以提高固位力和均匀分布应力。但过分增加桩的长度会导致过多地磨除根管壁牙本质，降低牙根的强度，破坏根尖的封闭。桩的长度取决于牙根的长度、牙根的锥度、牙根的弯曲度和牙根的横截面形态。

对桩的长度有以下要求：①桩的长度至少应与冠长相等；②桩的长度应达到根长的 2/3 ~ 3/4；③在牙槽骨内的桩的长度应大于牙槽骨内根长的 1/2，达不到这一要求会导致根管壁在牙槽嵴顶区应力过度集中，容易发生根折；④桩的末段与根尖孔之间应保留 3 ~ 5 mm 的根尖封闭区。根尖区侧枝根管多，根管充填难以完全封闭，桩进入根尖封闭区容易引起根尖周的病变。

（3）桩的直径：桩的直径与桩的固位和牙根的抗力都有关系。增加桩的直径可以增加桩的固位和桩自身的强度，但是过分增加桩的直径必然要磨出过多的根管壁组织，造成根管壁薄弱，容易发生根折。桩周围的根管壁要求至少有 1 mm 的厚度。所以，桩的直径取决于根管直径和根径的大小，理想桩的直径为根径的 1/3。

（4）桩的形态：桩的形态主要有柱形桩和锥形桩。根据桩的表面形态又可分为光滑柱形、槽柱形、锥形、螺纹形等。柱状的桩的固位要好于锥形桩，但由于牙根的形态一般为由牙颈部向根尖逐渐变细的锥形，所以理想桩的形态应与根的形态一致，根据根管壁的厚度，桩的末端不要过于强调平行柱状，以避免磨除过多的根管壁，导致根管侧穿或根折。螺纹形的桩可以旋转嵌入根管内壁产生主动固位，在几种形态的桩中固位最好。但由于在桩的旋入中可以在根管壁产生应力，增加了根折的风险，目前临床一般不再使用，在根管壁较薄弱时更应避免使用。

（5）桩的材料：选择桩的材料一是根据最终全冠的美观要求；二是要考虑桩对牙根抗力的影响。

当最终的全冠为全瓷冠时，全瓷冠的优点为半透明性好，金属桩核容易暴露金属色，影响全瓷冠的美学效果。桩核的材料则需要选择与牙本质颜色相似的，可选择玻璃纤维桩、石英纤维桩、瓷桩等。

不同材料的桩其机械性能差异很大，镍铬合金桩和瓷桩的弹性模量远远大于牙本质，而纤维增强树脂桩的弹性模量与牙本质近似。弹性模量与牙本质近似的桩可以使应力在牙根内均匀分布，减少根折的风险。为了防止根折，则可选用弹性模量与牙本质近似的纤维增强树脂桩。但这类桩自身强度较低，而且在受力时变形较大，当牙冠剩余牙体不足时容易引起全冠边缘封闭的破坏甚至桩核的折断，因此纤维增强树脂桩应使用在冠部剩余牙体组织具有理想的牙本质肩领的牙齿。大面积牙体缺损剩余牙体组织越多，使用纤维增强树脂桩的可能性越大。

五、桩核冠的修复步骤

1. 修复时机的确定

桩核冠修复的前提是需要对患牙进行完善的根管治疗。一般需要在根管治疗后观察 1 ~ 2 周，确认没有任何自发痛、叩痛等临床症状，原有的瘘管已经完全愈合，才可以进行桩核冠的修复。根据治疗前患牙的牙髓状况，需要观察的时间长短不同。

（1）原牙髓正常或有牙髓炎但未累及根尖者，观察时间可缩短，根管治疗 3 天后无临床症状，即可开始修复。

（2）有根尖周炎的患牙一般需要在根管治疗后观察一周以上，确认没有临床症状才可开始修复。

（3）根尖周病变范围过大的患牙，应在根管治疗后，等待根尖病变明显减小，并且无临床症状才可以开始桩核冠修复。

2. 牙体预备

（1）患牙牙体预备前必须拍摄 X 线片，了解牙根的长度、直径、外形，根管的形态、粗细，根管治疗的情况，以及根尖周和牙槽骨的情况等，以便确定桩的长度、直径等设计。

（2）剩余牙体组织的预备：根据所选择的最终全冠修复体的要求进行剩余牙体组织的磨除，这时全冠的边缘还是可位于龈上或齐龈，待桩核戴入黏结后，最后全冠预备时再确定边缘的位置。然后去除薄壁、原充填物、龋坏组织等。尽量保存剩余的牙体组织。全冠的边缘应位于缺损断面的龈方 1.5 ~ 2.0 mm，形成牙本质肩领。

（3）取出根充材料：根据设计的桩长度去除根充材料，保留至少 3 ~ 5 mm 的根尖封闭区。去除根充材料的方法有机械法和热力法，目前临床常用的是机械法。使用根管预备钻等器械由细到粗去除设计桩长度的根充材料。

（4）根管的预备：使用根管预备钻等器械由细到粗至相应的根管直径，去除根管壁的微小倒凹，将根管壁修整平滑。

（5）精修完成：根管预备完成后，再次修整冠部剩余牙体组织，去除薄壁、无基釉等。如果采用铸造桩核则需要尽量去除髓室壁的倒凹，使之与桩的就位道方向一致。

3. 桩核的制作

桩核的制作方法可以分为直接法和间接法两种。直接法桩核是使用预成桩和核材料在口内直接形成桩核。间接法桩核是先在模型上或口内制作桩核的铸型，然后在技工室完成桩核的铸造。

（1）直接法桩核的制作：根管预备完成后选择与最后的根管预备钻直径相应的预成桩，调改预成桩的长度，使用水门汀黏结在根管内。然后使用核材料完成核的制作，临床最常用的核材料是复合树脂类。完成的核与保留的剩余牙体组织形成最终全冠的预备体外形。

直接法桩核可以在临床一次完成桩核的制作，减少患者的就诊次数。直接法桩核由于其桩和核分开制作，不需要为共同的就位道去除髓室壁的倒凹,，保存了牙体硬组织，增加牙齿的抗力。在后牙单个桩固位不足时，可以不必考虑不同根管的方向不同而使用多个根管放置预成桩。

（2）间接法桩核的制作：间接法桩核首先要制作桩核的铸型，桩核铸型可以在口内直接完成，或是先制取印模，灌注模型后在模型上制作。最常用的是后者。

1）印模的制取：桩核的印模最好选用硅橡胶或聚醚橡胶等强度较高的印模材料。用气枪和纸捻将根管干燥后，使用螺旋充填器顺时针旋转将印模材导入根管内，然后根管内插入金属或塑料的加强钉，防止灌模时桩的印模弯曲变形。将注满印模材料的托盘就位于口内，完全凝固后取出，灌注工作模型。

2）铸型的制作：使用嵌体蜡或铸型树脂在模型上制作桩核的铸型。后牙就位道不一致的多根管可以采用分裂桩的方法制作桩核。铸型完成后常规包埋、铸造，打磨、抛光。口内试戴、黏结。

4. 最终全冠的制作

桩核口内黏结完成后，进行全冠牙体预备，这时可最后确定边缘的位置。常规取印模、灌注工作模型，全冠技工制作，临床试戴完成后黏结。

第四节　冠

冠是一种罩盖牙冠表面的固定修复体，用以恢复缺损牙的形态与功能。由于罩盖牙冠的范围不同，冠可以被划分为部分冠和全冠两种类型。部分冠的主要代表是 3/4 冠，而全冠根据材料不同可以有金属全冠、烤瓷熔附金属全冠、全瓷冠等多种类型。具体分型见表 17-1。

表 17-1　冠类修复体的分类

冠类别	材料类型	具体材料	工艺类型	名称
部分冠	金属	贵金属	铸造	3/4 冠、7/8 冠
		非贵金属		
全冠	金属	贵金属	铸造	
		非贵金属		铸造金属全冠
	非金属	树脂	装胶等	临时冠
		全瓷	热压铸、计算机辅助设计与制作、玻璃渗透等	全瓷冠
	金属-非金属混合	金属、瓷粉	铸造、烤瓷	烤瓷熔附金属全冠
		金属、树脂	铸造、烤塑	金属树脂联合全冠

一、3/4 冠

3/4 冠是罩盖牙齿的三个轴面及切面或𬌗面的金属修复体，可用于单个牙的牙体缺损修复，也可用于固定桥的固位体。其优点是切割牙体组织较嵌体窝洞少而表浅，对牙髓组织的影响小；𬌗面完全由金属覆盖能保护薄弱的牙尖不被折断，特别是无髓牙；龈缘线较全冠短，对龈组织刺激小；前牙暴露唇面有利于美观；如需测定牙髓活力，可在露出的牙面上进行；粘固时水门汀易被排出，修复体较容易就位。

由于 3/4 冠唇、颊面缺少金属环抱，修复体容易舌向脱位。因而要在患牙的两个邻面制作轴沟，以阻止其舌向脱位。轴沟对 3/4 冠的固位极为重要，轴沟越长、越宽、越深，其固位作用越好。但其长度不能超过邻面预备面，宽度不能影响牙体组织抗力，深度不能损伤牙髓组织，因此要求患牙应具有一定的长度和厚度。

但是，由于部分冠的美观效果不及瓷类修复体，而且部分冠预备的难度相对全冠大等原因，部分冠在目前应用较少。

（一）适应证

（1）牙齿邻面龋坏涉及𬌗面及切角。

（2）𬌗面缺损较大，或患者𬌗力较大、牙尖易折断。

（3）需要恢复接触点及抬高𬌗面至应有的高度。

（4）一般用于健康牙，也可用于经过完善治疗的无髓牙。

（5）在后牙可用于修复邻面、颊面、舌面的缺损。

（6）可用做固定桥的固位体及牙周病矫形治疗的固定夹板。

（二）禁忌证

3/4 冠依靠轴沟、切沟或𬌗面沟增加固位作用，因此前牙唇舌径宽度不足、后牙冠部广泛缺损、临床冠高度不够者，就难以保证轴沟有足够的宽度与长度，在选择应用 3/4 冠时应严格注意。

（三）前牙 3/4 冠的牙体预备

1. 牙体预备的特点

（1）外形线：邻面唇侧外形线应置于自洁区，但邻面唇侧切除不宜过多，否则会过多地显露金属而影响美观。切缘的外形线不应延伸到唇面，否则在唇侧也会显露金属。因此，切面外形线应位于唇面与切面的交界处为佳。龈边缘在不影响固位时应尽量采用龈上边缘，尤其在牙龈有萎缩、牙齿的釉牙骨质界外露等情况下。

（2）固位原则：前牙 3/4 冠的固位主要靠预备体轴面与修复体组织面之间的密切吻合，而轴沟与切沟对抵御倾斜与旋转脱位有着非常重要的作用。

临床要求轴沟与戴入方向一致。为了获得理想的固位并能顺利戴入，要求轴沟与唇面切 2/3 平行，两轴沟应彼此平行，并微向切端聚合约2°~5°。所有的轴壁应相互平行，如稍有聚合也应在2°~5°内，否则会影响固位力。舌侧切磨不宜过多，要求保留舌隆突的外形，只要把倒凹去除即可，这样形成的舌轴壁与邻面平行，有利于固位。

2. 牙体预备的步骤和方法

（1）打开邻面：用细针状金刚砂车针以上下拉锯样动作小心通过邻面，通过邻面时注意不要伤及邻牙，并且邻面唇侧不宜偏唇侧较多，以免暴露金属。待全部打开邻面后再用细针状车针继续扩大磨除空间，使在以后邻面磨除时较粗的圆头锥形金刚砂车针（末端直径为1.0 mm）容易通过。

（2）切端磨除：预备上前牙时，用金刚砂车针由切端的唇缘斜向舌缘预备形成与牙长轴成45°角的斜面，目的在于有足够厚度的金属保护切面，以免受外力时被折断，但切面的唇线应保留，以免显露金属影响美观。尖牙应根据其切面的外形磨成近中与远中两个斜面，下前牙可形成一个唇向斜面。

（3）舌面磨除：通常舌面分两部分磨除，先从切面到舌隆突顶均匀地磨除0.5~1 mm，要求保持舌面原有的解剖形态，即切牙为凹形，尖牙为两个斜面相交成中央嵴，一般用轮状或桃形金刚砂车针完成。然后再用末端直径为1.0 mm的圆头锥形金刚砂车针磨除舌隆突顶到龈嵴顶的釉质，消除倒凹后与唇面切2/3平行，形成舌侧轴壁，以提供固位，边缘形成0.5 mm的无角肩台。

（4）邻面磨除：用末端直径为1.0 mm的圆头锥形金刚石针磨除近远中邻面，形成邻面0.5 mm的无角肩台边缘，并与舌侧轴面边缘连续。

（5）切端沟的预备：切面沟是由唇、舌两个平面组成的直角沟，沟底位于唇侧平面舌侧的牙本质内，唇侧壁的高度为舌侧壁的2倍，其近远中外形与切面唇侧外形相一致，形成一个近远中连续的弧线。尖牙则可形成近中沟及远中沟，并相交于牙尖顶，通常用倒锥金刚石或倒锥钻完成，形成时倒锥底应向舌侧，要有良好的支持，从近中到远中做成V形沟，沟底位于近舌侧1/3处。

（6）轴沟的预备：为了使轴沟有足够的长度，要求其与唇面切2/3平行，两轴沟应相互平行，深达牙本质，位于邻面预备区唇1/3与中1/3的交界处。两轴沟间应环抱牙冠周径的3/4，轴沟由切沟底到邻面预备面龈端内。轴沟的舌侧壁应与邻面成直角，以抵抗部分冠向舌侧脱位。其唇颊壁应稍向外扩展，制备竖斜面，去除薄弱牙体组织。轴沟的深度在龈端一般为1 mm，在切端可稍深。

（7）精修完成：预备体完成后，可用钝的金刚砂车针、砂纸片等工具进行最后精修，使预备体点线角圆钝、光滑，龈边缘清楚、光滑连续。当预备体符合临床要求后，即可制取印模。其他步骤同嵌体。

（四）后牙3/4冠的牙体预备

1. 牙体预备的特点

后牙3/4冠包括牙齿的𬌗面、近中面、舌面、远中面。但下颌第一磨牙由于向舌侧倾斜，倒凹较大，为了少切割牙体组织，有时可包括颊面。后牙3/4冠的就位道一般应与牙长轴平行，邻面预备区的颊缘应置于自洁区，轴沟应位于邻面预备面颊1/3与中1/3的交界处，这样两轴沟之间可包括牙周径的3/4。轴沟应深达牙本质，长度应止于邻面预备面上并形成明显的龈肩；在固位力足够的情况下，龈缘一般形成龈上边缘；𬌗缘应超越颊缘达到颊面。

2. 上颌后牙3/4冠牙体预备的步骤和方法

（1）𬌗面的磨除：用平头短锥状金刚砂车针制备深度指示沟，在舌尖及功能尖斜面约为1.5 mm，在颊尖约为1.0 mm。与铸造金属全冠𬌗面预备不同的地方是，颊尖舌斜面的指示沟由𬌗面中央向颊尖顶逐渐变浅。然后用车针磨除指示沟之间的残余牙体组织。

（2）舌面磨除：用末端直径约为1 mm的圆头锥状金刚砂车针在牙冠舌面的中央及近远中舌轴线角处磨出三条定位沟。定位沟与3/4冠的就位道方向（牙体长轴）平行，其龈端形成深为0.5 mm的无角肩台。磨除定位沟之间的牙体组织，初步形成舌侧轴面和舌侧龈边缘形态。然后在不影响邻牙的情况下尽量向邻面方向扩展磨除，使邻面磨除量减少到最少。

（3）打开邻面及邻面磨除：用细针状金刚砂车针以上下拉锯样动作小心通过邻面，通过邻面时注意不要伤及邻牙。待全部打开邻面后再用细针状车针继续扩大邻面磨除空间，使末端直径为 1.0 mm 的圆头锥形金刚砂车针能顺利通过。接着用该车针继续磨除近远中邻面，形成邻面为 0.5 mm 的无角肩台边缘，并与舌侧轴面边缘连续。但是，邻面预备不应超过邻颊线角，特别是近中邻面，以免暴露金属。

（4）轴沟的制备：用末端直径为 1 mm 的平头锥形金刚砂车针置于邻面预备面内靠近颊面的位置，钻针方向与就位道一致，垂直于邻面向牙体内磨除而形成轴沟。轴沟的深度在龈端为 1 mm，沟舌侧壁与邻面形成直角，磨除轴沟颊侧壁出现的无基釉，使轴沟的颊侧壁向外扩展成一竖斜面。

（5）𬌗面沟的制备：用锥形金刚砂车针在颊尖的舌斜面制备一连接两邻面轴沟的𬌗面沟。𬌗面沟的制备主要是为了增强修复体的机械强度。

（6）颊尖反斜面的制备：为保护颊尖薄弱的牙体组织，由颊尖顶沿颊尖斜面磨制 0.5 mm 宽的斜面，斜面的伸展不应超过颊尖外形至颊面，以免暴露金属。

（7）精修完成：用细粒度的圆头锥形金刚砂车针修整边缘，圆钝所有点线角。

（8）预备体完成后，如符合临床要求即可制取印模，其他步骤同嵌体。

3. 下颌后牙 3/4 冠的牙体预备

下颌后牙 3/4 冠的牙体预备与上颌后牙基本相同，但存在一些不同特点，表现如下。

（1）下颌后牙颊尖为功能尖，为抵抗咬合力应增加此部分的金属厚度。应在颊尖颊斜面上制备𬌗面有角肩台或深无角肩台，肩台宽约 1.0 mm，在𬌗接触区下至少 1.0 mm，𬌗面肩台连接两侧邻面轴沟，与上颌后牙 3/4 冠的𬌗面沟的功能相似。

（2）下颌后牙牙冠一般较上颌后牙短，需增加固位。主要的方法有：3/4 冠的远中边缘可以适当向颊面伸展，并可在远中邻面及颊面远中制备两条轴沟等。

二、铸造金属全冠

由于受到美观因素的影响，铸造金属全冠一般只能用于后牙区牙体缺损的修复。根据金属合金材料的不同，铸造金属全冠可以分为贵金属铸造全冠和非贵金属铸造全冠，前者主要有金钯合金等，后者主要有镍铬合金等。由于贵金属合金的铸造性能、耐腐蚀性能、生物相容性等均比镍铬合金等非贵金属合金优越，因此，近年来它们的使用越来越广泛，有逐步取代镍铬合金的趋势。

（一）适应证

（1）牙体缺损严重，一般嵌体或部分冠均不能取得良好的固位。

（2）全冠的外形线较短，且多数可置于牙龈缘以下，如患者的龋患率高，用全冠修复有防止继发龋的作用。

（3）牙冠畸形或轻度错位，用全冠修复可改善其排列的情况、咬合关系及美观。

（4）邻接关系不好经常嵌塞食物，可用全冠恢复接触点。

（5）低位牙、咬合接触不良，可用全冠恢复咬合高度，建立正常的𬌗关系。

（6）牙体缺损形成薄弱的牙尖或无髓牙，用全冠修复可保护牙冠不被折裂。

（7）局部义齿的基牙外形不良，或要放置𬌗支托的部位有较大的充填物，需要改形及保护，用铸造金属全冠修复不仅可增加卡环的固位，还可保护基牙不受卡环的磨损。

（二）禁忌证

美观要求高、不愿显露金属的患者，即使是磨牙区也不宜采用铸造金属全冠；对某种金属元素过敏或可能影响头部磁共振成像的不建议采用此类修复体，尤其是含镍金属的合金；牙冠过短等导致修复体固位力不足时也应注意避免使用此类修复体。

（三）铸造金属全冠的牙体预备

1. 牙体预备的特点

其预备原则及方法与后 3/4 冠的要求基本相同。特点如下。

（1）外形线：全冠的外形线最短。若固位力足够，铸造金属全冠的龈缘外形线建议常规置于龈上，尤其当牙龈萎缩、临床冠较长、轴面的突度过大时，更应考虑龈上边缘。

（2）固位原则：全冠的固位力取决于正确的牙体预备及全冠的良好密合度，要求各轴面相互平行，尽量保持或恢复临床冠的高度，保持和恢复𬌗面的解剖形态，必要时还要加深𬌗面沟、窝的深度，以增强固位力。当临床冠较短时还要考虑使用龈下边缘，或在轴面做辅助固位沟。

2. 牙体预备的步骤和方法

铸造金属全冠的牙体预备一般分五个步骤进行。

（1）𬌗面预备：在𬌗面预备之前务必先检查咬合关系，如有咬合低的情况，可适当减少预备量；如果修复牙为过长牙或明显超出正常𬌗曲线，应当在预备前先做调𬌗处理，使𬌗曲线正常后再做患牙𬌗面预备。𬌗面预备要注意有足够的预备量，𬌗面磨除还要依照解剖外形均匀地磨除，并且要形成功能尖斜面。𬌗面磨除时，首先要制备深度指示沟（图17-5）。用平头或圆头短的金刚砂车针沿𬌗面沟嵴形成一定深度的指示沟，指示沟深度在功能尖为略小于1.5 mm，在非功能尖为略小于1.0 mm（留下少量后期修整的量）。然后磨除指示沟间的牙体组织。磨除时可以首先磨除𬌗面的近中或远中1/2，保留另1/2作为对照，然后依照标准再磨除另1/2牙体组织。接着要制备功能尖斜面（图17-6）。用金刚砂车针沿功能尖的外斜面磨除一定厚度的牙体组织，形成一宽斜面。功能尖斜面一般与牙体长轴大致成45°角。𬌗面磨除时，可用软蜡片等检查磨除量，并要检查在正中𬌗、前伸𬌗以及侧方𬌗时𬌗面均应有足够的间隙。

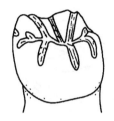

图17-5 𬌗面深度指示沟的制备

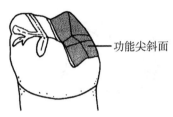

功能尖斜面

图17-6 𬌗面磨除及功能尖斜面的制备

（2）轴面预备：轴面磨除有五个基本目的：①消除倒凹；②与邻牙分离；③形成正确的就位道；④确保预备轴面的聚合度小于6度；⑤边缘形成光滑连续、0.5 mm的无角肩台。轴面磨除一般分颊舌面和邻面两个部分进行。为了保护邻牙和有利于操作进行，一般要求先进行颊舌面预备，然后再进行邻面预备。

1）颊舌面预备：首先预备轴面定位沟。用末端直径为1 mm的圆头锥状金刚砂车针分别在颊、舌面的中央及近、远中轴线角处各制备三条定位沟（图17-7）。定位沟与设计的全冠就位道（一般为牙体长轴）平行。定位沟的深度为金刚砂车针圆头的1/2进入牙体组织，其龈端恰好形成0.5 mm宽的无角肩台。此时，定位沟同时确定了全冠的就位道、轴壁预备的方向和大致磨除量，也初步确定了边缘的位置和形状。接着进行颊舌面的磨除。用同一圆头锥状金刚砂车针磨除定位沟之间的牙体组织，同时在龈端形成深0.5 mm的无角肩台。同𬌗面磨除的步骤类似，先磨除颊面或舌面的1/2，以另1/2牙体组织作为参考，然后再磨除另1/2（图17-8）。当颊舌面磨除进行到邻轴线角时要在不损害邻牙的基础上尽量向邻面扩展、预备，减少下一步邻面预备的量（图17-9）。

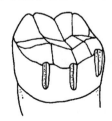

图17-7 预备轴面定位沟

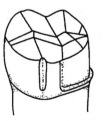

图17-8 轴面磨除

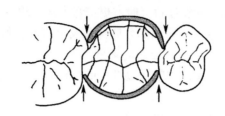

图 17-9　轴面磨除时尽量向邻面扩展

2）邻面预备：首先用一细针状金刚砂车针置于邻面接触点以内，用上下拉锯动作沿颊舌方向慢慢通过邻面。在通过邻面时，注意保护好邻牙不受损伤。当细针状车针磨出足够的空间后，再用前面所用的圆头锥形金刚砂车针（直径为 1 mm）修整邻面，形成宽为 0.5 mm 的邻面无角肩台边缘，并与颊舌面边缘连续。

（3）制备固位沟：当全冠固位力不够，例如牙冠较短时，可以在预备体的相应轴面如近远中面等制备出固位沟（图 17-10）。一般选用平头锥形金刚砂车针在牙冠的颊舌面或邻面磨出深为 1 mm、𬌗龈高约为 3 mm 的固位沟，其方向必须与全冠就位道一致。

（4）精修完成：用细粒度的圆头锥状金刚砂车针修整预备体的边缘，使之形成清晰光滑、连续的宽度为 0.5 mm 的无角肩台，同时，用该车针修整各线角使之圆钝（图 17-11）。

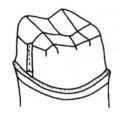

图 17-10　邻面固位沟的制备

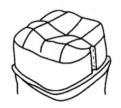

图 17-11　铸造金属全冠的精修完成

（5）预备完成之后，如符合临床要求，即可制取印模。

三、烤瓷熔附金属全冠 (金瓷冠)

烤瓷熔附金属全冠，简称金瓷冠。它兼顾了铸造金属全冠强度高以及瓷冠美观效果好的优点，前后牙均可使用。它是目前临床应用最为广泛的全冠修复体之一。

（一）适应证

（1）对美观要求较高的患者，在固位力及修复空间足够时，前后牙均可采用。

（2）变色牙（如死髓牙、四环素牙和氟斑牙等）不宜用其他保存方法修复。

（3）畸形小牙、釉质发育不全等需改善牙冠形态。

（4）前牙错位、扭转等不宜或不能采用正畸治疗，要求改善美观。

（5）根管治疗后经桩核修复的残根残冠。

（6）可用于单个牙牙体缺损的修复，也可作为固定义齿的固位体。

（7）牙周病矫形治疗的固定夹板。

（二）禁忌证

（1）若其他相对磨牙少的修复方法可以满足患者美观、强度等方面的要求时不建议使用金瓷冠修复。

（2）对前牙美观要求极高者，避免采用可能出现颈部灰线的金瓷冠类型。

（3）对金属过敏者避免使用。

（4）尚未发育完全的年轻恒牙避免使用。

（5）牙髓腔宽大、髓角高耸等容易发生意外露髓的牙齿避免使用，必要时先做根管治疗再行修复。

（6）牙体过小无法提供足够固位和抗力者避免直接使用金瓷冠修复。

（7）患者严重深覆殆、咬合紧，无法获得足够修复空间的。

（8）有夜磨牙症的患者不建议使用。

（三）金瓷冠的牙体预备

1. 前牙金瓷冠的牙体预备

前牙金瓷冠的预备可以按以下顺序进行：①切端磨除；②唇面预备；③打开邻面；④舌侧轴面预备；⑤邻面预备；⑥舌面窝预备；⑦边缘预备；⑧精修完成。具体方法可参照 3/4 冠以及铸造金属全冠部分，具体详述如下。

（1）切端磨除：切端磨除量为 2 mm，若预备牙过长或低殆，磨除量还需参考邻牙或者以最终修复体切端长度来确定。切端磨除时，首先应制备切端深度指示沟，用平头锥形或圆头锥形金刚砂车针在切端预备出 2~3 条指示沟，深度约为 2 mm（图 17-12）。然后用同一车针磨除指示沟间的牙体组织，先磨除近中半或者远中半，将另外 1/2 作为磨除量的参考。

（2）唇面磨除：唇面磨除量为 1.4 mm。磨除应分为两个面进行：切端部分（切 1/2 或 2/3）和龈端部分（龈 1/2 或 1/3）（图 17-13）。切端部分磨除时应与其解剖外形相平行，龈端部分则应与就位道或牙体长轴相平行。先用平头锥形金刚砂车针制备深度指示沟，按照上述方向在唇面切端和龈端部分各预备出 2~3 条指示沟，指示沟深度为 1.2~1.3 mm，然后用同样的车针磨除沟间组织。在磨除龈端时要首先形成平齐龈的 1 mm 直角肩台，待以后修整肩台时再磨除至龈下 0.5~1 mm。同时，龈端部分磨除时要与牙体长轴大致平行，它与随后形成的舌侧轴面形成 6 度左右的聚合度，是 PFMC 固位稳定的基础。另外，磨除至邻面接触区时要求车针在不接触邻牙时尽量向舌、腭侧扩展，为打开邻面打下基础。

（3）打开邻面：用细针状金刚砂车针在不接触邻牙的情况下通过接触区，然后用同一车针继续磨除并进一步打开邻面，大致消除邻面倒凹并保证下步邻面预备时直径较大的平头或圆头金刚砂车针能够通过。

（4）舌侧轴面预备：用直径为 1 mm 的圆头锥形金刚石针预备舌侧轴面，如同铸造金属全冠轴面预备一样先制备三个指示沟，指示沟深度以在龈端形成 0.5 mm 宽的无角肩台为准，方向与唇面龈 1/3 或牙体长轴平行，以与唇面龈端预备面形成小于 6 度的聚合度。然后磨除指示沟间组织形成舌侧轴面，边缘与龈齐或位于龈上，并形成宽度为 0.5 mm 的无角肩台。

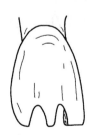

图 17-12　切端深度指示沟的制备

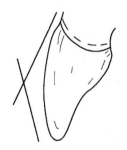

图 17-13　唇面分两个面制备

（5）邻面预备：用平头锥形或圆头锥形金刚砂车针分别从唇侧、舌侧扩展原有的唇、舌侧边缘，使最终唇舌侧边缘交汇在接触区偏舌侧。

（6）舌面窝预备：用小球形金刚砂车针做指示沟或形成三个指示窝，深度为 0.7~0.8 mm，然后用轮状或桃形金刚砂车针磨除舌面窝达 0.7~1 mm，磨除厚度在仅有金属的部分可为 0.7 mm，在有瓷层的部分及在金瓷交界的全金属部分要适当增加使之至少达到 1 mm，舌面窝磨除应基本与原有外形一致，如尖牙应注意舌嵴形态的保留，不应形成一个简单斜面。最后再检查前伸殆、侧方殆，确保磨除量足够。

（7）边缘预备：由于前牙金瓷冠唇侧边缘位于龈下 0.5~1 mm，为保护牙龈免受预备时车针的损伤，在进行边缘预备前首先应通过排龈保护牙龈。再用直径为 1 mm 的平头锥形金刚砂车针将唇侧边缘预备至排龈后的齐龈或龈下 0.5 mm，并形成边缘为 1 mm 宽的直角肩台，同时保证排龈线取出后牙龈正常的回弹而不损伤牙龈。

（8）精修完成：应用细砂粒或钝的平头锥形或圆头锥形金刚砂车针修整各轴面及边缘，使各点线角圆钝、光滑、连续。并用钝的桃形车针修整并光滑舌面窝从而最终完成牙体预备。

上述预备方法在临床常有一定的变通。如唇侧边缘可采用宽 1 mm 的深无角肩台，邻面舌侧以及舌轴面可以采用刃状边缘。当采用这样的预备边缘时，一般只需要更换车针就可达到预备目的。

2. 后牙金瓷冠的牙体预备

后牙金瓷冠牙体预备的程序同后牙铸造金属全冠相近，可按照𬌗面、颊舌面、邻面、颈部边缘、精修磨光完成牙体预备。其牙体预备的要求则同前牙金瓷冠相近，也应按设计满足金瓷冠固位、强度、金瓷修复材料空间和美观方面的要求。

（1）𬌗面：后牙𬌗面预备量根据瓷覆盖设计不同有所变化：全瓷覆盖类型𬌗面需要磨除 2 mm；部分瓷覆盖类型在金属覆盖部分磨除量同铸造金属全冠，在金瓷交界及瓷覆盖区磨除量则为 2 mm；仅颊面烤瓷的金瓷冠类型其𬌗面磨除量同铸造金属全冠。𬌗面磨除一定要注意形成功能尖斜面。最后再次检查𬌗面，特别是功能尖在正中𬌗、前伸𬌗、侧方𬌗时均应有足够的修复空间。

（2）轴面：颊侧磨除量一般为 1.4 mm。该厚度既可保证瓷的美观性能也能避免颊侧外形过突。上后牙颊侧𬌗 1/2 的外形常常颊倾，预备时要注意形成一定的舌倾斜度，否则该处的外形容易过突，龈 1/2 则需要与牙体长轴或就位道一致。下牙的舌侧一般较直，一般只需要注意与就位道平行即可。

（3）边缘：后牙金瓷冠的边缘设计比较灵活，如果不涉及美观问题，颊侧肩台边缘可以置于龈上，该部分金瓷冠结构可采用金属颈环形式。对于可能暴露金属的区域如上颌第一前磨牙，为了美观，肩台应当置于龈下，形成宽度为 1 mm 直角肩台。对于后牙舌侧以及邻面的边缘预备可以采用 0.5 mm 的无角肩台，甚至采用刃状边缘，该部分的金瓷冠结构采用金属颈环形。

四、全瓷冠

全瓷冠是当前美观效果最佳的修复体，它全部由瓷粉经高温烧结而成。由于其内部结构无金属遮挡光线，因此，它可以自然逼真地模仿天然牙的颜色和半透明特征。随着全瓷材料的发展，陶瓷材料的机械强度不断提高，使全瓷冠的应用范围越来越广泛，适应证也从过去单纯制作嵌体、贴面过渡到后牙全冠、固定桥等。由于其不含金属，全瓷冠边缘不会出现金属灰染现象，也不存在金属过敏的可能。但是不同全瓷材料具有不同的强度、断裂韧性和透明度，因此，在使用全瓷冠修复时一定要针对不同的全瓷材料选择合适的适应证。

（一）适应证

同金瓷冠。

（二）禁忌证

与金瓷冠相比，两者在禁忌证方面具有相似性，但是全瓷冠有一定的特殊性。修复时基牙邻面及舌侧预备量较大，而且加上全瓷冠强度相对较弱，因此在选择全瓷冠时要注意以下情况。

（1）当𬌗面、轴面、边缘等不能达满足预备量要求时不建议使用，或当牙体过小无法提供足够固位和抗力者避免使用全瓷冠修复。

（2）预备牙缺损较大时全瓷修复体局部厚度大于 2 mm 时避免直接使用，需要用桩核恢复后方可进行。

（3）其他保存修复方法可以满足患者美观等修复要求时不建议使用。

（4）预备牙有金属桩核时避免使用透明度较高的全瓷材料，如热压铸全瓷材料。

（5）尚未发育完全的年轻恒牙避免使用。

（6）牙髓腔宽大、髓角高耸等容易发生意外露髓的牙齿避免使用，必要时先做根管治疗再行修复。

（7）患者严重深覆殆、咬合紧，无法获得足够修复空间的。

（8）有夜磨牙症患者不建议使用。

（三）全瓷冠牙体预备的标准和要求

全瓷冠牙体预备的标准和要求与金瓷冠类似，预备方法也相似，但是全瓷冠在磨除量和边缘类型上有特殊的要求。全瓷冠与金瓷冠预备量的对比见表17-2。

（四）牙体预备

全瓷冠的牙体预备顺序、步骤与金瓷冠相似。不同之处主要表现在预备量上存在不同，边缘的设计上也存在一定的不同（表17-2）。在全瓷冠预备时，请参考它与金瓷冠预备量的不同，在相应步骤处更换适当形状的车针即可。

表 17-2 全瓷冠与金瓷冠预备量的对比

预备区域	全瓷冠	金瓷冠
切端或殆面	1.5~2 mm	1.5~2mm
唇面或颊面	1.0~1.5 mm	1.4~1.5 mm
舌面	1.0~1.5 mm	0.7~1 mm
唇颊侧边缘	宽为1.0 mm 的直角肩台，内线角圆钝，位于龈下0.5~1 mm	宽为1.0 mm 的直角肩台或深无角肩台，位于龈下0.5~1 mm
邻面边缘	宽为1.0 mm 的直角肩台，内线角圆钝；位置为齐龈或龈上	邻面唇侧同唇侧边缘，可为直角肩台、深无角肩台等，位于龈下；邻面舌侧同舌侧轴面边缘，可为无角肩台或刃状边缘，位置为齐龈或龈上
舌侧边缘	宽为1.0 mm 的直角肩台，内线角圆钝；位置为齐龈或龈上	0.5 mm 的无角肩台或刃状边缘；位置为齐龈或龈上

（五）计算机辅助设计与制作全瓷冠

使用计算机辅助设计与制作方法（CAD-CAM）制作全瓷冠或修复体已成为当今比较成熟的技术。CAD-CAM 技术也被称为数字化技术。它是将光电子、计算机信息处理及自动控制机械加工技术用于制作嵌体、全冠等修复体的一门修复技术。它包括两大类系统。

1. 全程数字化修复系统

主要流程步骤包括：牙体预备后制取口内数字化印模；在计算机屏幕上确认边缘、标记边缘，进行计算机辅助设计；将颜色匹配的可切削瓷坯放入切削设备内，进行计算机辅助切削、制作；然后常规完成口内试戴、调改、染色上釉、黏结等程序。该系统可一次就诊完成修复。多适用于玻璃陶瓷类全瓷修复材料。

2. 数字化技工修复系统

目前更多的数字化系统属于此类，多用于高强度全瓷修复体的加工。其主要流程步骤包括：常规预备，取印模并灌注工作模型；代型修整；用专用扫描仪在口外扫描代型及模型（也可扫描修复体蜡型）；扫描数据显示于计算机屏幕上并进行计算机辅助设计，再传输至切削仪；切削并烧结形成修复体基底冠或最终修复体，若此次完成的是基底冠，将基底冠返回技工室，涂塑、烧结相应的饰瓷并完成最终修复体；然后常规完成口内试戴、调改、染色上釉、黏结等程序。

CAD/CAM 技术或数字化技术不仅可用于制作全瓷冠，也可以用于制作瓷贴面、瓷嵌体、固定桥等。当然该技术也适用于制作金属全冠和金属烤瓷基底冠（钴铬合金及钛合金）。

（六）全瓷冠的黏结

全瓷冠的黏结首先需要考虑全瓷材料自身的组成成分和强度。一般情况下，全瓷冠需要使用树脂黏结剂进行黏结以提高全瓷冠的强度和长期成功率。但是，全瓷材料中是否含有硅酸盐成分影响到树脂黏结的效果和黏结步骤。

1. 硅酸盐陶瓷或玻璃陶瓷

以白榴石、二硅酸锂等晶体为增强相的陶瓷，如热压铸全瓷系统 IPSEmpress 和 IPS Empress e. max 等基质中含有大量的长石玻璃相，属于硅酸盐陶瓷。该类陶瓷一般强度不高，因此，要采用树脂黏结来增加强度。由于硅酸盐陶瓷可以经氢氟酸酸蚀形成粗糙黏结面，利于形成机械锁结和降低表面张力，因此，酸蚀是此类陶瓷黏结的第一步；然后是黏结表面的硅烷化。硅烷偶联剂易与二氧化硅等以硅为主要成分的玻璃相结合形成稳定的硅氧烷，其另一端的有机功能团则与树脂中的有机物结合来提高黏结能力。经过上述步骤后即可采用树脂黏结剂按步骤完成黏结过程。

2. 非硅酸盐陶瓷

由于缺少硅酸盐成分，以氧化铝、尖晶石、氧化锆为主要成分的全瓷材料不易被氢氟酸酸蚀，而且也不易单纯进行硅烷偶联剂的涂布，因为硅烷偶联剂不易与该类瓷黏结面形成化学结合。尽管有研究已经采用了一些特殊的硅涂层法，但目前并没有在临床广泛应用。但是，对于该类全瓷材料，由于含有磷酸酯基团的树脂黏结剂可与该类陶瓷黏结面上的氧化铝或氧化锆形成稳定、耐久的化学结合，因此该树脂黏结剂可能是目前氧化铝、氧化锆陶瓷黏结的一种简单、理想的选择。

五、临时冠

临时冠是牙体预备完成后到最终修复体戴用前这段时间所戴用的临时性全冠修复体。它是临时修复体的主要类型，临床应用的频率很高。虽然临时冠的戴用时间短暂，但是它对后期的正式或永久修复体的成功具有重要的作用。

（一）临时冠的主要功能

（1）维持牙龈形态位置稳定，维护牙龈的健康；对于龈下边缘，牙体预备后，边缘牙龈由于失去了原有牙体组织的支持，很容易塌陷。这会给今后试戴修复体、保证边缘密合造成困难，并最终影响牙龈的长期健康。

（2）临时冠可以为患者提供一定的美观功能，特别是对于前牙区域的牙体缺损修复。

（3）对于活髓牙预备体，临时冠的戴用可以隔离冷热、化学刺激，起到保护牙髓的作用。

（4）临时冠可以稳定预备体和相邻牙的位置，防止预备后因接触力学平衡打破而使牙齿发生过萌及近远中向或颊舌向移位。

（5）当多个牙缺损进行修复时，临时冠还可提供一定的咀嚼功能。

（6）临时冠在修复时还可为修复体制作提供一定的诊断和提示作用，为最终修复体的美观、咬合关系等的修复提供诊断信息。

（7）临时冠的戴用还有利于修复期间患者的发音以及社交活动等。因此，临时冠的作用不能忽视，不能因其是临时、短期应用而降低标准。

（二）常用临时冠材料

1. 预成冠

根据预成冠材料的不同，预成冠有聚碳酸酯和软质合金两种材料类型。前者的颜色接近天然牙，主要用于前牙和前磨牙；而后者为金属色，主要用于磨牙。由于预成冠有不同大小、形态的成品供选择，因此，临床选用非常方便。

2. 热凝甲基丙烯酸甲酯树脂

用该材料制作临时冠是传统的制作方法，一般要求在模型上间接制作。取印模、灌模型、雕刻蜡型、装胶等步骤使得该方法相对费时、烦琐。

3. 自凝甲基丙烯酸甲酯树脂

用自凝树脂制作临时冠也要求在模型上间接制作。虽然该方法避免了雕刻蜡型、装胶等步骤，但是直接用自凝树脂非常不易堆塑外形。

4. 双丙烯酸复合树脂

该材料成分包括多功能的甲基丙烯酸基质和无机玻璃填料等。操作时只需要按比例调拌基质和催化剂两个组分即可获得糊状的混合物。该混合物很容易被注射到临时冠成型阴模区而形成临时冠雏形，待其凝固后即可修整成型。因此，该方法操作简便，临床可在口内一次完成。同时，由于其聚合时产热少，对牙髓组织刺激小，加上其颜色美观，有多种颜色供选择等优点，使之成为目前最常用的临时冠材料之一。

（三）临时冠的制作方法

根据临时冠是否能在口内直接制作可以把临时冠制作方法分为直接法和间接法。直接法指的是口内直接制作完成的方法，可一次完成；而间接法指的是在模型上间接制作完成临时冠的方法，一般需增加患者的就诊时间或就诊次数。

1. 直接法

（1）使用预成冠：在牙体预备完成后，选择大小、形态与预备体及修复空间相适合的预成冠，修改过长边缘等使之适合后用自凝树脂口内重衬形成临时冠雏形，然后修改边缘悬突、调磨外形、调拾、抛光。前牙、前磨牙一般选择牙色的聚碳酸酯预成冠，后牙选择软质合金预成冠。

（2）使用双丙烯酸复合树脂。

1）制作成型阴模：制作成型阴模的方法有多种。①对于牙体预备前牙冠完整者可直接在口内制取印模，用雕刻刀修整去除部分倒凹即可作为成型阴模，印模材采用藻酸盐、硅橡胶初印等弹性印模材即可。②对于牙冠不完整者或有牙体缺损者可以在制取印模后，用雕刻刀修整形成牙冠阴模，修整时只需修整出大概轮廓即可。③对于牙体缺损者，也可在牙体预备前先取研究模型，然后在模型上完成最终修复体的蜡型，再在模型上用印模材制取蜡型的印模，作为临时冠的成型阴模。

2）牙体预备完成后，按比例调和双丙烯酸树脂材料，在工作时间内将其注满预备牙的成型阴模内及其周围，注意避免形成气泡。然后将成型阴模完全就位，稳定 2~3 分钟，在该材料成橡胶状时取出印模及临时冠雏形。如果牙预备体为树脂类材料，需使用凡士林等分离剂。

3）等待材料完全凝固后，从成型阴膜内取出临时冠。修整边缘及外形、调拾、抛光。

2. 间接法

（1）使用热凝甲基丙烯酸甲酯树脂制作：一种方法是在牙体预备前先制取研究模型，然后在模型上按照牙体预备的要求进行模型预备。再在模型上制作修复体蜡型，常规装盒、装胶、热处理、打磨、抛光形成临时冠雏形，待第二次就诊完成牙体预备后，在口内试戴并调改就位，然后用自凝塑料重衬并调拾完成最终的临时冠。另一种方法是待整个牙冠预备体完成后取印模，灌模型，然后在该模型上制作热凝树脂临时冠。后一方法不能使患者马上戴上临时冠，对于龈下边缘、活髓牙的情况不适合。

（2）使用自凝甲基丙烯酸甲酯树脂材料：在全冠牙体预备完成后先制取印模并灌注模型，然后在模型上用自凝甲基丙烯酸甲酯树脂直接堆塑临时冠的雏形，待其完全固化后调改边缘、外形并初步调拾，再在口内试戴并进一步调拾、抛光，完成最终的临时冠。该方法可一次就诊完成，但是需等待较长时间。

（四）临时冠黏结

临时冠完成后，可采用临时黏结水门汀将其粘固在牙冠预备体上。常用的临时黏结剂是氧化锌丁香油水门汀。若今后要采用树脂类黏结剂进行正式或永久黏结，在临时粘固时要选择不含丁香油的临时黏结水门汀，以避免丁香油的阻聚作用。目前，很多临时黏结水门汀均由两组分膏剂（基质和催化剂）组成，调和黏结非常简便。临时黏结水门汀一般要求黏结力大小适当，在试戴正式冠时要使临时冠很容易取下，而且当临时冠取下后也很容易清除残留水门汀。另外，临时黏结水门汀对牙髓应无刺激，甚至对牙髓还可能有一定的保护作用。因此临时黏结是必不可少的步骤。

参考文献

[1]刘广安，张洁，马俊岗．耳鼻喉科疾病临床诊疗技术［M］．北京：中国医药科技出版社，2017.

[2]李明，王洪田．耳鸣诊治新进展［M］．2版．北京：人民卫生出版社，2017.

[3]马建民，王宁宇，江泳．眼耳鼻喉口腔科学［M］．2版．北京：北京大学医学出版社，2016.

[4]孔维佳，周梁．耳鼻咽喉头颈外科学［M］．3版．北京：人民卫生出版社，2015.

[5]韩东一．耳鼻咽喉头颈外科学高级教程［M］．北京：中华医学电子音像出版社，2016.

[6]王建国．耳鸣耳聋［M］．北京：中国医药科技出版社，2016.

[7]张勤修，刘世喜．耳鼻咽喉头颈外科学［M］．北京：清华大学出版社，2017.

[8]夏寅，林昶．耳鼻咽喉头颈外科学［M］．北京：中国医药科技出版社，2016.

[9]董方田．眼科诊疗常规［M］．北京：人民卫生出版社，2013.

[10]管怀进．眼科学［M］．北京：科学出版社，2018.

[11]赵家良．眼科临床指南［M］．北京：人民卫生出版社，2018.

[12]张虹，杜蜀华．眼科疾病诊疗指南［M］．北京：科学出版社，2018.

[13]刘家琦，李凤鸣．实用眼科学［M］．北京：人民卫生出版社，2012.

[14]廖瑞端，骆荣江．眼科疾病临床诊断与治疗方案［M］．北京：科学技术文献出版社，2011.

[15]刘兆荣．眼科诊断与治疗［M］．北京：科学出版社，2017.

[16]王宁利．整合眼科学［M］．北京：人民卫生出版社，2014.

[17]葛秋云，杨利伟．口腔疾病概要［M］．3版．北京：人民卫生出版社，2018.

[18]周学东，白玉兴．口腔科医生手册［M］．北京：人民卫生出版社，2017.

[19]中华口腔医学会．临床诊疗指南·口腔医学分册［M］．北京：人民卫生出版社，2016.

[20]李新春．口腔修复学［M］．2版．北京：科学出版社，2018.